高等学校"十四五"医学规划新形态教材

（供护理学类专业用）

基于临床情境的
妇儿护理实训教程

主　　编　尹志勤　孙一勤

副 主 编　汪丽琪　许芳芳　陈海燕

编　　委（按姓氏笔画排序）

尹志勤　温州医科大学

江仕爽　温州医科大学

许芳芳　温州医科大学

孙一勤　绍兴文理学院

杨星星　浙江东方职业技术学院

汪丽琪　杭州师范大学钱江学院

陈海燕　温州医科大学

郑　琼　浙江大学

陶雪梅　丽水学院

董国玺　浙江东方职业技术学院

傅圆圆　杭州师范大学钱江学院

潘　艳　温州医科大学

秘　　书　江仕爽

中国教育出版传媒集团

高等教育出版社·北京

内容简介

　　本教材分为上篇妇产科护理实训7章、下篇儿科护理实训5章。每章分项目论述,各项目设教学目标、模拟情境练习、自测反思三部分。模拟情境练习是重点,以病例为引导展开,主要内容包括妇产科、儿科临床常见疾病的知识要点、护理流程、常见技能操作。技能操作部分围绕病例展开操作内容,最后附以本操作的考核标准及基于对分课堂理念的主观评价。本教材配有数字课程,80%的操作内容附有视频。教材以简明、易读的方式呈现给读者,附以大量的图片。本教材供护理学类专业使用。

图书在版编目(CIP)数据

　　基于临床情境的妇儿护理实训教程／尹志勤,孙一勤主编 . -- 北京:高等教育出版社,2022.6(2023.6 重印)

　　ISBN 978-7-04-058634-3

　　Ⅰ. ①基… Ⅱ. ①尹… ②孙… Ⅲ. ①妇产科病 – 护理 – 教材②小儿疾病 – 护理 – 教材 Ⅳ. ① R473.71 ② R473.72

　　中国版本图书馆 CIP 数据核字(2022)第 071603 号

策划编辑　瞿德竑　　　责任编辑　杨利平　　　封面设计　张志奇　　　责任印制　存　怡

Jiyu Linchuang Qingjing de Fuer Huli Shixun Jiaocheng

出版发行	高等教育出版社	网　址	http://www.hep.edu.cn
社　址	北京市西城区德外大街4号		http://www.hep.com.cn
邮政编码	100120	网上订购	http://www.hepmall.com.cn
印　刷	三河市潮河印业有限公司		http://www.hepmall.com
开　本	787mm×1092mm　1/16		http://www.hepmall.cn
印　张	13.5		
字　数	346 千字	版　次	2022 年 6 月第 1 版
购书热线	010-58581118	印　次	2023 年 6 月第 2 次印刷
咨询电话	400-810-0598	定　价	33.00元

本书如有缺页、倒页、脱页等质量问题,请到所购图书销售部门联系调换
版权所有　侵权必究
物 料 号　58634-00

数字课程（基础版）

基于临床情境的妇儿护理实训教程

主 编 尹志勤 孙一勤

登录方法：

1. 电脑访问 http://abook.hep.com.cn/58634，或手机扫描下方二维码、下载并安装 Abook 应用。
2. 注册并登录，进入"我的课程"。
3. 输入封底数字课程账号（20 位密码，刮开涂层可见），或通过 Abook 应用扫描封底数字课程账号二维码，完成课程绑定。
4. 点击"进入学习"，开始本数字课程的学习。

课程绑定后一年为数字课程使用有效期。如有使用问题，请点击页面右下角的"自动答疑"按钮。

基于临床情境的妇儿
护理实训教程

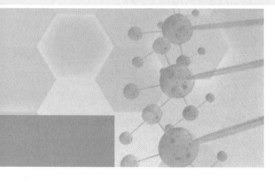

《基于临床情境的妇儿护理实训教程》数字课程与纸质教材一体化设计，紧密配合。数字课程包括与实际护理操作相关的视频，可供学习《基于临床情境的妇儿护理实训教程》课程的师生根据实际需求选择使用，也可供与妇儿护理工作有关的读者参考使用。

用户名：[   ]　密码：[   ]　验证码：[   ]　5360 忘记密码？　登录　注册

http://abook.hep.com.cn/58634

扫描二维码，下载 Abook 应用

本教材以护理专业高级护理人才培养目标为指导，以护理程序为框架，根据护理专业高级护理人才的教学特点，基于临床真实情境和护理工作流程编写。

本教材以实用性为原则，突出妇产科、儿科临床护理技能的适切性和专业情感的重要性。在注重学生操作技能训练的同时，注意基础知识的巩固和新知识的拓展，使教材紧跟国内外的最新进展。教材内容按临床工作流程展开，并附有工作流程图给学生以直观的印象，使学生在学习过程中易于形成整体护理观念。在展开某一实训内容时，兼顾与其他学科知识的交叉、渗透，使学生达到知识的融会贯通。此外，教材的内容以简明、易读的方式呈现给读者，除了附以简图和图片说明问题以外，力求以视频说明问题，使知识的内容生动化及形象化。

教材分为上、下2篇（上篇为妇产科护理实训，下篇为儿科护理实训）。各篇内容以案例为引导，按基础知识、临床护理、技术操作、综合模拟训练层层递进的顺序设置。基础知识和常见疾病的护理内容包括接诊与评估、基础护理或疾病护理、知识拓展三个模块，以及引领学生学习思路的护理流程图和巩固知识的练习题。接诊与评估模块主要介绍如何接待不同疾病（或状态）的病人（或有健康需求的人）、如何收集病史资料和检体评估、如何作出临床判断；疾病护理模块主要介绍不同疾病病人的病情观察、护理措施和健康教育；知识拓展模块主要介绍临床护理的新理论、新技能。技术操作部分包括操作流程、操作评分标准和基于对分课堂理念的课堂学习评价，其中80%的操作内容附有视频。综合模拟训练部分包括案例导入、情景准备、情景设计、任务执行要点、反馈与讨论等内容。

本教材紧扣全民大健康的主题，贯彻"以人为本"的教育理念，强调培养学生"救死扶伤"的医者精神，在实训流程中注重加强人文关怀环节的设计，提升学生的综合素养。

本教材既适合高年级的护理专业学生使用，也适合临床护士使用。

本教材在编写过程中，全体编者以高度负责的态度认真讨论、编写和修改，但由于编写水平有限，在内容和形式上难免有疏漏和不足之处，恳请使用本教材的读者给予批评指正。

最后，感谢各有关学校在本书编写过程中给予的支持，感谢各位编者在编写过程中付出的辛苦和努力。

尹志勤

2022年1月

上篇　妇产科护理实训

下篇　儿科护理实训

上 篇

妇产科护理实训

第一章　妇产科基础护理

项目一　待产妇入院评估

【教学目标】

一、认知目标

1. 能陈述待产妇入院时健康史采集的方法和内容。

2. 能陈述待产妇入院时的身体评估的内容和方法。

3. 能说出待产妇心理－社会评估的内容。

二、能力目标

1. 能正确完成待产妇入院评估。

2. 能正确依据评估内容填写待产妇入院评估表。

3. 能正确对待产妇实施腹部检查、胎心听诊、骨盆外测量、外阴检查、阴道检查和肛门检查。

4. 能根据评估资料，正确判定待产妇的护理诊断，并予以相应指导。

三、情感态度与思政目标

1. 能理解和尊重孕妇，有同理心，在沟通过程中能体现仁爱和关怀。

2. 能积极主动参与学习，有勇于探索的精神。

3. 能意识到护理对孕妇的帮助，提高专业的自豪感。

【模拟情境练习】

一、导入案例

待产妇，何某，29 岁，停经 39^{+3} 周，身高 158 cm，体重 63 kg，孕 1 产 0，见红伴规律腹痛 3 h 入院。

二、护理流程

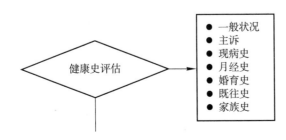

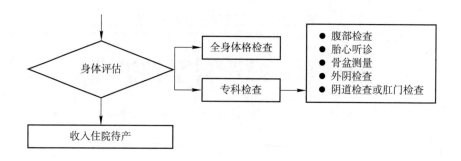

（一）接诊与评估

按常规接诊，可参照产科入院评估单进行评估（表1-1-1-1）。

1. 一般状况　包括孕妇姓名、年龄、婚姻状况、文化程度、职业、民族、出生地、联系地址、联系方式（电话号码）、入院方式、入院诊断等。

2. 主诉　除临近或超过预产期常规入院待产外，应仔细询问待产妇停经周数、入院待产主要症状，如是否有宫缩及宫缩开始时间、持续时间和间隔时间、是否出现阴道内流血（见红）或阴道内流液，了解其开始时间、量和性状。

3. 现病史　主要是本次妊娠的经过。了解本次妊娠开始时间，有无早孕反应及出现时间，自觉胎动出现的时间；妊娠过程是否顺利，有无阴道流血、阴道排液，心悸、气短、下肢浮肿等症状；孕期建卡时间，是否按时进行产前检查，产前检查内容和结果是否异常（可参阅产前检查手册及其他产前记录）；有无出现妊娠并发症（如妊娠高血压综合征、前置胎盘、胎盘早剥、羊水过多、羊水过少）、妊娠合并症（如妊娠合并心脏病、妊娠合并肝炎）及生殖系统炎症等；妊娠期间是否用药及用药情况；是否到过疫区。

4. 月经史　询问初潮年龄、周期、经期。了解月经量、有无痛经及疼痛部位、性质、程度、起始和消失时间，末次月经时间（LMP）和持续时间。

5. 婚育史　结婚年龄、婚次、配偶健康状况、是否近亲结婚、同居情况、性病史、有无分娩史及分娩方式，有无足月产、早产、流产、难产、急产、死胎、死产及现存子女（可简写为：足－早－流－存或孕X产X），有无产后或流产后出血、感染史，了解末次分娩或流产的时间，有否避孕及避孕方式。

6. 既往史　既往健康状况，曾患过何种疾病，特别注意询问可能影响妊娠及分娩的相关病史，如有无结核、肝炎、心血管疾病、高血压、生殖系统炎症及腹部手术史。同时应询问预防接种史、药物及食物过敏史。

7. 家族史　询问家庭成员包括父母、兄弟、姊妹及子女的健康状况，家族成员有无遗传性疾病病史（如血友病、白化病、先天愚型等）、可能与遗传有关的疾病病史（如糖尿病、高血压等）及传染病（如结核等）。

（二）身体评估

1. 全身体格检查　测量体温、脉搏、呼吸、血压（正常孕妇不应超过140/90 mmHg，或与基础压相比，升高超过30/15 mmHg为异常）、身高（低于140 cm常伴有骨盆狭窄）、体重、意识、体位、步态；依次检查全身发育情况、皮肤黏膜、浅表淋巴结、头部及其器官、颈、胸、心、肺、肝、肾、肛门、脊柱及四肢。在检查过程中观察待产妇精神状态。

2. 专科检查

（1）腹部检查：通过腹部检查测量宫底高度、腹围，初步判断孕妇子宫大小、胎产

表 1-1-1-1 产科入院护理评估单

姓名＿＿＿＿＿＿＿＿ 年龄＿＿＿＿＿＿＿＿ 民族＿＿＿＿＿＿＿ 病区＿＿＿＿＿＿

床号＿＿＿＿＿＿＿＿ 住院号＿＿＿＿＿＿＿＿＿ 文化程度＿＿＿＿＿＿＿＿＿＿

婚否＿＿＿＿＿＿＿ 职业＿＿＿＿＿＿＿ 身高＿＿＿＿＿＿cm 体重＿＿＿＿＿kg

住址＿＿＿＿＿＿＿＿＿＿＿ 入院方式：步行□ 扶行□ 轮椅□ 平车□

入院诊断＿＿＿＿＿＿＿ 入院时间＿＿＿＿＿＿＿ 联系人及电话＿＿＿＿＿＿

病情：一般□ 急□ 危□ 卫生处置：沐浴□ 更衣□ 未处理□

简要病情＿＿＿＿＿＿＿＿＿＿＿＿＿＿＿＿＿＿＿＿＿＿＿＿＿＿＿＿＿＿＿

＿＿＿＿＿＿＿＿＿＿＿＿＿＿＿＿＿＿＿＿＿＿＿＿＿＿＿＿＿＿＿＿＿＿＿

生育史＿＿＿＿＿＿ 月经史＿＿＿＿＿＿ 预产期＿＿＿＿＿＿

孕期用药＿＿＿＿＿＿＿＿＿＿＿＿＿＿＿＿＿＿＿＿＿＿＿＿＿＿＿＿＿＿＿

既往史＿＿＿＿＿＿＿＿＿＿＿＿＿＿＿＿＿＿＿＿＿＿＿＿＿＿＿＿＿＿＿＿

＿＿＿＿＿＿＿＿＿＿＿＿＿＿＿＿＿＿＿＿＿＿＿＿＿＿＿＿＿＿＿＿＿＿＿

过敏史＿＿＿＿＿＿＿＿＿＿＿＿＿＿＿＿＿＿＿＿＿＿＿＿＿＿＿＿＿＿＿＿

＿＿＿＿＿＿＿＿＿＿＿＿＿＿＿＿＿＿＿＿＿＿＿＿＿＿＿＿＿＿＿＿＿＿＿

体温＿＿℃ 脉搏＿＿次/分 呼吸＿＿次/分 血压＿＿mmHg

胎心＿＿＿次/分 胎位＿＿＿＿ 胎膜：未破□ 已破□

羊水：清□ Ⅰ度□ Ⅱ度□ Ⅲ度□ 宫缩：无□ 不规则□ 规则□

见红：有□ 无□ 胎动：正常□ 增多□ 减少□

阴道流血：无□ 有□ 量：同于月经量□ 多于月经量□ 少于月经量□

颜色：鲜红□ 暗红□

意识：清醒□ 模糊□ 嗜睡□ 谵妄□ 昏迷□ 其他＿＿＿＿＿＿

饮食：食欲好□ 一般□ 厌食□ 呕吐：无□ 有□ 性质□

睡眠：正常□ 失眠□ 易醒□ 环境改变影响睡眠□ 辅助睡眠＿＿＿

排泄：排便：正常□ 便秘□ 腹泻□（＿＿＿次/日） 失禁□

排尿：正常□ 尿频□ 尿急□ 尿痛□ 血尿□ 尿潴留□ 留置导尿□

皮肤：正常□ 黄疸□ 皮疹□ 瘀点□ 瘙痒□

水肿：无□ +□ ++□ +++□ ++++□

外阴：正常□ 水肿□ 静脉曲张□ 瘙痒□ 白斑□ 其他＿＿＿＿

乳房：正常□ 发育不良□ 乳头：正常□ 凹陷□＿＿＿cm 扁平□

感觉：正常□ 视力下降□（左□ 右□） 听力下降□（左□ 右□） 哑□

沟通：正常□ 体语□ 手语□ 自理能力：自理□ 需帮助□ 完全依赖□

认知：（对产科知识）认识□ 一般□ 了解□ 不知□

情绪：稳定□ 易激动□ 恐惧□ 焦虑□ 孤独□

医疗费用：医保□ 自费□（能支付□ 有困难□）

支持系统：支持□ 部分支持□ 不支持□

入院介绍：环境□ 主管护士□ 护士长□ 医生□ 信号灯□ 饮食□ 探视□

贵重物品保管□

护士签名＿＿＿＿＿ 记录时间＿＿＿＿＿

式、胎先露、胎方位、先露是否衔接。（具体操作方法见上篇第六章　项目二　腹部检查及四步触诊）

（2）胎心听诊：胎心音在靠近胎背上方的孕妇腹壁上听得最清楚。枕先露时，胎心在脐右（左）下方；臀先露时，胎心在脐右（左）上方；肩先露时，胎心在靠近脐下方听得最清楚。当腹壁较紧，确定胎背方向有困难时，可借助胎心音及胎先露综合分析判断胎位。可用胎心听诊器或用胎心监护仪于宫缩间歇期监测胎心。正常胎心为 110~160 次/分，一般约 140 次/分。（具体操作方法见上篇第六章项目三电子胎心监护）

（3）骨盆测量：对初产妇或有难产史的经产妇，应再次行骨盆外测量，了解骨产道情况，以判断胎儿能否经阴道分娩，常测量的径线有以下几条。

1）髂棘间径（IS）：孕妇取伸腿仰卧位，测量两髂前上棘外缘的距离，正常值为 23~26 cm。

2）髂嵴间径（IC）：孕妇取伸腿仰卧位，测量两髂嵴外缘最宽的距离，正常值为 25~28 cm。

3）骶耻外径（EC）：孕妇取左侧卧位，右腿伸直，左腿屈曲，测量第 5 腰椎棘突下至耻骨联合上缘中点距离，正常值为 18~20 cm。此径线可间接推测骨盆入口前后径长度，是骨盆外测量中最重要的径线。

4）坐骨结节间径（IT）或称出口横径（TO）：孕妇取仰卧位，两腿向腹部屈曲，双手抱膝。测量两坐骨结节内侧缘距离，正常值为 8.5~9.5 cm，若此径值 < 8 cm，应加测出口后矢状径。

5）出口后矢状径：坐骨结节间径中点至骶骨尖端的长度，正常值为 8~9 cm。出口横径与出口后矢状径之和大于 15 cm，一般足月胎儿可以娩出。

6）耻骨弓角度：两手拇指尖于耻骨弓顶端斜着对拢，左右两拇指平放在耻骨降支上，两拇指间所形成的角度为耻骨弓角度，正常值为 90°，小于 80° 为不正常。此角度反应骨盆出口横径的宽度。（具体操作方法见上篇第六章项目一骨盆外测量）

（4）外阴检查：检查外阴部是否有伤口、水肿、疤痕，初步评估会阴体长度和弹性。

（5）阴道检查或肛门检查：通过阴道检查或肛门检查了解待产妇胎膜是否完好或已破、羊水性状、是否出现宫颈扩张及宫颈扩张和胎头下降的程度。（具体操作方法见上篇第二章项目二平产接生）

【自测反思】

待产妇，蔡某，31 岁，停经 37^{+1} 周，身高 162 cm，体重 72 kg，孕 2 产 1，阴道流血伴少量流液 1 h 入院。

请思考：

（1）该待产妇入院后应重点评估的项目有哪些？

（2）应对待产妇实施哪些检查？

（郑　琼）

项目二 住院待产妇的一般护理

【教学目标】

一、认知目标

1. 能正确陈述住院待产妇的专科评估流程和内容。
2. 能准确陈述住院待产妇的护理措施。

二、能力目标

1. 能正确完成住院待产妇的接诊和评估。
2. 能正确完成住院待产妇的专科检查。
3. 能给予住院待产妇合适的护理措施。

三、情感态度与思政目标

1. 有积极主动学习和勇于探索的精神。
2. 具有尊重病人隐私和富有同情心的精神。

【模拟情境练习】

一、导入案例

待产妇，余某，30 岁，停经 40 周，门诊以"孕 1 产 0，孕 40 周，阴道流液伴规律腹痛 2 h"收入院待产。

二、护理流程

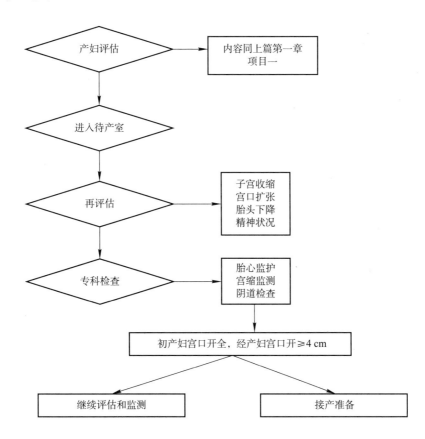

（一）接诊和评估

1. 一般状况　观察生命体征、饮食、待产妇精神状况等一般状况。

2. 专科评估

（1）子宫收缩情况和胎心：评估胎心情况，宫缩持续时间、收缩频率和强度。

（2）宫口扩张情况和胎头下降程度：通过阴道检查判断宫口扩张情况和胎头下降程度。

（二）专科检查

1. 胎心监护　可使用电子胎心监护仪监测胎儿胎心情况。胎心听诊在宫缩间歇期完成，产妇待产时尽可能不持续佩戴胎心监护仪感应头，防止产妇行动受限。

2. 宫缩监测　在监测胎心的同时监测宫缩，通过宫缩与胎心的关系动态评估胎儿状况。

3. 阴道检查　检查宫口扩张情况和胎头下降程度。检查胎膜已破产妇时，应向上推动胎头了解羊水性状和胎方位。一般初产妇宫口开全，经产妇宫口扩张至 4 cm 以上可做接产准备。

（三）护理措施

一般临近或超过预产期及某些特殊情况下（如高危妊娠等）的待产妇均需住院待产。住院待产期间，医务人员通过系统的检查（参考上篇第一章项目一）及时掌握待产妇和胎儿情况，以便提前协助产妇决定分娩方式，确保母婴安全。妊娠晚期，由于胎儿的生长发育、子宫增大，待产妇负荷加重，往往表现为易疲惫、失眠、腰背痛、下肢浮肿、静脉曲张、下肢痉挛及仰卧位低血压症状。尽管分娩是一种生理现象，但分娩本身对待产妇说是持久而强烈的应激源，不仅给待产妇生理上造成很大影响，也对心理上造成应激。而待产妇心理的变化又可能对机体内部的平衡、适应力和健康造成影响，从而影响后续的产程进展。因此做好住院待产妇的护理非常重要。

住院待产妇常涉及的护理有以下几个方面：

1. 生活护理　对行动不便的待产妇应协助生活护理，如协助洗头、洗脚等，外出检查可用轮椅推送。提供高热量、高蛋白、高维生素、可口的饮食。

2. 心理护理　鼓励待产妇表达自己的感受，对待产妇的焦虑表示理解，并有针对性地给予疏导。

（1）提供舒适的环境，避免与其他有焦虑情绪的待产妇或亲人接触，避免与有死胎、死产、新生儿窒息等经历的产妇同居一室，以免情绪相互影响。

（2）向待产妇讲解分娩的经过，解除其紧张情绪。讲解情绪对分娩进展的影响，如精神紧张、对分娩缺乏信心、害怕疼痛等可能使难产的概率增加。

（3）领待产妇实地参观待产室与病房，介绍助产士与其认识，以减少陌生感，并告知整个待产与分娩过程都有助产士陪伴，增加其安全感。

3. 休息与活动

（1）尽量保证待产妇每天充足的睡眠。将产前、产后的产妇分住，以免因婴儿哭闹而影响睡眠。指导待产妇采取有助于入睡的可行方法，如睡前热水泡脚、听音乐等。嘱其左侧卧位并以软枕垫撑腹部，减轻腹部受压及宫缩、胎动造成的不适。减少晚饭后的饮水量，以免夜尿增多影响睡眠，并尽量在上床前排空膀胱。

（2）合理安排活动，待产期间禁止剧烈运动，一般以散步为宜。活动过程中应有休息间隔，连续活动时间不超过 30 min。教会待产妇自测脉搏，如活动后脉搏 > 100 次 / 分，应停止活动，稍作休息。

4. 健康指导 向待产妇讲解分娩经过，耐心解答待产妇的疑问，主动讲解妊娠及分娩的有关情况；解除其紧张情绪；讲解临产先兆症状，告知如出现规律宫缩、阴道流液等情况时要及时联系医务人员；教会孕妇自测胎动次数，每次 1 h，分早、中、晚 3 次进行。讲解分娩时的阵痛及应对措施，如深呼吸、数数、抓紧护士的手等；宫口开全即进入第二产程后，如何配合宫缩正确用力，配合助产士接生；提供适合待产妇需要的健康指导资料。

【自测反思】

待产妇，吴某，32 岁，高中，个体户，停经 39^{+2} 周，孕 2 产 1，正常产检、无妊娠并发症，规律阵发性腹痛 2 h，收入院待产。

请思考：

（1）请问待产妇为什么会出现规律阵发性腹痛？

（2）该待产妇入院后应提供哪些帮助和指导？

（3）对该待产妇的护理应侧重哪些方面？

（郑 琼）

📖 项目三 电子胎心监护

【教学目标】

一、认知目标
1. 能正确说出电子胎心监护的相关知识点。
2. 能识别正常和异常电子胎心监护图形，并掌握相应的处理方法。

二、能力目标
1. 能在模型上演示电子胎心监护的操作流程。
2. 能根据图形判别的结果，为孕妇提供个性化的健康指导和处理建议。

三、情感态度与思政目标
1. 能积极参与电子胎心监护相关知识的学习和图形判别的讨论。
2. 能理解孕妇孕期的艰辛，主动发现孕妇电子胎心监护过程的不适和担忧，并给予支持。

【模拟情境练习】

一、导入案例

孕妇，26 岁，孕 1 产 0，孕 39 周，下腹疼痛 10 h，阴道流液 1 h 入院待产。入院后检查宫口开大 1 cm，羊水清，胎先露 –1。请立即为孕妇行胎心监护。

二、护理流程

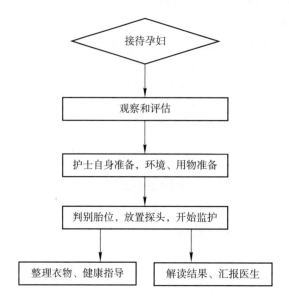

（一）接诊与评估

热情接待孕妇，做自我介绍，并介绍胎心监护的目的、意义和注意事项以及配合方法。

1. 病史采集 孕妇，26 岁，孕 1 产 0，孕 39 周，下腹疼痛 10 h，阴道流液 1 h。孕妇精神紧张，胃纳差。

2. 身体评估 宫高 32 cm，腹围 94 cm，宫口开大 1 cm，羊水清，胎先露 –1，胎心150 次 / 分，规律宫缩 5 h。腹部四步触诊法，胎位为枕左前位。

（二）临床判断

1. 初步判断该产妇为孕 1 产 0，孕 39 周，正式临产。

判断的主要依据是：孕 1 产 0，孕 39 周，下腹疼痛 10 h，规律宫缩 5 h，阴道流液 1 h，羊水清，胎心音正常。

2. 目前产妇存在的主要护理问题

（1）疼痛：与宫缩有关。

（2）知识缺乏：缺乏分娩的相关知识。

（三）电子胎心监护

1. 电子胎心监护的定义 电子胎心监护又称电子胎儿监护（electronic fetal monitoring，EFM），为临床上监测胎儿宫内安危的敏感技术之一。电子胎心监护仪描绘出的胎心率图，又叫胎心率曲线，显示于屏幕或描记在专用的坐标纸上。通过电子胎心监护可连续动态观察、记录胎心率变化，并通过观察它与同步记录下的宫缩、胎动关系，可及早发现胎儿中枢神经系统正常调控或缺血、缺氧状况的生理和病理反应。

2. 电子胎心监护仪的结构 胎儿电子胎心监护有腹壁外监护和宫腔内监护两种类型。外监护操作简便易行，而内监护需在宫口开大 1 cm 以上、胎膜已破或需人工破膜时进行，感染风险大，在临床上拾取胎心率信号的方法主要为外监护。因此此处主要阐述外监护方法。

（1）信号监测系统：包括多普勒超声探头和宫缩压力传感器。两种不同的探头将胎儿心脏活动及宫缩压力信号，各自传输到监护仪内部，经主机处理。

（2）信号处理系统：是电子胎心率监护仪的主体，又称主机，其功能是处理胎心活动和羊膜腔内压力的两种不同来源的信号，通过去除干扰、选择最佳的信号处理和电脑运算等，使输出的胎心率及羊膜腔压力变化的曲线准确而清晰。

（3）结果显示和记录部分：包括屏幕显示和电脑存储、热敏纸记录。检测到的胎心活动信号及宫缩压力信号经主机处理后，显示于屏幕或用热敏笔记录在纸上，形成胎心率（上部分）及宫缩（下部分）曲线图。

3. 胎心监护的应用时间及对象

（1）产前电子胎心监护：目前尚无明确证据表明，对低危孕妇进行常规产前电子胎心监护能降低胎死宫内等不良妊娠结局的发生风险，故不推荐对低危孕妇进行常规电子胎心监护。对于高危孕妇，可于妊娠 32 周开始进行电子胎心监护，必要时最早可从妊娠 28 周开始。

（2）产时电子胎心监护：对于低危孕妇推荐间断胎心听诊，若间断听诊异常，应立即进行电子胎心监护。高危妊娠产妇分娩时或者产程中出现高危情况时，应根据医疗机构情况及患者病情决定是否持续进行电子胎心监护。

4. 操作方法 详见上篇第六章项目三。

5. 胎心率基线（baseline of fetal heart rates，BFHR） 是指在无胎动、无宫缩影响时记录的胎心率，须持续观察 10 min 以上，以平均胎心率来表述，如 120 次/分，或以胎心率范围来表示，如 110～150 次/分。基线受神经、体液和药物等因素的影响，交感神经活动可使心率加速，而副交感神经活动使心率减速。胎心率基线也受主动脉弓化学感受器和压力感受器控制。正常胎心率基线为 110～160 次/分。

（1）基线率改变：①胎儿心动过速：如果胎心率持续大于 160 次/分，并持续 10 min 以上，为胎儿心动过速。常见原因有：母亲焦虑时，体内儿茶酚胺类物质增加，可刺激交感神经系统，母亲心率增快的同时使胎心率增快；母亲存在发热、感染；妊娠 32 周或不到 32 周的胎儿，由于迷走神经不成熟会出现心动过速；胎儿缺氧、酸中毒，使交感神经活动增加，胎心率也可增快；胎儿存在感染情况，对氧的需要量增加，胎心率会增快。②胎儿心动过缓：如果胎心率持续小于 110 次/分，并历时 10 min 以上，为胎儿心动过缓。对心动过缓没有明确原因的，要考虑以下几个可能的因素：有些妊娠超过 40 周的过熟儿迷走神经张力显著增加，可以使胎心率基线下降至 90～110 次/分；在急性低氧血症、胎儿头部受压或脐带受压的情况下，会出现胎儿心动过缓；先天性心脏畸形，心律不齐，如房室传导完全阻滞；某些药物的影响，如镇静剂、麻醉剂等。

（2）胎心率变异：胎心率变异又称基线摆动，即在胎心率基线基础上的上下周期性波动，包括胎心率的摆动幅度和摆动频率。摆动幅度指的是胎心率上下波动的高度，振幅变动范围正常是 6～25 次/分。摆动频率是指 1 min 内波动的次数，正常为 ≥6 次/分。胎心率变异表示胎儿有一定的储备能力，提示胎儿健康。胎心率变异分静止型、狭窄型、波浪型、突变型。

静止型（0 型，平直型） 0～5 次/分。

狭窄型（Ⅰ型） 6～10 次/分。

波浪型（Ⅱ型） 11～25 次/分。

突变型（跳跃型，Ⅲ型） >25 次/分。

胎儿急性缺氧时，副交感神经系统受刺激，胎心变异最初可表现为一过性增加；当胎儿严重缺氧、妊娠周数小于 28~30 周、产妇使用镇静剂或胎儿处于睡眠状态时，可出现胎心率变异减少。胎心基线变平，即变异消失或者静止型，提示胎儿储备能力的丧失。

6. 胎心率一过性变化　受胎动、宫缩、触诊及声音等刺激，胎心率可发生暂时性加快或减慢，随后恢复到正常基线水平，称为胎心率一过性变化，是判断胎儿安危的重要指标。包括加速和减速两种类型。

（1）加速：指在胎动或宫缩后，脐静脉和胎儿躯干受压，胎心率基线暂时增加≥15次/分，持续时间超过 15 s。

（2）减速：指在胎动或宫缩后，出现短暂的胎心率减慢。包括早期减速、变异减速和晚期减速。

早期减速：胎心率的下降与子宫收缩曲线同时开始，两者呈现为逆向发生。减速的幅度小于 50 次/分，宫缩结束后胎心率回到原水平（图 1-1-3-1）。由宫缩时胎头受压引起，不随孕妇吸氧和体位改变而改变。早期减速提示胎儿存在缺氧危险。

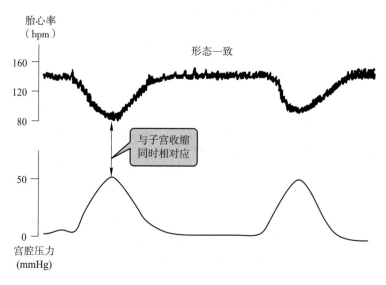

图 1-1-3-1　早期减速

变异减速：减速的出现和消失与宫缩无固定关系，减速的程度、时间、幅度不等，但下降迅速，下降幅度大于＞70 次/分，持续时间长短不一，恢复迅速（图 1-1-3-2）。变异减速提示宫缩时可能存在脐带受压。

晚期减速：胎心率减速于宫缩开始 30 s 后发生，减速低谷平均比宫缩顶峰延后 30~60 s，宫缩结束后胎心率才恢复到基线水平，胎心率下降及回升缓慢，减速持续时间长，下降幅度＜50 次/分（图 1-1-3-3）。晚期减速提示胎盘功能不良、胎儿宫内缺氧。

7. 预测胎儿宫内储备能力

（1）无应激试验（non-stress test，NST）：在无宫缩、无外界负荷刺激下，用胎心监护仪动态观察胎动、胎心率变化之间的关系，以了解胎儿的储备能力，评估胎儿的安危。

试验时，孕妇取卧位或坐位，将涂有耦合剂的多普勒探头放置在腹部胎心音最清晰的部位。在描记胎心率的同时，当孕妇自觉有胎动时，手按机钮在描记胎心率的纸上做出记号，至少连续记录 20 min 为一单位，如 20 min 内无胎动再延长 20 min，以等待睡眠中的胎儿醒来。试验结果分有反应型和无反应型。

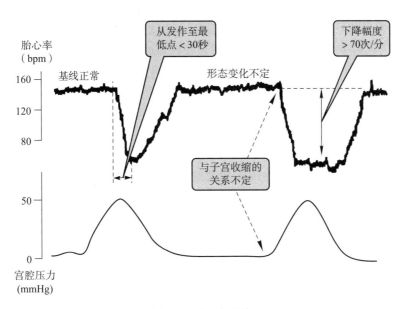

图 1-1-3-2 变异减速

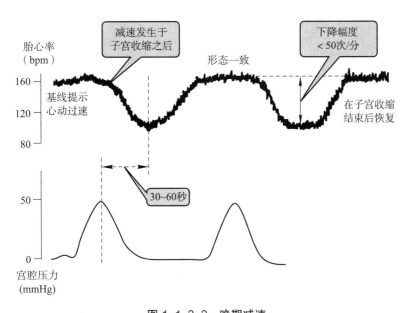

图 1-1-3-3 晚期减速

有反应型：20 min 内至少有 2 次胎动，胎心率升高至少 15 次 / 分，持续 15 s 以上者，一般一周内不会因胎盘功能不良胎死宫内。

无反应型：无加速或仅有一次胎心率升高 15 次 / 分、持续 15 s 以上者；或在 40 min 的监测期间，任何 20 min 内均未见 ≥2 次加速、胎心率升高 ≥15 次 / 分、持续 15 s 以上者。无反应型可能与缺氧有关，也可能与缺氧无关，应在 24 h 内重复监测，足月孕妇可行缩宫素激惹试验。

（2）缩宫素激惹试验（oxytocin challenge test，OCT）：又称为宫缩应激试验（contraction stress test，CST），采用缩宫素诱导宫缩，并用胎儿监护仪记录宫缩时胎心率的变化，通过胎盘于宫缩时引发的一过性缺氧负荷来测定胎儿的储备能力。

试验时，孕妇平卧，将涂有耦合剂的多普勒探头放置在腹部胎心音最清晰部位，宫底部位放置压力感受探头。无宫缩者给予缩宫素静脉滴注，浓度为 1∶2 000，滴速从 8 滴 / 分开始，每 10 min 诱发宫缩大于 3 次，每次持续 40~60 s。如产妇自发的宫缩符合上述条件，不需要诱导宫缩。结果判断试验结果分 OCT 阴性和 OCT 阳性。

OCT 阴性：胎心率基线有变异，无晚期减速，为 OCT 阴性，提示胎盘功能良好，1 周内胎儿无死亡危险。

OCT 阳性：宫缩后连续重复出现晚期减速，胎心率变异减少，为 OCT 阳性，提示胎盘功能减退。因假阳性多，意义不如阴性大。

【知识链接】

产时电子胎心监护三级评价系统

目前国际上存在多种产时电子胎心监护的评价系统，中华医学会围产医学分会《电子胎心监护应用专家共识》推荐使用由美国国家儿童保健和人类发育研究所、美国妇产科医师学会和母胎医学会提出的产时电子胎心监护三级评价系统。评价系统依据三类胎心监护图形，预测胎儿在监护时间内的酸碱平衡状态，指导临床干预。

Ⅰ 类为正常的胎心监护图形，提示在监护期内胎儿酸碱平衡状态良好，可常规监护，不需采取特殊干预。

Ⅱ 类为可疑的胎心监护图形，为除 Ⅰ 类或 Ⅲ 类之外的图形，需要持续监护和再评估。评估时应充分考虑产程、孕周，必要时实施宫内复苏措施。如无胎心加速伴微小变异或变异缺失，应行宫内复苏；如宫内复苏后胎心监护图形仍无改善或发展为 Ⅲ 类监护图形，应立即分娩。

Ⅲ 类为异常的胎心监护图形，提示在监护期内胎儿出现异常的酸碱平衡状态，必须立即宫内复苏，同时终止妊娠。

【自测反思】

孕妇，27 岁，孕 36 周前来常规产检，自诉无阴道流血及腹痛，胎动正常。胎心监护结果提示变异减速。

请思考：

（1）该孕妇目前存在的护理问题是什么？

（2）针对孕妇的胎心监护结果，你该如何进行健康指导和处理？

（孙一勤）

第二章　分娩期妇女的护理

📖 项目一　第一产程观察及护理

【教学目标】

一、认知目标
1. 能正确评估产妇的各种表现，判断孕妇的产程进展。
2. 能判别产程进展的异常情况，并说出相应的处理方法。

二、能力目标
1. 能根据分娩机制的原理，在产程不同阶段正确实施体位指导。
2. 能针对产程进展的不同阶段，给予相应的镇痛处理、护理支持和健康指导。

三、情感态度与思政目标
1. 能积极讨论产程进展过程中的评估要点和针对性护理措施。
2. 能主动运用人文关怀理念，给予产妇人文关怀和心理支持。

【模拟情境练习】

一、导入案例

孕妇，李女士，26岁，小学教师，因"孕1产0，孕40^{+1}周，规律腹痛5 h"入院。自诉昨天晚上11时开始无诱因下出现阵发性腹痛，5 h前腹痛变规则，现间歇5～6 min，每次腹痛持续约20 s以上，来院就诊。孕妇与家人都非常紧张，拉着护士不停地问"怎么办"。

二、护理流程

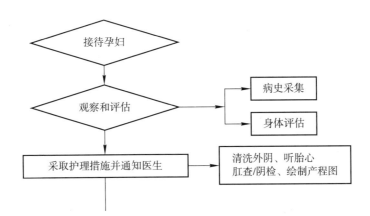

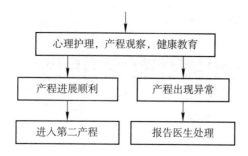

（一）接诊与评估

孕妇已临产，护理人员协助办理住院手续，安排好床位。介绍主管医生、责任护士、病区环境、生活设施使用、待产室及产房的环境，交待医院相关规章制度等。

1. 病史采集　孕妇，26 岁，孕 1 产 0，孕 40^{+1} 周，因规律宫缩 5 h 入院。停经 45 天在当地医院确诊为早孕，建立围产期保健卡。孕期接受常规产前检查，无异常。昨晚 11 时阴道少量血性分泌物，伴阵发性腹痛，但无规律。今晨 5 时腹痛加紧，间隔 5 ~ 6 min，持续 20 s 以上，无阴道流液。于上午 10 时来院待产。平素体健，否认乙肝、结核等传染病史，否认高血压、糖尿病、心脏病、肾炎等疾病史。否认手术、外伤史，否认药物、食物过敏史。平素月经规律，经量中等，无痛经，白带无殊。婚姻生育史：25 岁结婚，丈夫体健。否认家族遗传病史、传染病史及精神病史。

2. 身体评估

（1）一般情况：身高 163 cm，体重 62 kg。生命体征正常，心肺无殊，无水肿。

（2）宫缩、胎位、胎心情况：宫缩持续 50 s，间歇 5 min，强度正常；LOA，宫口开 3 cm，胎头棘上 2 cm；胎心率 150 次 / 分；胎膜未破。

（3）胎头下降情况：经阴道指诊检查胎先露下降情况，采用坐骨棘平面作为确定胎头高低的标志。以胎头颅骨最低点与坐骨棘平面的关系来判断胎头下降的程度。胎头颅骨最低点与坐骨棘平面持平时，以 "0" 表达；在坐骨棘平面上 1 cm 时，以 "-1" 表达；在坐骨棘平面下 1 cm 时，以 "+1" 表示，余依此类推（图 1-2-1-1）。

（4）宫颈扩张分期及时限

1）潜伏期：从规律宫缩至宫口扩张 < 5 cm。初产妇一般不超过 20 h，经产妇不超过 14 h。初产妇超过 20 h，经产妇超过 14 h 称为潜伏期延长。

2）活跃期：指从宫口扩张 5 cm 至宫口开全。已经破膜且宫口扩张 ≥ 5 cm后，如果宫缩正常，宫颈口停止扩张 ≥ 4 h，或若宫缩欠佳，宫口停止扩张 ≥ 6 h 称为活跃期停滞。

3）第二产程：从宫口开全到胎儿娩出。如未行椎管内镇痛，初产妇 > 3 h，经产妇 > 2 h；如行椎管内镇痛，

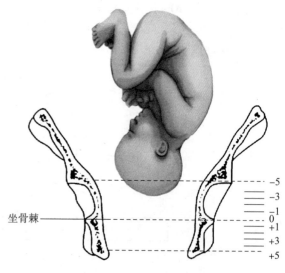

图 1-2-1-1　胎头高低的判断

初产妇 > 4 h，经产妇 > 3 h，产程无进展，称为第二产程延长。

（二）临床判断

1. 初步判断　该孕妇孕 1 产 0，孕 40^{+1} 周，LOA，活胎临产，目前处于第一产程。

判断的主要依据是：孕 1 产 0，孕 40^{+1} 周，规律宫缩 5 h、宫口开 3 cm，胎头于棘上 2 cm，LOA，胎心率 150 次 / 分。

2. 目前存在的主要护理问题

（1）疼痛：与宫缩有关。

（2）舒适度减弱：与子宫收缩、膀胱充盈等有关。

（3）焦虑：与担心自己和胎儿的安危有关。

（4）知识缺乏：缺乏分娩的相关知识。

（三）第一产程护理

1. 护理措施

（1）一般护理：将孕妇安排在整洁、安静的待产室中。换清洁衣服，外阴部用温肥皂水和温开水清洗。

（2）心理护理：医护人员向孕妇及家属做自我介绍，介绍待产室环境，消除其对环境的陌生感，耐心向孕妇讲解分娩是生理过程，增强孕妇对自然分娩的信心。随时告知孕妇产程进展情况以及各项检查结果、治疗和护理的目的及流程，鼓励孕妇积极与助产人员合作。

（3）生命体征监测：每 4 h 测量 1 次生命体征并记录。在第一产程期间，宫缩时血压可升高 5 ~ 10 mmHg，宫缩间歇时恢复原状。若发现血压升高，应酌情增加测量的次数，并给予相应处理，必要时汇报医生。

2. 产科监护

（1）宫缩：可采用触诊法或胎心监护仪监测。潜伏期应 2 ~ 4 h 观察一次，活跃期应 1 ~ 2 h 观察一次，一般连续观察 3 次以上宫缩的强度、持续时间及间歇时间，并记录。触诊法是护理人员将手掌放在孕妇腹部，感觉宫缩时宫体隆起变硬的强度及持续时间，间歇时宫体松弛变软的状况和时间，一般至少连续观察 3 阵宫缩。记录格式为：30″ ~ 40″/5′ ~ 6′，分子为宫缩持续时间，分母为间歇时间。触诊时手法应柔和、用力适度，不要在腹壁上来回移动。同时观察宫缩时孕妇的面部表情、呼吸、呻吟、紧张、屏气用力等情况。也可采用胎心监护仪进行监测，可更为全面地看到宫缩强度、频率和每次宫缩持续时间。

（2）胎心：①用多普勒胎心听诊仪听取胎心，应在宫缩间歇时进行，注意胎心频率、强弱和规律性。正常胎心 110 ~ 160 次 / 分。潜伏期每 60 min 听诊胎心一次；进入活跃期后，宫缩转频，应每 30 min 听诊一次。在宫缩后听诊胎心并计数 1 min，及时发现晚期减速。当胎心率 < 110 次 / 分或 > 160 次 / 分时，指导孕妇左侧卧位或变换体位、吸氧、动态监测胎心变化，同时通知医生。②用胎心监护仪描记胎心曲线，将测量胎心的探头置于胎心音最响亮的部位，并固定于腹壁上，观察胎心率的变异及其与宫缩、胎动的关系，但不主张在产程中连续监护。

（3）宫口扩张及胎先露下降：可通过阴道检查了解宫口扩张及先露部下降情况。潜伏期每 4 h，活跃期每 2 h 阴道检查 1 次。若母胎情况良好，可适当延长检查的间隔时间，减少检查次数。阴道检查时，孕妇平卧于检查床上，两腿屈曲并分开，暴露外阴部及肛门。检查者双手戴无菌手套，食指或中、食两指伸入阴道内进行检查，拇指及其余各指屈曲。检查时首先查看外阴、阴道发育情况及有无异常；食指与中指摸清宫口扩大程度、宫颈软硬、有无水肿，了解先露高低、胎方位、是否破膜、羊水情况；摸清骨产道情况，如耻骨弓、对角径、骶尾关节、坐骨棘间径、坐骨切迹等。

（4）胎膜破裂：一旦胎膜破裂，应立刻听胎心，并记录破膜时间，观察羊水流出量、颜色和性状。如头先露者，羊水为黄绿色并混有胎粪，应警惕胎儿缺氧，立即报告医生，并行阴道检查，给予紧急处理。羊水清而胎头未入盆者，应卧床、抬高臀部，防止脐带脱垂，保持外阴清洁。如胎膜破裂超过 12 h 尚未分娩者，应按照医嘱给予抗生素预防感染。

（5）减轻疼痛：监测孕妇的疼痛情况，观察孕妇面部表情及其他应对行为，选择合适的测评工具，如数字评分法、文字描述评定法等判断孕妇疼痛的程度。鼓励采用非药物镇痛方法减轻分娩疼痛，包括：①对孕妇身体的干预，如自由体位、按摩、热敷、针刺镇痛等；②对孕妇进行心理支持，不断给予各种安慰支持和精神上的鼓励，指导孕妇在阵痛时深呼吸，若腰骶部胀痛明显，可以用拳压迫腰骶部，减轻胀痛感，也可采用导乐陪伴、家庭化分娩等；③营造温馨环境，如音乐、芳香疗法、柔和的灯光等。鼓励孕妇采取自觉舒适的体位，提供必要的支持工具，如分娩椅、分娩球、软垫等。必要时采用药物镇痛，遵医嘱配合应用镇静剂、麻醉药。

3. 健康教育

（1）活动与休息：临产后宫缩不强且未破膜时，应鼓励孕妇在室内采取站、蹲、走等多种方式进行活动，以加速产程进展。但活动要适度，以免疲劳。指导孕妇在宫缩间歇期抓紧时间休息，以保持体力。当胎心率 < 110 次 / 分或 > 160 次 / 分，指导孕妇左侧卧位或变换体位、吸氧，动态监测胎心变化，同时通知医生。宫口近开全时，则应卧床待产，并尽量取左侧卧位。

（2）饮食指导：鼓励孕妇利用宫缩间歇期少量多次进食，建议进食高热量、易消化、清淡的食物，同时保证摄入足够的水分，以保证体力充足。

（3）排尿与排便：临产后，鼓励孕妇每 2 h 排尿 1 次，避免因膀胱充盈而影响宫缩及胎头下降。注意保持大便通畅。

（4）发挥家庭系统的支持作用：提供导乐陪伴、丈夫陪产等温馨待产，共同完成分娩过程。

【知识链接】

高危妊娠 5 色分级标识管理

《孕产妇妊娠风险评估与管理工作规范》规定各级医疗机构应对照"孕产妇妊娠风险评估表"进行孕产妇风险因素初筛评级，对妊娠风险筛查阳性的孕妇，按"色标法"分类管理。按照风险严重程度分别以"绿、黄、橙、红、紫"5 种颜色进行分级标识。①绿色标识：妊娠风险低。孕妇基本情况良好，未发现妊娠合并症、并发症。②黄色标识：妊娠风险一般。孕妇基本情况存在一定危险因素，或患有孕产期合并症、并发症，但病情较轻且稳定。③橙色标识：妊娠风险较高。孕妇年龄≥40 岁或 BMI≥28，或患有较严重的妊娠合并症、并发症，对母婴安全有一定威胁。④红色标识：妊娠风险高。孕妇患有严重的妊娠合并症、并发症，继续妊娠可能危及孕妇生命。⑤紫色标识：孕妇患有传染性疾病。紫色标识孕妇可同时伴有其他颜色的风险标识。

【自测反思】

孕妇，29 岁。孕 2 产 0，孕 40 周，规律宫缩 9 h，阴道流水 2 h，检查宫口开人 4 cm，双顶径位于坐骨棘下 1 cm，胎心率 140 次 / 分。

请思考：

（1）该孕妇可能的护理诊断是什么？

（2）针对该孕妇目前的状况，应如何进行产程观察和护理？

（孙一勤）

项目二　平产接生

【教学目标】

一、认知目标

1. 能准确说出平产接生的接诊及护理步骤。

2. 能准确说出新生儿 Apgar 评分的方法和出生后的处理方法。

二、能力目标

1. 能做好平产接生的准备工作。

2. 能在模型上完成平产接生的操作流程。

3. 能完成会阴消毒、铺巾、新生儿的出生后处理等重点操作和配合工作。

三、情感态度与思政目标

1. 能意识到护理技术对分娩结局的影响。

2. 关心产妇，爱护新生命，给予母婴个性化护理和人文关怀。

【模拟情境练习】

一、导入案例

孕妇，李女士，26 岁，小学教师，因"停经 40^{+1} 周，规律宫缩 5 h"入院。在待产室观察 6 h，宫缩间歇 1~2 min，持续 1 min，孕妇自诉想解大便，检查确定宫口开全，送入产房。

二、护理流程

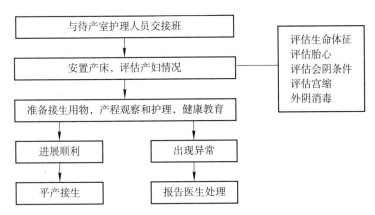

（一）接诊与评估

分娩室人员与待产室人员交接班，了解第一产程进展及处理情况，安排产床。

1. 病史采集 孕妇 26 岁，规律宫缩 11 h，孕 1 产 0，孕 40^{+1} 周，LOA，活胎，临产入院。待产室观察期间，一般情况好，胎心音正常，宫缩好，产程进展顺利，现已临产 11 h。1 h 前自然破膜，羊水清，量约 200 ml。现孕妇自诉有便意，检查宫口开全，进入产房。

2. 身体评估 宫缩持续 1 min，间歇 2 min，强度正常。枕左前位，胎心 140 次/分，估计胎儿大小为 3 300 g。会阴无水肿、炎症和瘢痕等情况，弹力尚好。阴道检查：阴道畅，宫口开全，胎膜已破，先露于棘下 3 cm。

（二）临床判断

1. 初步判断 孕 1 产 0，孕 40^{+1} 周，LOA，活胎临产，待产妇处于分娩第二产程。

判断的主要依据是：孕 1 产 0，停经 40^{+1} W，规律宫缩 11 h、宫口开全，胎头棘下 3 cm，枕左前位，胎心率 140 次/分。

2. 目前存在的主要护理问题

（1）疼痛：与宫缩及会阴部受压有关。

（2）有受伤的危险：与分娩中会阴、阴道裂伤有关。

（三）分娩的护理管理

1. 护理措施

（1）一般照护：护理人员应陪伴在旁，及时提供产程进展信息，给予安慰、支持和鼓励，缓解其紧张和恐惧，必要时监测生命体征；鼓励孕妇摄入流质和半流质食物或液体；指导孕妇及时排空膀胱，必要时导尿；保持环境安静、温暖，不限制体位，提高孕妇舒适度；鼓励家属陪伴。

（2）观察产程进展：监测生命体征、胎心；观察宫缩持续时间、间隔时间和强度及孕妇自主用力情况；监测会阴膨隆程度及胎头拨露情况、阴道流血的量及性状、胎头下降程度及胎方位等；观察会阴是否有水肿、炎症等；评估孕妇的心理状况。应密切监测胎儿有无急性缺氧情况，勤听胎心，每 5~10 min 一次，必要时采用胎心监护仪观察胎心率及其基线变异。在宫缩后听诊，如胎心率 <110 次/分或 >160 次/分，指导孕妇左侧卧位或变换体位、吸氧，动态监测胎心变化，必要时寻求帮助；密切观察宫缩情况，发现宫缩乏力或过强，及时处理。如发现有第二产程延长趋势，应及时查找原因，采取措施结束分娩，避免胎头长时间受压。

（3）接产准备：鼓励孕妇自由选择体位分娩，如侧卧、俯卧、半坐卧位、站位、蹲位、坐位等。多采用屈膝半卧位，孕妇仰卧于产床上，两腿屈曲分开取膀胱截石位，充分暴露会阴部。

清洁会阴：用消毒棉球蘸温水清洗会阴部，顺序是小阴唇、大阴唇、阴阜、大腿内上 1/3、会阴及肛门周围。

消毒会阴：用消毒棉球蘸聚维酮碘溶液消毒会阴部，顺序同上。接产者按无菌操作常规洗手、穿手术衣、戴手套，打开产包，铺好消毒巾准备接产。

（4）接产：接产者站在孕妇的右侧。当胎头拨露、阴唇后联合紧张时，应开始保护会阴（保护方法见上篇第六章项目四）。当胎头枕部在耻骨弓下露出、胎头即将仰伸时，嘱孕妇在宫缩时张口哈气以解除腹压的作用，让其在宫缩间歇时稍向下屏气，接产者左手协助胎头仰伸，缓慢娩出胎头。不急于娩肩，协助胎头复位和外旋转，等待下次宫缩时，协助娩出前肩或后肩，顺势娩出胎儿，注射缩宫素。双肩娩出后，松开保护会阴的手。然后双手协助胎体及下肢相继娩出，记录胎儿娩出时间。胎儿娩出后，在产妇臀下放弯盘接血，以测量出血量。

（5）新生儿护理

1）擦干和保暖：新生儿娩出后，助产人员立即报告新生儿的出生时间、性别，将新生儿置于母亲腹部已铺好的干毛巾上，在 5 s 内开始擦干新生儿，擦干顺序为眼睛、面部、头、躯干、四肢及背部，在 20～30 s 内完成。除需要初步复苏的情况以外，在擦干过程中快速评估新生儿的呼吸状况。如果新生儿有呼吸或哭声，可撤除毛巾，将新生儿俯卧，与母亲开始皮肤接触。取另一清洁已预热的干毛巾遮盖新生儿身体，给新生儿戴上小帽子，皮肤接触时间至少 90 min。若新生儿出现喘息或无呼吸，应立即将其转移至预热的复苏区实施新生儿复苏。

2）观察和评估：对新生儿进行 Apgar 评分，判断有无新生儿窒息及窒息的严重程度。以新生儿出生后 1 min 内的心率、呼吸、肌张力、喉反射及皮肤颜色 5 项体征为依据，每项为 0～2 分，满分为 10 分（表 1-2-2-1）。8～10 分为正常新生儿；4～7 分为轻度窒息；0～3 分为重度窒息。如果新生儿情况良好，继续和母亲进行皮肤接触。评估和记录新生儿 1、5、10 min Apgar 评分，每 15 min 监测新生儿体温和呼吸 1 次。

3）脐带处理：可在母婴接触的同时，进行脐带处理。胎儿娩出后 1～3 min，用 2 把无菌止血钳分别在距脐带根部 2 cm 和 5 cm 处夹住脐带，并用无菌剪刀在距脐带根部 2 cm 处一次断脐。

表 1-2-2-1 新生儿 Apgar 评分

体征	0 分	1 分	2 分
每分钟心率	0	<100 次	≥100 次
呼吸	0	浅、慢、不规则	佳
肌张力	松弛	四肢稍屈曲	四肢屈曲活动好
喉反射	无反射	有些动作	咳嗽、恶心
皮肤颜色	全身苍白	躯干红、四肢青紫	全身粉红

（6）协助胎盘娩出：快速评估生命体征、宫缩，阴道出血量、速度及有无凝血块、心理状况和情感状态、急危征象。观察和判断胎盘是否已剥离。胎盘剥离的征象为：①子宫底变硬成球形，剥离的胎盘下降至子宫下段，子宫下段被扩张，宫体呈狭长形被推向上，子宫底升高达脐上；②阴道少量流血；③阴道口外露的一段脐带自行延长；④用手掌尺侧在产妇耻骨联合上方轻压子宫下段时，子宫体上升而外露的脐带不再回缩。当确认胎盘已完全剥离，娩出至阴道口时，接产者用双手捧住胎盘，向一个方向旋转并缓慢向外牵拉，协助胎盘胎膜完整剥离排出。

（7）促进子宫收缩：胎盘胎膜排出后，按摩子宫以促进子宫收缩，减少产后出血。观察子宫收缩及阴道流血情况。

（8）检查胎盘、胎膜：检查胎盘小叶有无缺损、胎膜是否完整，及时发现副胎盘。

（9）检查软产道：仔细检查会阴、小阴唇内侧、尿道口周围、阴道及宫颈有无裂伤。若有裂伤，应立即缝合。

（10）新生儿处理：在为新生儿完成第一次母乳喂养之后，将新生儿放于保暖辐射床上，测量身长、体重。检查有无产瘤、头颅血肿、胎记、损伤、畸形等情况。处理后应尽快包裹保暖。擦净新生儿足底，在新生儿记录单上打足印及产妇手指印，并给新生儿系上标明母亲姓名、床号、住院号，以及新生儿性别、体重、出生时间的手腕带和脚腕带，同时包被上系上同样的标记。

（11）产房留观：产后应留产妇在产房观察 2 h。注意观察血压、脉搏、宫缩情况、宫底高度、阴道出血量、膀胱是否充盈、会阴及阴道有无血肿等。给予产妇清淡、易消化食物；保持清洁，提高产妇舒适度，调暗产房灯光，尽量让产妇休息。观察 2 h 无异常，连同新生儿送至母婴同室。

（12）促进亲子互动：产后初期，如新生儿和产妇情况稳定者，尽量保持母婴皮肤接触。注意关注新生儿的行为，如流口水、张大嘴、舔舌或嘴唇、咬手指动作等。

2. 健康教育　应告知孕妇第二产程的长短因人而异，孕妇自由体位的作用，以及第二产程中减少会阴损伤的措施和风险。指导产妇正确的屏气方法，在第二产程中用力的阶段孕妇应在自己有向下用力的感觉时用力；在胎头仰伸前，嘱产妇在宫缩时用力，宫缩间歇时休息；当胎头枕部在耻骨弓下露出、胎头即将仰伸时，嘱产妇在宫缩时张口哈气，在宫缩间歇时稍向下屏气。指导孕妇在新生儿娩出后，应立即进行母婴皮肤接触，开展早吸吮、早哺乳。

【知识链接】

非药物分娩镇痛

分娩剧痛可造成产妇情绪紧张、焦虑、进食减少、宫缩乏力、产程延长等情况，甚至可使产妇体内儿茶酚胺分泌增加，抑制子宫收缩、子宫动脉收缩，导致胎儿宫内窘迫。分娩镇痛是采用药物和非药物帮助产妇在分娩过程中减轻或消除疼痛，顺利完成分娩的方法。其中非药物分娩镇痛采用"精神预防性分娩镇痛""放松和呼吸技术""心理支持"等方法，可减轻产妇疼痛。常用的方法有：①拉泽玛疗法：运用放松技术及节奏性呼吸来减轻分娩疼痛。指导产妇在不同产程阶段采用不同呼吸方式，稳定产妇情绪，可有效减轻分娩疼痛，缩短产程，增加胎儿氧气供给，降低胎儿宫内窘迫及新生儿窒息发生率。②导乐陪伴分娩：有分娩经验的妇女"一对一"在产前、产中、产后陪伴产妇分娩，给予心理疏导与情感支持，指导合理膳食，教会产妇调节气息，对产妇家属进行指导，使产妇获得亲情支持。③音乐镇痛法：通过音乐分散产妇注意力，增加内啡肽的产生，增强内源性镇痛作用。④体位与运动镇痛法：产妇运动或体位改变，可使其感到舒适，采取一些特殊的体位还可纠正胎儿心率减速、胎位不正、血压异常或子宫收缩不全等问题。⑤按摩镇痛法：分娩过程中使用按摩，可使产妇身体放松、分散其注意力、减轻恐惧和焦虑，增加舒适感。陪产者可给产妇按摩，产妇也可自己按摩。

【自测反思】

王女士，28 岁，小学教师，因"停经 39^{+1} 周，规律宫缩 4 h"入院。在待产室观察

7 h，宫缩间歇 1～2 min，持续 1 min，现阴道检查确定宫口已开全，送入产房。

请思考：

（1）该孕妇目前主要的护理诊断有哪些？

（2）如果你是值班人员，应如何进行平产接生？

（孙一勤）

项目三 子宫收缩乏力妇女的护理

【教学目标】

一、认知目标

1. 能正确说出子宫收缩乏力的临床表现。

2. 能正确说出子宫收缩乏力的处理原则和护理措施。

二、能力目标

1. 能够成功判别子宫收缩乏力的类型。

2. 能够为子宫收缩乏力患者提供针对性护理措施。

三、情感态度与思政目标

1. 能积极参与子宫收缩乏力类型识别的讨论。

2. 能在评估分析中体现敏锐的观察力和严谨求实的工作态度。

【模拟情境练习】

一、导入案例

产妇，夏女士，30 岁，孕 1 产 0，孕 40 周入院。临产后，产妇精神紧张，食欲差。产科检查：宫缩持续 20～30 s，间隙 5～6 min（20～30 s/5～6 min），强度弱，临产 17 h，宫口开大 2.5 cm，无头盆不称，胎心 145 次 / 分。门诊拟以"协调性宫缩乏力"收住入院。

二、护理流程

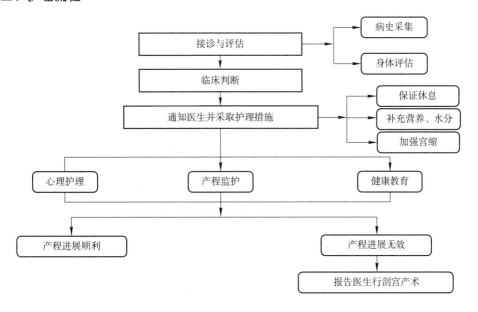

（一）接诊与评估

协助患者办理入院手续，并报告医生。为患者做入院介绍，如介绍医院及病房的环境、主管医生、护士、护士长，以及医院的规章制度、产妇的安全须知等。

1. 病史采集　夏女士，30 岁，第一胎，孕 40 周。末次月经 2020 年 5 月 20 日，孕期经过良好，产前各项检查均无异常发现。昨日下午 1 时左右出现阵发性腹痛，持续 30 s，间隙 5~6 min，无阴道流水及流血。今日上午 7 时来院就诊。昨夜一夜未眠，疲倦，精神紧张，担心胎儿与自身安危，胃纳差。既往体健，否认药物食物过敏史，无家族病史。

2. 身体评估　体温 36.8℃，血压 120/80 mmHg，心率 75 次/分，胎心 145 次/分，宫缩 20~30 s/5~6 min，对称性和极性正常；阴道检查：宫口开大 2.5 cm，头先露，胎头与坐骨棘平面持平，枕左前位，胎膜未破，骨盆测量 23-25-20-9 cm，未见明显异常。

（二）临床判断

1. 初步判断　该产妇为协调性宫缩乏力（潜伏期延长）。

判断的主要依据是：临产已 17 h，宫口开大 2.5 cm，宫缩 20~30 s/5~6 min，宫缩具有正常的节律性、对称性和极性，但收缩力弱，产妇疲倦，精神紧张，胃纳差。

2. 目前存在的主要护理问题

（1）有围生儿缺氧与产伤的危险：与产程延长、胎盘血循环障碍及手术产损伤有关。

（2）有产后出血的危险：与产程延长、产妇体力消耗衰竭、宫缩乏力有关。

（3）有体液不足的危险：与产程延长、过度疲乏影响摄入有关。

（4）有产褥感染的危险：与产程延长、手术产损伤、产妇体力耗竭抵抗力下降有关。

（5）疲乏：与产程延长、进食不足、休息不良有关。

（6）焦虑：与知识经验缺乏，产程进展缓慢，担心自身和胎儿健康有关。

（三）护理措施

通知医生并采取以下护理措施。

1. 一般护理

（1）心理护理：关心、安慰产妇，讲解影响分娩的因素和目前产妇状况，消除紧张、焦虑情绪，并帮助其树立分娩信心。

（2）注意产妇全身情况：鼓励产妇进食，注意营养水分补充，不能进食者给予静脉营养。

2. 加强分娩期监护　严密观察宫缩、胎心音、胎动、羊水性状、宫口扩张及胎先露下降等情况，判断产程情况，发现异常及时报告医生。

3. 用药护理

（1）充分休息：遵医嘱给予地西泮 10 mg 缓慢静脉推注或哌替啶 100 mg 肌内注射，以利于产妇充分休息，使其休息后体力和子宫收缩力得以恢复，注意观察药物的疗效及不良反应。

（2）促进宫缩：遵医嘱予缩宫素静脉滴注。先用 0.9% 氯化钠注射液 500 ml 静脉滴注，调节为 8~10 滴/分，后加入缩宫素 2.5 U，摇匀，专人监护，隔 15 min 观察 1 次宫缩、胎心、血压和脉搏并记录。据宫缩情况随时调节剂量和滴速，以 15 min 增加 4~5 滴为宜，一般不超过 40 滴/分，使宫缩间隔 2~3 min，持续 40~50 s。若出现血压升高、宫缩过强、胎心改变等应立即停药。

（3）预防感染：遵医嘱对产程延长、产道损伤者，应用抗生素防治感染。

4. 做好手术及抢救的准备及配合

（1）随时做好手术准备和配合：如做好人工破膜、剖宫产术、会阴切开缝合术、胎头吸引术和产钳术等准备和护理配合工作。

（2）随时做好抢救准备：如做好新生儿窒息的抢救准备工作。

5. 健康教育　产后注意营养和休息，以促进体力的恢复，防止产后出血的再次发生；产妇产后保持外阴清洁，以免感染。若出现会阴伤口疼痛、阴道流血增多、体温升高时，应及时到医院就诊。

【知识链接】

缩宫素在产科的贡献

1955 年，美国科学家杜·维尼奥因首次合成缩宫素获得诺贝尔奖。从此产科有了一种较纯的子宫收缩药物，在引产及防治产后出血方面发挥作用，造福于无数产妇及胎儿。

缩宫素又称催产素，是脑垂体后叶激素的一个主要成分，是产科最常见的催引产药物之一，常用于计划分娩与促进产程进展等方面。其主要作用是选择性地兴奋子宫平滑肌、增强子宫收缩力及收缩频率。缩宫素引产指的是在没有宫缩的情况下应用缩宫素点滴，诱发宫缩的方法。通过静脉点滴缩宫素引起子宫收缩、宫口开大、胎儿娩出而终止妊娠。缩宫素主要适用于无明显头盆不称及胎位异常的原发性和继发性宫缩乏力、过期妊娠引产、胎膜早破等诱发宫缩，以及产后出血治疗等。但缩宫素的广泛应用也带来许多不利影响，若使用不当可发生严重后果，因此使用时要严格掌握其适应证。

【自测反思】

某孕妇，25 岁，第一胎，妊娠 39 周入院待产。临产后，待产妇精神较紧张，进食差，产科检查：宫缩具有正常的节律性、对称性和极性，但宫缩强度弱，30 s/5～10 min，临产 18 h，宫口开大 3 cm，无头盆不称，胎心 142 次 / 分。

请思考：

（1）该产妇可能的护理诊断是什么？

（2）针对提出的护理诊断，应制定哪些相应的护理措施？

（董国玺）

项目四　胎位异常妇女的护理

【教学目标】

一、认知目标

1. 能正确说出胎位异常妇女的临床表现和护理评估、护理诊断。

2. 能正确说出胎位异常妇女的处理原则和护理措施。

二、能力目标

1. 能够成功识别孕妇的胎位异常情况。

2. 能为胎位异常孕妇提供相应的护理。

三、情感态度与思政目标

1. 能积极参与胎位异常识别的讨论。

2. 在护理工作中形成认真细致、严谨求实的工作作风。

【模拟情境练习】

一、导入案例

李女士，28 岁，第一胎，现孕 37 周，因阴道流液 2 h，腹部阵痛 30 min，由救护车送急诊，急诊拟以"臀先露，胎膜早破"收住入院。

二、护理流程

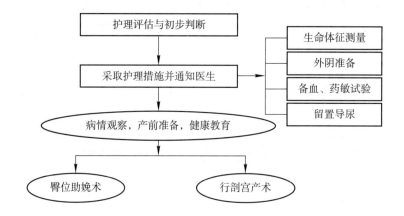

（一）接诊与评估

协助待产妇办理入院手续，并报告医生。为患者做入院介绍，如介绍医院及病房的环境、主管医生、护士、护士长，以及医院的规章制度、产妇的安全须知等。

1. 病史采集　李女士，28 岁，第一胎，现孕 37 周，产前检查为臀位，曾行膝胸卧位矫正胎位，无效果。入院前 2 h，在无任何诱因下，出现大量阴道流液，随后伴有下腹部阵发性疼痛 30 min。面对突然发生的胎膜破裂，产妇及家属惊慌，担心羊水流尽而影响孕妇及胎儿健康，惧怕发生感染，家属协助产妇平卧送至医院就诊。产妇既往体健，否认药物食物过敏史，无家族遗传病病史。因是第一胎，情绪较紧张，担心胎儿与自身安危。

2. 身体评估　血压 118/78 mmHg，体温 37℃，脉搏 82 次 / 分，神志清，烦躁不安，宫缩 40 s/5～10 min。产科检查：臀先露，骶右前位，胎心 150 次 / 分，估计胎儿体质量 3 200 g，骨盆外测量 24-27-20-9 cm，耻骨弓角度 90°，肛门及阴道检查：先露 S-2，宫口开大 2 cm。羊膜囊消失，阴道流液清亮，pH > 7。

（二）临床判断

1. 初步判断　臀先露，胎膜早破。

判断的主要依据是：检查为臀位，前羊膜囊消失，阴道流液清亮，pH > 7。

2. 目前存在的主要护理问题

（1）潜在并发症：新生儿窒息与产伤（如软产道撕裂、产后出血等）。

（2）潜在并发症：产褥感染与胎膜破裂后下生殖道内病原体上行感染有关。

（3）焦虑：与分娩结果未知，担心自身和胎儿健康有关。

（三）护理措施

1. 一般护理

（1）心理护理：耐心细致地做好产妇思想工作，消除紧张心理，增强对分娩的信心。

（2）注意产妇全身情况：给予充足的营养和水分，必要时补液，防止体力耗竭。

2. 加强分娩期监护

（1）密切监测产程进展、产妇的生命体征，并注意监测胎儿心率变化。

（2）第一产程产妇应取侧卧位休息，抬高臀部，少做肛门及阴道检查，禁灌肠，尽量避免脐带脱垂。宫缩时在阴道口见到胎足或胎臀，不要误认为宫颈口已开全而过早牵拉；应消毒外阴，垫以无菌巾，在宫缩时用手掌抵住阴道口，间歇时放松，直到宫口开全。

（3）第二产程接产前应导尿排空膀胱，初产妇应做会阴侧切，一般行臀位助产术。当胎臀自然娩出至脐部后，胎肩及后出胎头由接生者协助娩出。脐部娩出后，一般应在 2~3 min 娩出胎头，最长不能超过 8 min。胎盘娩出后，应肌内注射缩宫素，防止产后出血。

（4）配合产科手术的护理。必要时做好剖宫产术前准备，如备皮准备、交叉配血试验、备血、药物敏感试验、留置导尿等。

3. 并发症的护理

（1）新生儿的护理：做好新生儿窒息的抢救准备工作，严密观察有无颅内出血表现及外伤等其他情况。

（2）预防感染：遵医嘱应用抗生素防治感染。保持外阴清洁。每日两次用 1∶20 000 苯扎溴铵或 1∶5 000 高锰酸钾溶液擦洗，使用消毒会阴垫。

4. 健康教育　重视孕期保健，定期产前检查，及早发现胎位异常等影响胎先露下降的因素。及时与产妇及家属沟通，提供支持性措施减少焦虑情绪、增加舒适感，鼓励产妇增强信心，安全度过分娩。

【知识链接】

持续性枕后位与枕横位的区别

持续性枕后位和枕横位是胎儿在母体宫腔内的体位，并不是一种疾病。胎儿在母体宫腔内可能表现为各种体位，其中最正常的体位是枕左前位和枕右前位。如果胎儿在母体内呈现枕后位或枕横位，在入盆的过程中不能转为枕右前位或枕左前位等正常的胎位，称为持续性枕横位或持续性枕后位，这种情况容易导致难产。

枕位异常发生率较高，常导致产程延长，胎先露下降延缓，甚至阻滞。对异常枕位的产程观察不够、处理不当，常导致新生儿窒息及死亡率升高。

【自测反思】

夏女士，26 岁，妊娠 38 周，主诉肋下有块状物。腹部检查：子宫呈纵椭圆形，胎先露部较软且不规则，胎心在脐上偏左。

请思考：

（1）请问该孕妇可能的护理诊断是什么？

（2）针对提出的护理诊断，应制订哪些相应的护理措施？

（董国玺）

📖 项目五　子痫前期妇女的护理

【教学目标】

一、认知目标

1. 能正确说出子痫前期的判断要点。
2. 能准确陈述子痫前期的处理原则及护理措施。
3. 能正确说出硫酸镁的使用方法和观察要点。

二、能力目标

1. 能正确进行子痫前期的入院评估。
2. 能正确完成硫酸镁的给药和用药监测。
3. 能正确为子痫前期孕妇实施的护理措施。

三、情感态度与思政目标

1. 意识到疾病对妊娠结局的影响，建立爱伤观念。
2. 能关心、理解孕妇及家属，积极向孕妇及家属开展健康教育。

【模拟情境练习】

一、导入案例

患者，女，32岁，因"停经8月余，血压升高4周，头痛头晕2天"入院。患者平素月经周期正常，孕1产0。体格检查：血压165/110 mmHg，双下肢凹陷性水肿。产科检查：宫高33 cm，腹围93 cm，头先露，胎心134次/分，无宫缩。实验室检查：随机尿蛋白（+++）。

二、护理流程

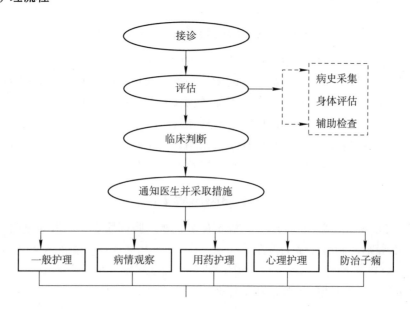

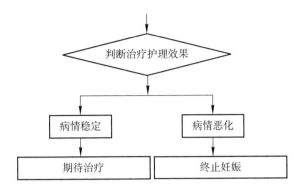

（一）接诊及评估

1. 接诊　协助患者办理入院手续，引导、安置于病房；介绍医院及病房的环境与设施、主管医生、主管护士、护士长；介绍医院、科室的规章制度、安全须知、探视制度、陪护制度等。

2. 病史采集　患者，女，32岁，因"停经8月余，血压升高4周，头痛头晕2天"入院。患者平素月经周期正常，孕1产0，末次月经3月11日，预产期12月18日。孕期不规律产检，偶尔出现头晕现象，未予以重视。妊娠7个月产检发现血压150/100 mmHg，拒绝进一步检查。2天前自觉头晕加重，出现头痛，影响正常生活。孕期无胸闷、心慌，无上腹部不适，无眼花、视物模糊等不适，无咳嗽、咳痰，无呼吸困难。孕期在家未自觉计数胎动。患者既往无高血压病、肾脏疾病、糖尿病病史，无高血压家族史。孕妇自责未规律产检，担心疾病危及自身和胎儿的健康。

3. 身体评估　体格检查：体温37.1 ℃，呼吸18次/分，脉搏94次/分，血压165/110 mHg。神志清楚，皮肤黏膜未见瘀点、瘀斑，心肺未见明显异常，腹膨隆，晚孕腹型，肝脾肋下未触及，下肢水肿（+）。产科检查：宫高33 cm，腹围93 cm，头先露，胎心134次/分，宫口未开，胎膜未破，未见明显宫缩。

4. 辅助检查

（1）血常规：白细胞7.5×10^9/L，红细胞3.5×10^{12}/L，血红蛋白115 g/L，血小板180×10^9/L。

（2）凝血五项：凝血酶原时间12 s，活化部分凝血活酶时间28 s，纤维蛋白4 g/L，凝血酶时间16 s，国际标准化比值0.99。

（3）血生化：谷丙转氨酶95 U/L、谷草转氨酶105 U/L（高于正常值2倍），其他未见明显异常。

（4）B超：单胎，头位，胎儿大小符合孕周。

（5）无应激试验（NST）：有反应型。

（6）尿液检查：随机尿蛋白+++。

（二）临床判断

1. 初步判断　该孕妇为重度子痫前期。

判断的主要依据是：该孕妇既往无高血压病、肾脏疾病病史，妊娠7个月产检发现血压150/100 mmHg，双下肢凹陷性水肿并且偶尔出现头晕表现，初步符合子痫前期的诊断［妊娠20周后首次出现收缩压≥140 mmHg和（或）舒张压≥90 mmHg，且伴有蛋白尿和（或）相关器官或系统受累］。再次入院检查发现血压165/110 mmHg，近2天，头晕、头痛明显，血生化检查发现谷丙转氨酶、谷草转氨酶水平明显升高；随机蛋白尿（+++）。结合以上症状、体征和实验室检查，符合重症子痫前期的诊断。

子痫前期的患者出现下述任何一种表现可诊断为重度子痫前期：

（1）收缩压≥160 mmHg 和（或）舒张压≥110 mmHg（卧床休息，两次测量间隔至少 4 h）。

（2）血小板减少（血小板 < 100 × 10^9/L）。

（3）肝功能损伤（血清转氨酶水平为正常值 2 倍以上），严重持续性右上腹或上腹疼痛，不能用其他疾病解释，或两者均存在。

（4）肾损伤（血肌酐水平 > 97.2 μmol/L 或无其他肾疾病时肌酐浓度为正常值 2 倍以上）。

（5）肺水肿。

（6）心力衰竭。

（7）新发生的中枢神经异常或视力障碍。

2. 目前存在的主要护理问题

（1）组织灌注不足：与全身小动脉痉挛有关。

（2）有母儿受伤的危险：与妊娠期高血压疾病导致胎盘供氧减少、硫酸镁治疗中毒、子痫抽搐发作有关。

（3）潜在并发症：胎盘早剥、凝血功能障碍。

（4）恐惧与担心：与高血压发展危及母儿生命有关。

（5）体液过多：与钠水潴留有关。

（6）知识缺乏：缺乏对妊娠期高血压疾病处理的相关知识。

（三）护理措施

通知医生并采取如下护理措施。

1. 一般护理

（1）休息与活动：提供单人病房，保持病室环境安静，避免光线太强。保证充足睡眠，建议左侧卧位休息，可改善子宫 – 胎盘血供；协助孕妇进行适当活动。避免不良刺激和情绪激动，必要时遵医嘱使用镇静药物。

（2）饮食与营养：指导孕妇摄入高蛋白、低脂肪、避免高钠盐饮食，适当补充多种维生素及钙剂。一般不限制盐和液体摄入，但对于全身水肿者应适当限制盐的摄入。

（3）间断吸氧，增加血氧含量，改善主要脏器及胎盘血供。

2. 病情观察 监测患者生命体征，询问孕妇是否出现视力改变、上腹部不适、胸闷、下腹部疼痛、阴道流血等症状。每日监测血压及体重变化。监测尿常规、24 h 尿蛋白定量、凝血功能、肝肾功能等实验室指标。同时监测胎儿的胎心变化、胎儿发育情况及胎盘功能。督促孕妇坚持每日计数胎动。

3. 用药护理 遵医嘱使用解痉、降压等药物。使用硫酸镁前及用药过程中，除监测血压值外，还应确认膝腱反射确实存在，呼吸≥16 次 / 分及尿量≥600 ml/24 h 或≥25 ml/h。若上述现象不存在，提示可能发生镁离子蓄积中毒，应立即停用硫酸镁药物并予 10% 葡萄糖酸钙 10 ml 静脉推注进行解毒。条件许可，可在用药期间监测血清镁离子的浓度。根据医嘱使用降压药时，应监测血压的变化及药物的副作用，避免血压下降过快以及血压过低，控制血压不可低于 130/80 mmHg，以免影响子宫 – 胎盘血流灌注。

4. 心理护理 在治疗护理过程中，耐心倾听孕妇的诉说，表达理解其感受，对孕妇及其家属进行适当安慰；加强与孕妇及亲属的沟通，告知疾病相关信息及所采取的治疗方案，使其对疾病有所了解，增加安全感。

5. 防治子痫　加强巡视，拉好床栏，保证安全，及时发现异常情况或子痫的发生。做好子痫抢救的准备，备齐相关急救物品与药品。一旦发生子痫，需保持孕妇呼吸道通畅，维持呼吸、循环功能，严密监护生命体征及相关并发症的发生，防止坠地外伤及唇舌咬伤。积极协助医生进行控制抽搐、控制血压、纠正缺氧和酸中毒等。

6. 必要时配合医生终止妊娠　若孕妇病情不稳定，经积极治疗病情仍加重或者孕妇发生子痫、在抽搐控制后，根据医嘱进行终止妊娠的相应准备与护理。

7. 健康教育　向孕妇及家属解释病情，并告知疾病发展变化可能出现的症状、体征，便于孕妇能及时发现并反映，同时指导家属积极配合疾病的治疗与病情的观察。指导孕妇坚持计数胎动，以判断胎儿宫内情况。教会孕妇识别硫酸镁的不良反应。

【知识链接】

子痫前期发病的风险因素

子痫前期（preeclampsia，PE）作为妊娠期特有的高血压疾病，是导致孕产妇死亡的重要原因之一。因此，做好子痫前期的风险因素识别，对于子痫前期的管理有重要作用。

目前，已明确多种风险因素与子痫前期发病相关。《妊娠期高血压疾病诊治指南（2020）》（简称指南）中将子痫前期发病风险因素分为母体的一般情况、病史及家庭遗传史、有内科疾病史或隐匿存在（潜在）的基础病理因素或疾病、本次妊娠情况，详见表1-2-5-1。指南指出临床发现多数子痫前期发生于无明显风险因素的孕妇中，因此在危险因素中增加了本次妊娠的产前检查情况这一风险因素。

表 1-2-5-1　孕妇发生子痫前期的风险因素

类别	风险因素
一般情况	年龄≥35岁，妊娠前BMI≥28 kg/m²
病史及家族遗传史	既往子痫前期史、子痫前期家族史、高血压遗传因素等
有内科疾病史或隐匿存在（潜在）的基础病理因素或疾病	高血压、肾脏疾病、糖尿病或自身免疫性疾病（如系统性红斑狼疮）、存在高血压危险因素（如阻塞性睡眠呼吸暂停）
本次妊娠情况	初次妊娠，妊娠间隔时间≥10年，收缩压≥130 mmHg或舒张压≥80 mmHg（首次产检、妊娠早期或妊娠任何时期检查时）、妊娠早期尿蛋白定量≥0.3 g/24h或持续存在随机尿蛋白（+）、多胎妊娠
本次妊娠的产前检查情况	不规律产检或者产前检查不恰当、饮食、环境等因素

【自测反思】

王某，32岁，孕2产1，孕37周。孕妇1周前发现血压升高，2天前出现头痛、眼花。门诊检查：血压170/110 mmHg，宫高30 cm，腹围96 cm，头先露，未入盆，胎心146次/分，水肿++。辅助检查：视网膜水肿，动脉：静脉=1∶2；尿蛋白（+++）。

请思考：

（1）该孕妇最有可能的临床诊断是什么？

（2）作为医务人员，需要采取的护理措施是什么？

（江仕爽）

📜 项目六 产后出血妇女的护理

【教学目标】

一、认知目标

1. 能准确说出产后出血的病因和危险因素。
2. 能正确陈述产后出血妇女的护理流程。

二、能力目标

1. 能根据临床表现，准确识别产后出血的病因。
2. 能正确进行产后出血妇女的护理。

三、情感态度与思政目标

1. 在团队抢救中体现小组合作的精神。
2. 能够关爱、抚慰产后出血妇女。

【模拟情境练习】

一、导入案例

患者，36岁，急诊拟"孕1产0，孕40周，LOA临产"收住入院。入院后产程进展顺利，经阴道分娩一活婴，体重4 100 g，Apgar评分10分。胎儿娩出后出现阴道持续性出血，能自凝，约150 ml。10 min后胎盘娩出，检查胎盘、胎膜完整，胎盘娩出后出血量约150 ml。5 min后手按压子宫底见阴道内涌出血块约150 ml，并有持续阴道少量出血。产后2 h内阴道出血总共750 ml。

二、护理流程

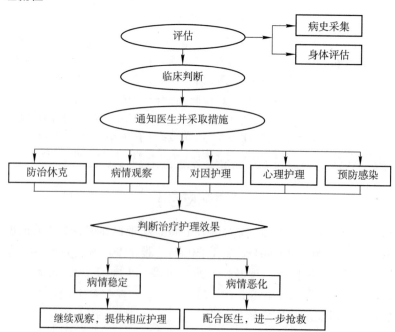

（一）接诊及评估

1. 病史采集 患者，36 岁，孕 1 产 0，因"停经 9 月余，规律腹痛 2 h"入院。患者既往月经规律，末次月经 2020 年 10 月 11 日，预产期 2021 年 7 月 18 日。孕期规律产检，B 超筛查及 OGTT 未见异常。入院检查 NST 有反应，宫缩 5~6 min 一次，每次持续 30 s，强度中等，宫口未开，胎膜未破。入院后产程进展顺利，于 6 h 后经阴道分娩一活婴，体重 4 100 g，Apgar 评分 10 分。胎盘于胎儿娩出后 10 min 自然娩出，胎盘、胎膜检查完整。患者 3 年前腹腔镜行子宫肌壁间肌瘤剥除术。

2. 身体评估 胎儿娩出后出现阴道持续性出血，能自凝，约 150 ml，检查发现会阴Ⅱ度裂伤。胎盘娩出后阴道持续出血，色暗红，能自凝，约 150 ml。检查发现子宫轮廓不清，质软，按压子宫底见阴道内涌出暗红色血块约 150 ml，阴道可见持续性少量出血。行子宫按摩时宫体稍变硬，停止按摩后子宫又变软。产后半小时产妇一般情况良好，血压 100/65 mmHg，脉搏 98 次 / 分，呼吸 16 次 / 分，氧饱和度 98%。产后 2 h 产妇精神软，脉搏 110 次 / 分，呼吸 18 次 / 分，氧饱和度 97%，血压 92/60 mmHg。产妇神情紧张，担心出血情况及母儿生命安危。

（二）临床判断

1. 初步判断 该产妇可能是由子宫收缩乏力及软产道裂伤引起的产后出血。

判断的主要依据是：该产妇产后 2 h 内出血 750 ml，可诊断为产后出血。患者娩出胎儿体重 4 100 g，属于巨大儿，是导致软产道裂伤的危险因素。患者，36 岁，3 年前行子宫肌瘤剥除术，既往子宫手术史及娩出巨大儿均是导致产后子宫收缩乏力的重要因素。胎儿娩出后立即出现阴道出血，检查发现会阴Ⅱ度裂伤，提示软产道裂伤是产后出血的原因之一。进一步检查发现子宫轮廓不清，质软，按摩子宫宫缩增强，停止按摩后子宫变软，提示子宫收缩乏力是产后出血的原因之一。此外，阴道出血能自行凝固，排除凝血功能障碍导致的产后出血；检查胎盘、胎膜完整，排除胎盘因素导致的产后出血。

2. 目前存在的主要护理问题

（1）组织灌注量不足：与出血较多，体内组织灌注减少有关。

（2）潜在并发症：失血性休克。

（3）恐惧：与担心大出血危及生命有关。

（4）有感染的危险：与失血较多，抵抗力下降有关。

（5）活动无耐力：与产妇失血后贫血、产后体质虚弱有关。

（三）护理措施

通知医生并采取如下护理措施。

1. 一般护理

（1）防治休克：协助产妇取平卧位，注意保暖；建立 2 条及以上静脉通路，遵医嘱积极补充血容量；保持气道通畅，给氧；留置导尿，并做好出入量的记录。准备抢救药物，做好交叉配血，备血。

（2）病情观察：动态监测阴道出血量、出血速度、生命体征、血氧饱和度的变化；观察产妇的意识、皮肤及黏膜颜色；注意观察子宫收缩以及软产道裂伤伤口的情况；观察各项治疗处理措施的效果。

（3）针对病因进行处理：①加强子宫收缩，减少出血量：有效按摩子宫，促进子宫收缩，直至子宫恢复正常收缩并能维持收缩状态为止，评价子宫按摩有效标准为子宫轮廓清晰，收缩有皱褶、阴道出血减少。常见的按摩手法为腹部子宫按摩法（图1-2-6-1）、腹壁－阴道子宫按摩法（图1-2-6-2）。遵医嘱正确使用促进子宫收缩的药物，如缩宫素、麦角新碱、前列腺类药物，及时观察药物的疗效及不良反应。若以上治疗无效，配合医生进行宫腔填塞纱布或球囊等操作，必要时做好术前准备。②缝合软产道裂伤，控制出血点：明确裂伤的部位及程度，按解剖层次逐层缝合裂伤，不留死腔，避免缝线穿透直肠黏膜；若发现软产道血肿，应切开血肿、清除积血，彻底止血、缝合，必要时可放置橡皮条引流。

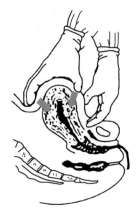

图1-2-6-1　腹部子宫按摩法

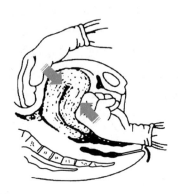

图1-2-6-2　腹壁－阴道子宫按摩法

（4）心理护理：护理人员陪伴在产妇身边，给予安慰与心理支持，也可通过指导观察新生儿等其他方式缓解紧张恐惧的情绪，安抚产妇增加战胜疾病的信心与安全感。

（5）预防感染：操作过程严格无菌操作，必要时遵医嘱给予抗生素防治感染。

2. 健康教育

（1）大量失血后，产妇抵抗力低下，活动无耐力，指导产妇逐步增加活动量，防止体位性低血压的发生。

（2）鼓励产妇进食富含铁、蛋白质、维生素的食物，如：瘦肉、鸡蛋、牛奶、水果、绿色蔬菜等。食物应有营养且易消化，并注意少量多餐。

（3）指导产妇及其家属学会观察子宫复旧及恶露的情况。

（4）做好产褥期卫生及产后避孕指导，告知产妇产褥期禁止盆浴，禁止性生活。

（5）告知产后复查的时间、目的、意义。

3. 产后出血的预防

（1）产前预防：加强围产期保健，规律产检，预防及处理妊娠期相关疾病，对有可能发生产后出血的高危产妇提前做好准备工作。

（2）产时预防

1）第一产程：保证产妇营养及水分的补充，保证产妇休息，防止产妇疲劳；密切观察产程进展，合理使用子宫收缩药物，防止产程延长；及时排空膀胱；消除产妇紧张情绪，必要时遵医嘱使用镇静剂。

2）第二产程：指导产妇正确使用腹压，控制胎头娩出速度，避免胎儿娩出过快、过急；正确掌握会阴切开指征并熟练助产；阴道检查及手术助产动作轻柔、规范，避免损伤软产道；严格无菌操作；对于有高危因素的产妇，应建立静脉通路。

3）第三产程：预防性使用缩宫素，以加强子宫收缩，减少出血；准确收集和评估出血量；胎盘未剥离前，不可过早牵拉脐带或按摩、挤压子宫，待出现胎盘剥离征象后，及时协助胎盘娩出，并检查胎盘、胎膜的完整性；检查软产道是否裂伤并判断裂伤的程度，及时正确缝合；检查子宫收缩情况。

（3）产后预防：产后出血多发生于产后 2 h 内，因此产妇需留在产房继续观察，监测生命体征，观察子宫收缩、阴道流血、会阴伤口、膀胱充盈情况，及时发现异常并及早处理。

【知识链接】

产后出血的处理流程

产后出血是分娩期严重的并发症，居我国孕产妇死亡原因的首位。绝大多数产后出血导致的孕产妇死亡是可以避免的或者创造条件可避免的，其关键在于早期诊断和正确处理。

根据产后的出血量将产后出血的处理分为三个时期：预警期、处理期和危重期，分别启动一级、二级和三级急救方案。产后 2 h 出血量达到 400 ml 且出血尚未控制者触及预警线，应迅速启动一级急救处理，包括向上级医护人员求助、迅速建立两条静脉通道、吸氧、监测生命体征和尿量、进行相关实验室检查和交叉配血，同时积极寻找出血原因并进行对因处理；如果继续出血、情况恶化，应根据具体情况迅速启动二、三级急救措施。多学科团队协作，积极抗休克治疗，积极处理产后出血的病因，动态评估产妇的情况，维持产妇的呼吸循环功能，保护重要脏器功能，必要时进行子宫动脉栓塞或子宫切除术。如果缺乏严重产后出血的抢救条件，应尽早合理转诊至具有抢救条件的上级医院。如果产妇已经发生严重产后出血且生命体征不稳定，不宜转诊的，可请上级医院会诊。

【自测反思】

王某，28 岁，急诊拟"G_4P_0，孕 39^{+3} 周，LOA 临产，妊娠合并子宫肌瘤"收住入院。产妇临产后 2 h 经阴道顺娩一活婴，出生体重 4 100 g，Apgar 评分 10 分，新生儿娩出后产妇非常激动，此时出现阴道流血 200 ml，15 min 后胎盘剥离，胎盘表面粗糙，阴道持续出血 300 ml，色暗红，有血凝块，检查子宫轮廓不清，质软。

请思考：
（1）该产妇产后出血的病因可能是什么？
（2）作为医务人员，此时需要采取的护理措施是什么？

（江仕爽）

第三章 产褥期妇女的护理

项目一 产褥期观察及护理

【教学目标】

一、认知目标

1. 能够正确说出产褥期妇女观察及护理的内容及护理流程。
2. 能够正确评估产褥期妇女的生命体征、恶露、子宫复旧、排尿排便、乳汁分泌等情况。
3. 能够准确区别正常和异常的产褥期变化。

二、能力目标

1. 能够为产妇实施会阴护理、乳房护理。
2. 能够为产妇实施饮食营养、婴儿喂养、尿布更换、产后保健等方法指导。

三、情感态度与思政目标

1. 能积极参与产褥期妇女的身心调适观察。
2. 能理解产褥期妇女的家庭角色转换，积极促进产褥期妇女亲子关系的建立。
3. 能关心、爱护产褥期妇女和新生儿，给予人文关怀和护理。

【模拟情境练习】

一、导入案例

孕妇，李女士，26 岁，小学教师，因"停经 41^{+1} 周，规律腹痛 5 h"入院。入院 6 h 后送入分娩室，阴道分娩一成熟活男婴，于分娩室观察 2 h 后回病房。

二、护理流程

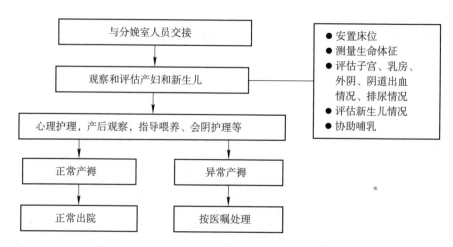

（一）接诊与评估

产妇已在分娩室观察 2 h，护理人员应与分娩室人员交接，安排好床位，评估产妇和新生儿情况，协助母乳喂养，介绍产后相关保健知识。

1. 病史采集 产妇孕 1 产 0，孕 41^{+1} 周，LOA，宫缩 11 h 后，阴道分娩一活婴，重 3 600 g，无窒息，Apgar 评分 10 分，面红、哭声畅，头颅、四肢、脊柱未见畸形。胎盘自然完整娩出，胎膜完整，宫颈无裂伤，会阴无裂伤，产程进展顺利，产时出血不多。产后两小时观察无异常。

2. 身体评估 T 36.5℃，P88 次 / 分，R18 次 / 分，BP120/75 mmHg；心肺正常；已有初乳分泌；宫底平脐，质硬，无压痛；阴道恶露量少，色暗红，无臭味；会阴无红肿，硬结。已排尿。新生儿情况良好。

（二）临床判断

1. 初步判断 孕 1 产 0，孕 41^{+1} 周，LOA，头位顺产。

判断的主要依据是：产妇，孕 1 产 0，孕 41^{+1} 周，LOA，宫缩 11 h 后，平产分娩一成熟活男婴，重 3 600 g，无窒息。胎盘自然娩出完整，胎膜完整，软产道无裂伤，产程进展顺利，产时出血不多。产后 2 h 观察无异常。

2. 目前存在的主要护理问题

（1）舒适改变：与产后恶露有关。

（2）母乳喂养无效：与喂养技能不熟、知识缺乏等有关。

（三）产褥期护理

1. 护理措施

（1）一般护理：为产妇提供安静、舒适的休养环境，保持房间空气流通，温、湿度适宜。每日定时开窗通风，保持床铺整齐、清洁、干燥，指导产妇及时更换会阴垫、衣物、被单。

（2）心理护理：产褥期为全身器官的恢复时期，同时产妇也面临潜意识的内在冲突、初为人母的情绪调整及家庭模式和关系的改变等，处于心理脆弱和不稳定时期。护理人员应主动倾听产妇对分娩的感受以及对新家庭的想法，给予产妇安慰、鼓励和支持。做好母乳喂养指导工作，宣教自我护理及婴儿保健知识。根据产妇的心理反应特点，指导丈夫及家庭成员关心产妇的心理变化，帮助产妇顺利渡过心理调适期，并逐渐适应新的家庭生活。

（3）病情观察

1）生命体征：每日测量体温、脉搏、呼吸及血压，若体温超过 38℃应增加监测次数，查找原因，并汇报医生。

2）子宫复旧：每日通过触诊评估子宫底高度和质地，了解子宫复旧情况。进行触诊前，应让产妇排空膀胱，平躺于床上。评估者一手放在耻骨联合上方支托子宫，另一只手从脐上往下轻按，寻找宫底位置。产后子宫位于腹部中央，底部坚实，宫底位置随产后天数增加逐渐下降。产后 1 h，宫底部平脐或稍高，以后每日下降 1 横指宽。产后 10 日，子宫降到盆腔内，不能在耻骨联合上方扪及。若产后子宫质地软、宫底不易触及，则提示宫缩乏力或子宫复旧不良。如果子宫偏向一侧，应进一步评估膀胱充盈情况。

3）恶露观察：每日观察恶露的量、性状、颜色和气味。产后 1~3 天主要为血性恶露，颜色呈深红色，含较多血液、少量胎膜及坏死蜕膜组织；产后 4~14 天为浆液恶露，含少量血液、较多坏死蜕膜组织、宫颈黏液和少量白细胞、细菌，颜色变成粉红色，量也逐渐减少；大约产后14天转为白色恶露，主要由大量白细胞、坏死蜕膜组织、表皮细胞及细菌组成，呈白色，约持续3周。如恶露有臭味并伴有子宫压痛，提示有宫腔感染可能。如红色恶露增多且持续时间延长，需考虑子宫复旧不良。

（4）排尿与排便护理

1）排尿护理：鼓励产妇于产后4~6 h内自解小便。出现排尿困难时，首先应消除产妇对排尿疼痛的担心，同时可采取以下措施：①保持如厕隐秘性；②鼓励产妇坐起排尿；③温水冲洗外阴，或听流水声诱导排尿；④热敷下腹部；⑤针刺关元、气海、三阴交等穴位；⑥甲硫酸新斯的明1 mg肌内注射。上述方法无效，可给予导尿术，并留置尿管1~2日。

2）排便护理：鼓励产妇早日起床活动，多吃蔬菜、水果，以防止便秘。如产后3天没有大便，可考虑口服缓泻剂、使用润滑剂等帮助大便排出。

（5）会阴护理

1）会阴伤口的观察：若会阴部有伤口缝线者，应指导产妇健侧卧位，每日观察伤口有无渗血、红肿、硬结及异常分泌物等情况。

2）会阴及会阴伤口的清洁：每日用碘伏棉球擦洗外阴2~3次。每次大便后，用温水清洗会阴，保持清洁。

3）会阴伤口异常情况的处理：①会阴或会阴伤口有水肿者，可采用50%硫酸镁纱布进行湿热敷，每日2次，每次15 min；②会阴部有小血肿者，产后24 h后可以湿热敷或者红外线照射；③会阴伤口硬结者，可用大黄、芒硝外敷，或者采用95%酒精纱布湿热敷；④产妇有肛门坠胀感，且伤口疼痛剧烈者，应报告医生以排除阴道壁或会阴部血肿。会阴部伤口一般可于产后3~5天拆线。

（6）促进母乳喂养

1）一般护理指导：为产妇提供一个舒适、温暖的母婴同室环境，保持充足的睡眠、规律的生活；关心产妇，使其心情舒畅，树立母乳喂养的信心。

2）乳房护理指导：建议使用棉质乳罩，大小适中，避免过松过紧。每日评估乳房形状、轮廓、对称性、乳头和乳晕的状况，有无充盈、红肿、发热，以及有无扁平乳头、凹陷乳头、乳房胀痛、乳头皲裂等。乳房应经常擦洗，保持清洁、干燥。每次哺乳前应柔和地按摩乳房，刺激母乳反射。哺乳后，应将多余的乳汁挤去，以免乳汁淤积影响乳汁分泌。

3）喂养技巧指导及异常情况处理：详见上篇第三章项目二。

2. 健康教育

（1）饮食指导：平产分娩的产妇可于产后1 h进流质或清淡半流质饮食。产褥早期因胃肠功能稍差，可少量多餐。食物应易消化、富有营养、富含纤维素，有足够的热量和水分。产妇应增加鱼、禽、蛋、瘦肉和海产品的摄入，适当增饮奶类，多喝汤水，不宜吃辛辣、刺激性食物，忌烟酒，避免喝浓茶或咖啡，同时适当补充维生素和铁剂。

（2）休息和睡眠：产妇需要保证足够的休息和睡眠，注意保持环境安静，减少探视，避免频繁访视。产妇和新生儿的护理应尽量集中在同一时间进行，以不打扰产妇休息为原则，产妇的休息时间尽可能与新生儿睡眠时间同步。

（3）日常生活：产妇多汗，应勤换内衣、裤，防止受凉。每日应洗脸、刷牙、梳头、洗脚或者擦浴。正常分娩的产妇可在产后几小时进行沐浴，但应根据体力状况而定，产褥期不可盆浴。

（4）产后运动：平产分娩的产妇产后 6～12 h 可适当起床轻微活动，产后第 2 日可以在室内活动。下床活动有利于产后恶露的排出、子宫复旧以及促进胃肠道功能恢复，避免和减少血栓性静脉炎的发生，也有助于产妇建立起产后康复的信心。但不宜过久蹲位和负重，以免发生子宫脱垂。剖宫产的产妇则一般需要手术 3 天以后开始产后活动。

（5）产后访视：产褥期内至少进行 3 次访视，了解产妇和新生儿健康状况。访视时间分别为产妇出院后 3 日、产后 14 日、产后 28 日。访视内容包括：①产妇饮食、睡眠、大小便情况；②哺乳情况；③子宫复旧及恶露排出情况；④会阴伤口、剖宫产腹部伤口愈合情况。若发现异常及时给予指导。

（6）产后健康检查：产后 42 天产妇和婴儿应一同到医院行产后体格检查，了解产妇全身恢复情况及新生儿生长发育情况。产后健康检查包括全身检查和妇科检查。

（7）性生活和避孕：产褥期内禁止盆浴和性生活。一般于产后 42 天开始采取避孕措施，哺乳者以工具避孕为宜，不哺乳者可采用工具避孕或者药物避孕。

【知识链接】

产后盆底康复

产后盆底康复是指采用综合的康复治疗技术，帮助产妇恢复、改善或重建在妊娠及分娩过程中受到的盆底功能损伤，提升产妇的生活质量。常用的方法有盆底肌锻炼、生物反馈治疗和盆底电刺激疗法等。

1. 盆底肌锻炼　　以"Kegel motion"为主，指导产妇有意识地收缩盆底肌群，使支持尿道、膀胱、子宫和直肠等盆腔器官的肌肉增强力量。

2. 生物反馈治疗　　是临床常见的物理治疗方法。借助安置在阴道或直肠内的电子生物反馈治疗仪，将这些肌肉的活动信息转化为听、视觉信号，反馈给产妇，指导产妇进行特定肌肉收缩的盆底肌主动锻炼。

3. 盆底电刺激疗法　　通过不同频率的电流刺激，提高盆底肌肉的收缩力，增加神经肌肉兴奋性，唤醒受损盆底肌的本体感觉，提高女性盆底肌的自我运动和控制能力。

【自测反思】

李女士，26 岁，平产分娩后一天，体温 37.9℃，脉搏 75 次 / 分，呼吸 20 次 / 分，血压 120/70 mmHg。子宫平脐，流出血性恶露，会阴切口缝合处无水肿，乳房轻度胀痛，有少量乳汁分泌，产妇自诉有焦虑感。

请思考：

（1）该产妇目前主要的护理诊断有哪些？

（2）针对提出的护理诊断，应制定哪些相应的护理措施？

（孙一勤）

📜 项目二 乳房胀痛及母乳喂养的护理

【教学目标】

一、认知目标

1. 能够正确复述缓解乳房胀痛的措施。

2. 能够正确陈述母乳喂养的方法。

3. 能够正确列举母乳喂养禁忌证。

二、能力目标

1. 能够给予产妇针对性的产后护理措施。

2. 能够正确指导产妇进行母乳喂养。

三、情感态度与思政目标

1. 能促进护理对象母乳喂养成功，增强护士职业荣誉感、责任使命感。

2. 能形成热爱护理专业、发自内心关心爱护服务对象的观念，增强专业认同感。

【模拟情境练习】

一、导入案例

王某，32 岁，孕 2 产 1，孕 39^{+3} 周临产入院，次日上午 8 时经阴道分娩一男婴，体重 3 700 g，产后观察 2 h 后送入母婴病房。产后第 2 日，产妇自述哺乳时下腹疼痛，乳房轻微胀痛，触痛，但无乳汁分泌，自诉不知如何哺乳。

二、护理流程

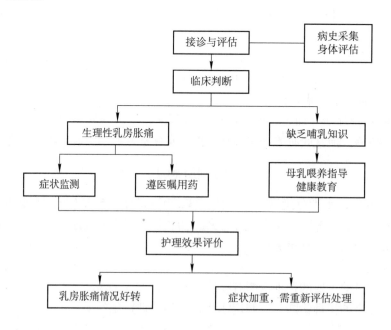

（一）接诊与评估

1. 接诊　及时做好交接班。

2. 病史采集　王某，32 岁，孕 39^{+3} 周，因见红 2 日、规律宫缩 1 h 入院。入院后次日上午 8 时，经阴道分娩一男婴，重 3 700 g，产后观察 2 h 后送入母婴病房。产后第 2 日，产妇自述哺乳时下腹疼痛，乳房轻微胀痛，触痛，但无乳汁分泌，自诉不知如何哺乳。

3. 身体评估 产后第 2 日查体，T 37.2℃，P 88 次 / 分，R 20 次 / 分，BP 120/80 mmHg。宫底圆而硬，平脐，外阴轻度水肿，无伤口，乳头正常，无平坦、凹陷、皲裂，乳房充盈，触之坚硬、疼痛，无红肿。

4. 辅助检查 血、尿常规均无明显异常，肝肾功能无异常。

（二）临床判断

1. 初步判断 该产妇为生理性乳房胀痛及哺乳知识缺乏。

判断的主要依据是：乳房轻微胀痛，无乳汁分泌；触诊乳房坚硬，触痛。产妇自诉不知如何哺乳。

2. 目前存在的主要护理问题

（1）疼痛：与乳房胀痛有关。

（2）母乳喂养无效：与喂养技能不熟有关。

（3）知识缺乏：缺乏产褥期生理知识、婴儿喂养等相关知识。

（三）护理措施

1. 哺乳期护理 建议按需哺乳，母婴同室，做到早接触、早吸吮、早开奶。建议产妇哺乳期选用大小适中的棉质乳罩，避免过松或过紧；每次哺乳前，产妇应用清水将乳头洗净，并清洗双手。若婴幼儿吸吮不成功，可指导产妇挤出乳汁喂养婴幼儿。

2. 乳房胀痛护理 乳汁分泌过多，未及时排空，常导致乳房胀痛。若婴儿不能吸空乳汁，多余的奶应用吸奶器吸净，排空乳房。同时可采用以下方法缓解乳房胀痛。

（1）外敷乳房：哺乳前采用热毛巾热敷乳房，可促使乳腺管畅通。在两次哺乳间冷敷乳房，可减少局部充血、肿胀。

（2）按摩乳房：哺乳前按摩乳房，方法为从乳房边缘向乳头中心按摩，可促进乳腺管畅通，减少疼痛。

（3）佩戴乳罩：乳房肿胀时，产妇穿戴合适的棉质的具有支托性的乳罩，可减轻乳房充盈时的沉重感。

（4）服用药物：可通过口服维生素 B_6 或散结通乳的中药缓解胀痛，常用方剂为柴胡（炒）、当归、王不留行、木通、漏芦各 15 g，水煎服。

3. 母乳喂养指导

（1）哺乳要点：婴儿的头和身体呈一条直线，面向母亲并整个身体靠近母亲，脸贴近母亲的乳房，下巴触及乳房。

（2）含接要点：保证母亲的乳头及大部分乳晕放入婴儿口中并使婴儿含住，婴儿开始用力吸吮后，应将乳头从其小嘴轻轻往外拉约 5 mm，目的是将乳腺管拉直，有利于顺利哺乳；母亲能听到婴儿吞咽的声音，并感受到婴儿慢而深的吸吮；整个喂哺过程母亲不会感到乳头疼痛。

（3）正确的乳头含接方式：①刺激：即母亲用乳头轻碰婴儿嘴唇，让婴儿嘴张开，寻找乳头；②含乳：即婴儿含住母亲大部分乳晕与乳头；③吸吮：即哺乳时，乳头应深入婴儿口中、抵至婴儿上颚，婴儿面部应接触乳房；④离乳：即母亲用手指将乳头从其小嘴轻轻往外拉，结束时婴儿松开乳头，表现有平和满足感。

（4）常见的哺乳姿势：共4种。摇篮式：即母亲取坐位，双腿上垫枕头，将婴儿放在枕头上，用臂弯支持婴儿的头部和背部，使婴儿斜卧在母亲怀里吸乳。斜倚式：即母亲取高半坐位，腰背部及双腿上垫枕头，余同摇篮式。橄榄球式：即母亲取坐位，母亲乳房同侧手托住婴儿头颈部，肘部夹着婴儿身体，另一只手托住乳房。侧躺式：即母亲取侧卧，将卧侧的胳膊放于母亲枕下，另一侧手臂扶住婴儿。

（5）喂哺频率：建议"母婴同室，按需喂养"。一般来说，喂奶次数开始时1~2 h一次，以后2~3 h一次，逐渐延长至3 h左右一次，3个月后夜间睡眠逐渐延长，可以省去一次夜奶，喂哺次数每天应不少于8次，6个月后随着辅食添加，哺乳次数可逐步减少。

4. 健康教育　世界卫生组织及我国均提倡母乳喂养，护理人员应帮助母亲及其家属了解母乳喂养的重要性，帮助母亲认识到母乳喂养是一个自然过程，是大自然赐予母亲的伟大权力，健康的母亲产后都具备哺乳能力。若存在以下禁忌证，方可使用母乳代用品。

母乳喂养的禁忌证：母亲处于传染病急性期；母亲患有严重的器官功能障碍性疾病等；母亲患有严重的产后心理障碍和精神性疾病；婴儿患有乳糖不耐受症等不宜进行母乳喂养的疾病；其他因素：母亲吸烟、酗酒、暴怒、服用可通过乳汁排泄对婴儿有影响的药物等。

【知识链接】

挤奶方法与母乳储存

母亲患乳腺炎时，由于疼痛不愿意用患侧的乳房哺乳，婴儿也可能拒绝吸吮患侧乳，此时，挤出乳汁很必要，否则乳汁留在乳房中，很可能会发生脓肿。另外，如孩子吸吮能力弱，泌乳量过多，母亲外出或上班等情况下，可将多余的乳汁储存起来以备需要时使用，挤出乳汁并储存乳汁的意义多在于此。

1. 挤奶方法　挤奶一般有两种方法，即手工挤奶和吸奶器吸奶。①手工挤奶：用双手拇指和食指放在乳晕后方朝向胸壁按压，然后有节律地朝乳头方向挤压，母亲也可以在婴儿吸吮母乳时采用这一节律性挤压来促进乳汁排出。②吸奶器吸奶：建议使用手动或电动吸奶器帮助吸奶，尤其是模拟泌乳过程的电动吸奶器，乳母可根据自己的感觉调整吸奶的频率和强度，使吸奶的过程不易造成乳房损伤。

2. 挤奶频率　母亲要根据孩子的月龄和对奶的需求量相应地安排挤奶频率和时长，通常情况下，挤奶次数随着孩子月龄的增加而减少。

3. 挤出的母乳在不同条件下贮存时间不同。①储存条件：室温25~27℃下可贮存3 h，冷藏室贮存3日，冷冻室贮存不超过3个月。②冷藏、冷冻母乳的加热过程：解冻、加热从冷冻室或冷藏室取出的母乳时务必动作缓慢，不要用微波炉解冻或加热，可以通过流动的水或放在冷藏室过夜解冻，再把奶瓶放在装有温水（40℃以下）的容器里加热。给孩子喂母乳前，务必检查其温度。

【自测反思】

李女士，26岁，孕2产1，8月1日经阴道分娩一女婴，体重3 600 g，产后观察2 h无异常入住母婴病房。产后第2日，产妇自述尿量增多，且哺乳时下腹疼痛，乳房轻微胀痛，触痛，但无乳汁分泌，自诉焦虑，不知如何哺乳。

请思考：

（1）请判断该患者目前存在的护理问题有哪些？

（2）针对该患者应采取哪些护理措施？

（陶雪梅）

📖 项目三　产褥感染产妇的护理

【教学目标】

一、认知目标

1. 能够陈述产褥感染产妇的接诊和评估内容。

2. 能够陈述产褥感染常见病因、分类和临床表现。

3. 能够陈述产褥感染产妇的护理措施。

二、能力目标

1. 能够正确完成产褥感染产妇的接诊和评估。

2. 能够为产妇感染产妇提供合适的护理措施。

三、情感态度与思政目标

1. 能积极主动参与学习，有勇于探索的精神。

2. 培养同理心和同情人；关爱、仁心的爱伤精神；敬业、爱业的思想和职业品质。

【模拟情境练习】

一、导入案例

吴某，31 岁，初产妇，足月妊娠分娩，产后第 6 天，下腹疼痛伴畏寒、高热、恶心、呕吐 1 天。遂来院就诊。

二、护理流程

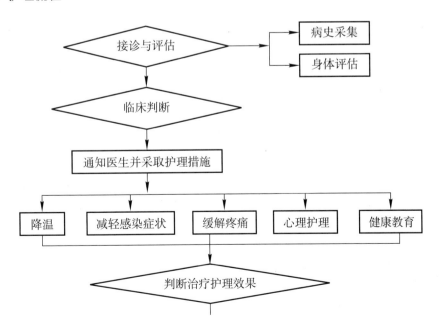

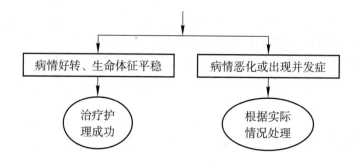

（一）接诊与评估

常规接诊患者。

1. 病史采集　吴某，31 岁，孕 1 产 1，孕 38$^+$ 周，破膜 13 h 后临产，因持续性枕横位，行会阴切开娩一男婴。胎盘自然娩出、完整，产后出血 100 ml。总产程 26 h。现产后第 6 天，出现下腹疼痛，伴畏寒、高热、恶心、呕吐。体温波动在 39～39.5℃，脉搏 100～105 次 / 分。

2. 身体评估　体温 39.5℃，脉搏 105 次 / 分。子宫底平脐，有明显压痛。妇科检查：恶露量多，有臭味。乳房无异常。

（二）临床判断

1. 初步判断　该产妇为产褥感染。

判断的主要依据是：足月妊娠，破膜 13 h 后临产，总产程 26 h，分娩时行会阴切开缝合术。下腹疼痛伴畏寒，体温 39.5℃，脉搏 105 次 / 分，产后 6 天，子宫底平脐，有明显压痛，恶露量多，有臭味。

2. 产褥感染的常见病因

（1）产褥感染的常见诱发因素：正常的女性生殖道有自净作用，对致病因子具有一定的防御能力。任何降低生殖道和全身防御功能的因素均可诱发产褥感染，常见于慢性疾病、营养不良、体质虚弱、孕期贫血、妊娠晚期性生活、羊膜腔感染、胎膜早破、产程延长、产前产后出血、产科手术操作等情况。

（2）产褥感染的常见病原体：产褥感染可由单一的病原体引起，也可由多种病原体引起混合性感染，以混合性感染多见。常见病原体有：大肠杆菌、葡萄球菌、需氧性链球菌、厌氧性链球菌、厌氧类杆菌属、支原体及衣原体等，其中需氧性链球菌是外源性产褥感染的主要致病菌。

（3）产褥感染的途径

1）内源性感染：寄生于女性生殖道的病原体多数并不致病，当机体抵抗力下降、细菌数量增多、毒力增强等感染因素出现时可致病。

2）外源性感染：由外界病原菌进入生殖道引起的感染。可由污染衣物、用具、各种手术器械及产妇妊娠后期性生活等途径侵入生殖道引起。

3. 产褥感染分类及临床表现　产褥感染三大主要症状为发热、疼痛和恶露异常。因感染部位、程度、范围不同，临床表现各异。

（1）急性外阴、阴道、宫颈炎：常由分娩时会阴手术、软产道裂伤后感染引起。外阴炎表现为局部灼热、疼痛、下坠感，切口边缘红肿、发硬、缝线陷入组织内、切口处有脓性分泌物，甚至发生伤口裂开。阴道炎和宫颈炎表现为黏膜充血、水肿、溃疡、脓性分泌物增多。宫颈裂伤向深部组织蔓延可引起盆腔结缔组织炎。

（2）急性子宫内膜炎、子宫肌炎：当病原体经胎盘剥离面侵入至子宫的蜕膜层称子宫内膜炎，侵入至子宫肌层称子宫肌炎，二者常伴发。表现为阴道内有大量分泌物，恶露增多且有臭味，子宫复旧不良，尤其是宫底部压痛明显，可伴寒战、头痛、高热、脉速、白细胞增多等全身感染症状。

（3）急性盆腔结缔组织炎、急性输卵管炎：局部感染经宫旁淋巴和血行扩散至宫旁组织引起盆腔结缔组织炎，引起炎性反应而形成炎性包块，累及输卵管可引起急性输卵管炎。表现为寒战、头痛、高热、脉速、下腹疼痛伴肛门坠胀感。

（4）急性盆腔腹膜炎及弥漫性腹膜炎：炎症进一步扩散至子宫浆膜，形成盆腔腹膜炎，继而可发展成弥漫性腹膜炎。可出现如高热、恶心、呕吐及腹胀等全身中毒症状。检查时下腹部有明显的压痛、反跳痛，因产妇腹壁较松弛，故腹肌紧张多不明显。

（5）血栓性静脉炎：病变以单侧居多，表现为产后 1～2 周出现寒战、高热，可持续数周或反复发作。局部检查与盆腔结缔组织炎相似。下肢血栓性静脉炎多发生于股静脉、腘静脉及大隐静脉，当髂总静脉或股静脉栓塞时影响下肢静脉回流，出现下肢水肿、皮肤发白，习称股白肿。

4. 目前存在的主要护理问题

（1）体温过高：与炎性反应有关。

（2）慢性疼痛：与感染和子宫收缩有关。

（3）焦虑：与担心自身疾病发展及母子分离有关。

（三）护理措施

通知医生并采取如下护理措施。

1. 做好降温措施，减轻感染症状

（1）监测产妇的基本生命体征，尤其做好体温监测。适时给予温水擦浴等物理降温措施。保持病室的安静、清洁，每日通风 2～3 次，注意保暖。保持床单及用物清洁。保证产妇获得充足的休息与睡眠。

（2）给予高蛋白、高热量、高维生素易消化食物，改善全身营养状况，提高机体抵抗力。协助产妇做好乳房、会阴及全身皮肤的清洁，及时更换会阴垫及内衣、内裤，保持会阴部清洁干燥。

（3）做好会阴或腹部感染切口等切开引流术、脓肿引流术、清宫术、后穹窿穿刺术或子宫切除术等术前准备及护理配合工作。

（4）遵医嘱正确使用抗生素，注意抗生素使用的间隔时间，维持血液中的有效浓度。

（5）大小便后外阴伤口应用 1∶5 000 高锰酸钾溶液或 1∶1 000 苯扎溴铵溶液擦洗，必要时可用红外线照射会阴部，每日 2 次，每次 15 min。

2. 缓解疼痛

（1）产妇可采取半坐卧位，既有利于降低腹壁伤口张力，缓解疼痛感，也有利于恶露的排出和炎症的局限。

（2）评估产妇的全身情况，是否出现寒战、高热、恶心、呕吐、腹痛等症状。评估恶露的量、色、性状及有无气味。观察子宫复旧的情况，子宫有无压痛，子宫的双侧有无包块以及包块的大小、软硬度等。

（3）遵医嘱行支持治疗配合，增加营养素的摄入，建立静脉通路，补充足够的液体，纠正贫血和水、电解质紊乱，提高机体的抵抗能力。

3. 心理护理 缓解焦虑情绪，对已有产褥感染的产妇应详细解释疾病情况，解除产妇及家属的疑虑，鼓励患者表达自己的不适，有针对性地给予帮助，尽可能提供母婴接触的机会，减轻产妇及家属的焦虑。

4. 健康教育

（1）加强孕产期保健教育及卫生宣传工作，预防产褥感染发生。临产前2个月内避免盆浴和性生活，积极治疗贫血等内科合并症。加强营养，提高机体抵抗力。及时发现外阴、阴道及宫颈等慢性炎症并给予治疗。避免胎膜早破、产程延长、产前产后出血等产褥感染诱发因素的出现。防止医源性感染，操作过程严格遵守无菌要求，减少不必要的阴道检查，正确掌握手术指征。

（2）加强产褥期健康指导，指导产妇自我监测，识别产褥感染复发征象，如出现异常恶露、发热、腹痛等，及时就诊。

（3）指导产妇注意会阴部的清洁卫生，勤换会阴垫。

（4）指导正确实施母乳喂养。

【知识链接】

产褥感染与产褥病率的区别

产褥感染（puerperal infection）指分娩及产褥期生殖道受病原体侵袭，引起局部或全身感染。产褥感染发病率约为6%，其与产科出血、妊娠合并心脏病、严重的妊娠期高血压疾病构成导致产妇死亡的四大原因，是常见的产褥期并发症。产褥病率（puerperal morbidity）是指分娩24 h后的10日内，每日用口表测量体温4次，间隔时间4 h，有2次达到或超过38℃。产褥病率多由产褥感染引起，但也可由生殖道以外的感染，如急性乳腺炎、泌尿系统感染、上呼吸道感染及血栓性静脉炎等所致。

【自测反思】

许某，29岁，孕1产1，孕39周，阴道分娩一女婴，产后第8天，出现发热、腹痛4日入院。生命体征：体温39.3℃，血压90/50 mmHg。下腹压痛明显。妇科检查：子宫触痛明显，如妊娠4个月大，右侧拳头大小的实性包块，触及有压痛。

请思考：

（1）请问产妇所患疾病可能是产褥感染中的哪一种类型？

（2）该产妇入院后应提供哪些护理措施？

（郑 琼）

第四章　妇科疾病患者的护理

📋 项目一　子宫肌瘤患者的护理

【教学目标】

一、认知目标
能够正确复述子宫肌瘤患者的接诊和评估流程。

二、能力目标
1. 能对子宫肌瘤患者进行药物治疗的相关指导和手术治疗的护理。
2. 能对子宫肌瘤患者进行健康教育。

三、情感态度与思政目标
通过协助子宫肌瘤患者积极规范接受治疗，提升护士职业自豪感。

【模拟情境练习】

一、导入案例
患者，41 岁，经量增多、经期延长半年。近来自觉短距离行走后即感气促、乏力，易头晕。因下腹隐痛不适，至当地县城医院就诊，考虑子宫肌瘤，为寻求进一步诊治，来我院就诊。腹部检查示子宫如孕三月大小。门诊以"子宫肌瘤择期手术"收住入院。

二、护理流程

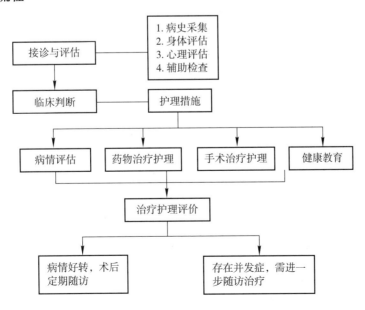

（一）接诊与评估

1. 接诊　及时接诊。介绍医院及病房的环境、主管医生、护士、护士长，介绍医院的规章制度、患者安全须知等。

2. 病史采集　患者，41 岁。主诉：下腹隐痛不适 1 月。现病史：半年前开始出现经量增多、经期延长。近来自觉短距离行走后即感气促、乏力，易头晕。既往史：2003 年 9 月 7 日，因"产程异常"在某市人民医院行"剖宫产术"，具体过程不详，术后恢复可。其余均无殊。个人史：出生于浙江某市，学历初中，职业为个体经营者，其余均无殊。月经史：初潮年龄 13 岁，经期 7～9 天／周期 23～30 天。平素月经规则，经量中等，无痛经，白带无异常。婚育史：22 岁结婚，1-0-1-1，工具避孕，配偶及 1 子均体健。家族史：父母健在，有 1 弟 1 姐 1 妹，均体健。否认二系三代内有家族遗传性疾病及传染病史，否认类似疾病病史。患者不了解子宫肌瘤相关知识，迫切希望医生护士给予讲解。

3. 身体评估　T 36.5℃，P 84 次／分，R 20 次／分，BP 110/68 mmHg。查体：意识清，一般情况可，贫血貌，无胸闷、心悸、黑矇、咳嗽及呼吸急促，心肺听诊无异常，腹软，无压痛及反跳痛，可触及包块。妇科检查：宫体如孕三个月大，子宫软，活动可，轻压痛，双附件区未触及异常。疼痛评分 1 分。饮食为软食，食欲较好，无恶心。皮肤黏膜略苍白，皮肤温暖。

4. 心理评估　病人缺乏子宫肌瘤相关知识，因害怕子宫肌瘤为恶性肿瘤，对治疗方案的选择、手术治疗感到恐惧、焦虑、不安和无助。

5. 辅助检查　B 超示子宫大于正常，子宫内见多个低回声结节，较大者 6 cm×5 cm，边界清，双附件区未见异常，提示"多发性子宫肌瘤"。血常规检查：血红蛋白 81 g/L，余无特殊。

（二）临床判断

1. 初步判断　该患者为子宫肌瘤并发贫血。

判断的主要依据是：半年前出现经量增多、经期延长。近来自觉短距离行走后即感气促、乏力，易头晕。皮肤黏膜颜色略苍白。妇科检查示宫体如孕三个月大，B 超示子宫大于正常，子宫内见多个低回声结节，较大者 6 cm×5 cm，血常规检查示血红蛋白 81 g/L。

2. 目前存在的主要护理问题

（1）活动无耐力：与贫血有关。

（2）知识缺乏：缺乏子宫肌瘤相关知识。

（3）疼痛：与子宫肌瘤有关。

（4）应对无效：与缺乏子宫肌瘤的相关知识、选择子宫肌瘤治疗方案的无助感有关。

（三）护理措施

1. 病情评估　评估病人腹痛程度，告知病人腹部隐痛不适的原因。观察并记录生命体征，评估出血量，遵医嘱给予止血药和子宫收缩剂。根据病人病情告知治疗方式，协助病人根据其具体病情选择合理治疗方式。

2. 心理护理　给予病人心理护理，告知其子宫肌瘤属于良性肿瘤，并非恶性肿瘤先兆，消除其不必要的顾虑，增强其康复信心，为病人提供表达内心顾虑、感受和期望的机会与环境，帮助病人分析住院期间及出院后可被利用的资源及支持系统，减轻无助感。

3. 药物治疗的护理　明确药物种类，告知病人药物治疗适应证及禁忌证，缓解病人无助感。

（1）药物种类：治疗子宫肌瘤的药物可以分为两大类：一类只能改善月经过多的症状，不能缩小肌瘤体积，如激素避孕药、氨甲环酸、非甾体抗炎药（NSAID）等。另一类既可改善贫血症状又能缩小肌瘤体积，如促性腺激素释放激素激动剂（GnRH-a）和米非司酮等。

（2）药物治疗适应证：子宫肌瘤导致月经过多、贫血和压迫症状，不愿手术者；子宫肌瘤剔除术或子宫切除术前预处理纠正贫血、缩小肌瘤和子宫体积，为手术治疗做准备；子宫肌瘤患者孕前可使用药物缩小子宫体积和肌瘤体积，为妊娠做准备；多发性子宫肌瘤剔除术后，预防肌瘤近期复发。

（3）药物治疗禁忌证：肌瘤生长较快或肌瘤发生变性，不能排除恶变者；有异常子宫出血时须排除子宫内膜病变，必要时行宫腔镜检查和诊刮；怀疑浆膜下肌瘤发生蒂扭转时应手术治疗。

4. 手术治疗的护理　明确手术方式，告知患者手术治疗适应证及禁忌证。

（1）术前心理护理：进行心理支持，当确定有手术必要时，病人已开始了术前的心理准备，与所有受术者一样会担心住院使其失去日常习惯的生活方式，手术会引起疼痛，或恐惧手术有夺去生命的危险。部分病人会担心身体的过度暴露，更顾虑手术可能会使自己丧失某些重要的功能，以致改变自己的生活方式。一些妇女视子宫为保持女性特征的重要器官，错误地认为切除子宫会引起早衰、影响夫妻关系等。因此，子宫切除术对病人及其家属都会造成精神压力。针对这些情况，护士需要应用医学专业知识，采用通俗易懂的语言耐心解答病人的提问，为其提供相关的信息、资料等，使病人相信在医院现有条件下，她将得到最好的治疗和照顾，能顺利度过手术全过程。部分受术者会因为丧失生育功能产生失落感，护士应协助她们度过哀伤过程。

（2）术前指导：与外科手术病人一样，术前需对病人进行全面评估，同时提供针对性的指导。术前指导可以采用团体形式进行，以便相互间分享感受。也可采用个别会谈方式，这样更能深入了解病人的感受和问题。

（3）手术方式：目前子宫肌瘤常用手术方式包括经腹手术（腹腔镜和开腹手术）、宫腔镜手术及经阴道手术。

（4）手术适应证：子宫肌瘤合并月经过多或异常出血导致贫血；压迫输尿管、膀胱和直肠等出现相关症状，经药物治疗无效；子宫肌瘤合并不孕；子宫肌瘤病人准备妊娠时，若肌瘤直径≥4 cm 建议切除肌瘤；绝经后未行激素补充治疗但肌瘤仍生长。

（5）手术禁忌证：由于手术方式和手术途径不同，禁忌证也不尽相同。通用的绝对禁忌证包括：生殖道或全身感染的急性期；严重内科疾患如心、肝、肾功能衰竭的急性期；严重的凝血功能障碍及血液病；存在其他不能耐受麻醉及手术的情况；膈疝患者禁行腹腔镜；子宫肌瘤生长较快、影像学提示有恶性倾向者不适合行子宫肌瘤剔除术。

须接受手术治疗者，按腹部及阴道手术病人的护理常规进行护理。肌瘤切除术病人术后需要滴注缩宫素帮助子宫收缩时，需保证正确滴速，并告知病人及其家属腹痛的原因是缩宫素所致，消除其疑虑和紧张情绪。

5. 并发症的预防　任何一种手术方式都有发生相应并发症的可能，如疼痛、出血、子宫颈损伤等。护士应在充分进行健康宣教的基础上，协助病人做好术前及术后护理，尽可能降低并发症的发生。

6. 健康教育

（1）疾病知识的宣教：告知病人子宫肌瘤是子宫平滑肌组织增生而形成的良性肿瘤，是女性最常见的良性肿瘤。引起该疾病的确切病因尚未明了。子宫肌瘤常表现为月经增多、经期延长、淋漓出血及月经周期缩短，可发生继发性贫血，也可出现有阴道分泌物增多或阴道排液；也可无明显症状。肌瘤较大时可能扪及腹部包块，清晨膀胱充盈时更明显。肌瘤较大时压迫膀胱、直肠或输尿管等可出现相应的压迫症状。黏膜下肌瘤可引起痛经，浆膜下肌瘤蒂扭转可出现急腹痛，肌瘤红色变性时可出现腹痛伴发热。子宫肌瘤可影响宫腔形态、阻塞输卵管开口或压迫输卵管使之扭曲变形等导致不孕。

（2）治疗方式的宣教：对于接受保守治疗的病人，护士应使病人明确随访时间、目的及联系方式，告知其随访的重要性，让病人主动配合按时接受随访指导。对于接受药物治疗的病人，护士应讲明药物名称、用药目的、剂量、方法、可能出现的不良反应及应对措施。例如选用雄激素治疗者，丙酸睾酮注射液 25 mg 肌注，每 5 日 1 次，每月总量不宜超过 300 mg，以免男性化。对于接受手术治疗的患者，护士应告知患者，子宫肌瘤常用的手术治疗方式有两种：一种是肌瘤切除术，适用于希望保留生育功能的患者；另一种是子宫切除术，适用于不要求保留生育功能或疑有恶变者。各手术方式均可经腹、经阴道或经宫腔镜及腹腔镜进行。同时，护士应使受术者了解术后 1 个月返院检查的内容、具体时间、地点及联系人等。告知病人性生活、日常活动恢复时间等需通过专业人员术后复查、评估后确定，如出现不适或异常症状需及时就诊。

【知识链接】

妊娠对子宫肌瘤的影响

妊娠合并子宫肌瘤的发生率为 0.1% ~ 3.9%。随着我国"二孩政策"的实施，估计妊娠合并子宫肌瘤的孕妇会越来越多。这些孕妇多数孕期平稳，但也有一些会出现并发症。妊娠对子宫肌瘤的影响，主要表现在以下两个方面：①妊娠期间，雌、孕激素水平明显增高、子宫平滑肌细胞肥大、血液循环增多等因素，可引起子宫肌瘤体积增大。超声监测发现，子宫肌瘤体积增大在孕 20 周内约占 45%；之后约占 25%，而约 75% 的肌瘤体积缩小。②由于妊娠期间子宫肌瘤快速增大，肌瘤内血液循环障碍，容易引起子宫肌瘤变性。子宫肌瘤增加了难产率、剖宫产率和早产率。大的黏膜下肌瘤和胎盘附着处的肌瘤会导致并发症，例如疼痛（肌瘤变性）、阴道出血、胎盘早剥、胎儿生长受限和早产。子宫肌瘤合并妊娠应按高危孕妇进行管理。绝大多数孕妇无需特殊处理，但应定期监测肌瘤大小、与胎盘的关系及母儿状况。当发生子宫收缩时，应卧床休息并应用宫缩抑制剂。

【自测反思】

廖某，42 岁，自觉下腹包块 6 月余，至我院门诊就诊。病人面色苍白，主诉月经周期 28 ~ 30 日，近三月经期持续时间长，每次 10 天左右，近一月经期持续时间约 20 天，且量较往常多，无痛经。妇科检查：宫体前位，增大如孕 4$^+$ 个月大小。B 型超声提示：子宫增大，形态不规则，子宫前壁肌层中低回声 115 mm × 110 mm × 113 mm，双侧卵巢正常。血常规：血红蛋白 54g/L。为求进一步治疗，门诊以"子宫肌瘤，重度贫血"收治入院。

请思考：

（1）该患者可能存在的护理诊断有哪些？

（2）针对上述的护理诊断应给予哪些相应的护理措施？

（陶雪梅）

项目二　子宫颈癌患者的护理

【教学目标】

一、认知目标

能够正确复述子宫颈癌患者的接诊和评估流程。

二、能力目标

1. 能对子宫颈癌患者进行药物治疗的相关指导和手术治疗的护理。

2. 能对子宫颈癌患者进行健康教育。

三、情感态度与思政目标

通过协助子宫颈癌患者积极规范接受治疗，提升护士职业自豪感。

【模拟情境练习】

一、导入案例

患者，62岁，自述3月前开始偶尔阴道出血，阴道分泌物增多，颜色为淡红色，轻微腥臭味，无瘙痒、无腹痛等伴随症状。近1月阴道点滴出血较前频繁，至当地医院就诊，医生怀疑宫颈方面疾病，建议患者至上级医院就诊，遂至我院就诊。门诊医生拟"子宫颈癌择期手术"收治入院。

二、护理流程

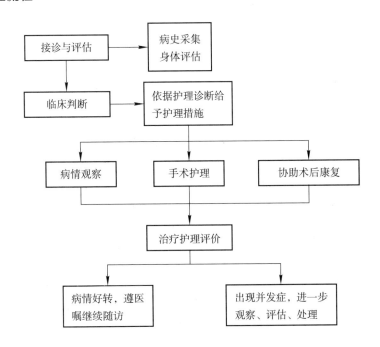

（一）接诊与评估

按常规及时接诊。介绍医院及病房的环境、主管医生、护士、护士长；介绍医院的规章制度、患者安全须知等。

1. 病史采集 患者，女，62岁。主诉：绝经后阴道出血3月余。现病史：3月前开始偶尔阴道出血，阴道分泌物增多，颜色为淡红色，轻微腥臭味，无瘙痒、腹痛等伴随症状。近1月阴道点滴出血较前频繁。既往史：曾有胃炎病史，否认传染病史，无外伤、药物食物过敏史、腹部手术史。个人史：出生于浙江某市，初中学历，职业为个体经营者，其他均无殊。月经史：初潮年龄13岁，经期5~6天，周期28~29天，平素月经正常，无痛经，有血块，白带不多，50岁时停经。婚育史：24岁结婚，2-0-1-2，工具避孕，配偶及2子均体健。家族史：父母已逝世，有1弟2姐2妹，均体健。否认二系三代内有家族遗传性疾病及传染病史，否认类似病史。患者恐惧，不了解子宫颈癌疾病相关知识，且担心治疗效果。

2. 身体评估 T 36.6℃，P 81次/分，R 20次/分，BP 112/72 mmHg。查体：一般情况可，心肺听诊无异常，腹软，无压痛及反跳痛，未触及包块。妇科检查：阴道内有少许暗红色分泌物，宫颈表面可见乳头状赘生物，触之易出血，子宫平位，大小正常，无压痛，双附件未扪及异常。三合诊（−）。外阴无殊，肛诊示盆腔增厚感，无明显肿块，无压痛。

3. 辅助检查结果 血常规检查：白细胞数 12.3×10^9/L，中性粒细胞百分数86.9%。二便常规正常。宫颈活检病理示：中分化鳞状细胞癌。

（二）临床判断

1. 初步判断 该患者为子宫颈癌。

判断的主要依据是：绝经后阴道不规则出血，伴阴道分泌物增多3个月。分泌物轻微腥臭味。妇科检查示阴道内有少许暗红色分泌物，宫颈表面可见乳头状赘生物，触之易出血。宫颈活检病理示：中分化鳞状细胞癌。

2. 目前存在的主要护理问题

（1）恐惧：与确诊子宫颈癌且需进行手术有关。

（2）舒适度改变：与阴道出血、阴道分泌物增多有关

（3）知识缺乏：缺乏子宫颈癌相关知识。

（4）潜在并发症：排尿障碍与宫颈癌根治术后影响膀胱正常张力有关。

（三）子宫颈癌的护理

1. 术前护理

（1）心理护理：护理人员可为病人提供安全、隐蔽的环境，鼓励病人提问，鼓励病人与护理人员共同讨论健康问题，解除其疑虑，缓解其不安情绪，使病人能以积极态度接受诊治。护理人员应协助病人接受各种诊治方案，评估病人目前的身心状况及接受诊治方案的反应，利用挂图、实物、宣传资料等向病人介绍有关子宫颈癌的医学常识，减轻患者的恐惧、焦虑；介绍各种诊治过程、可能出现的不适及有效的应对措施。子宫颈癌规范成熟的治疗方案以及良好的护理方法对病人的治疗和康复均会产生积极的影响。

（2）饮食指导：恶性肿瘤作为一种消耗性的疾病，可导致病人体内储存的脂肪迅速丢失，肌蛋白分解，使病人食欲减退甚至厌食。对于接受手术治疗的病人，饮食的指导更为重要。

1）评估病人情况：评估病人对摄入足够营养的认知水平、目前的营养状况及摄入营养物的习惯。注意纠正病人不良的饮食习惯，兼顾病人的嗜好，必要时与营养师联系，以多样化食谱满足病人需要，维持体重不继续下降。

2）术前饮食指导：术前病人营养状况直接影响术后康复过程，护士应根据病人具体营养状况和膳食习惯指导病人饮食，尤其是老年人，需与营养师协商调整饮食结构，安排合理的食谱，以保证机体处于术前最佳营养状态。术前禁食、禁饮时间：随着麻醉医学的发展，术前禁食禁饮时间稍有改变，目前术前最短禁食时间为：术前 8 h 开始禁食肉类、油炸及高脂饮食，术前 6 h 开始禁食清淡饮食，术前 2 h 开始禁食清淡流质饮食。

（3）术前准备：做好手术解释工作，用通俗易懂的语言向病人介绍手术名称及过程，解释术前准备的重要性，做好术前营养状况的宣教，告知患者术后所处环境状况。积极处理术前合并症，有效降低术后并发症出现的概率。术前一日，护理人员应认真核对医嘱，确认已取得病人或家属正式签字的手术同意书，规范完成术前所有准备工作。术前准备工作主要包括术前备皮、肠道准备。备皮范围一般为上自剑突下，下至两大腿上 1/3 处及外阴部，两侧至腋中线。术前备皮应尽可能使用无损伤性去毛方式备皮，备皮时间尽量靠近手术开始时间，可有效降低术后感染发生率。医务人员应根据患者麻醉手术方式、病人身体情况、疾病特点等多因素综合考虑，选择最适合病人的个体化肠道准备方法。其他术前准备包括适当使用镇静剂，减轻病人焦虑状况，保证病人充足睡眠，核对受术者生命体征、药物敏感试验结果、交叉配血情况等，确保病人术前处于最佳身心状态。

2. 快速外科康复护理　快速外科康复是通过临床、营养、护理、麻醉多学科协作，在患者围手术期采取一系列优化措施，最大程度地减轻手术应激、减少病人功能丧失、加速康复进程，促进患者的胃肠功能恢复，减少并发症，缩短住院时间。在对子宫颈癌病人的护理过程中，通过专业的快速康复护理，加强术前与病人的交流和沟通，缓解病人的术前焦虑，使病人在术前达到最佳的身心状态，提高病人手术配合度。快速康复护理方法包括成立护理康复小组，术前给予病人如疾病知识宣教、倾听患者想法等缓解其恐惧心理的护理措施，并进行上下肢抗阻训练，呼吸功能锻炼，足三里点揉等方式以缩短病人术后排气时间及住院时间。

3. 术后护理

（1）病情观察：术后值班护士应向手术室护士及麻醉师详尽了解术中情况，包括麻醉类型、手术范围、用药情况、有无特殊护理注意事项等；及时为病人测量血压、脉搏、呼吸；观察病人的呼吸频率与深度，检查输液、腹部伤口、阴道流血情况、背部麻醉管是否拔除等，认真做好床边交接班，做好护理记录。

（2）术后体位安置：应按手术及麻醉方式决定病人的术后体位。全麻病人尚未清醒时应有专人守护，一般采用平卧，头偏向一侧，以防止呕吐物、分泌物呛入气管，引起吸入性肺炎或窒息，麻醉清醒后可取低半卧位，头颈部垫枕并抬高头部 15°～30°。硬膜外麻醉者，术后可睡软枕平卧，观察 4～6 h，生命体征平稳后即可采取半卧位。蛛网膜下腔麻醉者（又称腰麻），去枕平卧 4～6 h，以防头痛。近年来随着腰麻技术的提高，穿刺器具的改良以及麻醉药品的精纯，腰麻术后病人的头痛发生率明显降低，为了提高病人的舒适度，建议术后垫枕平卧。病情稳定的病人，术后次日晨取半卧位，有助于腹部肌肉松弛，降低腹部切口张力，减轻疼痛，也利于深呼吸，增加肺活量，减少肺不张的发生，同时，半卧位有利于腹腔引流，减少渗出液对膈肌和脏器的刺激。本案例中病人术后可依据腰麻病人术后体位进行安置。

（3）生命体征护理：每 15～30 min 观察并记录 1 次病人的生命体征及出入量，平稳后再改为每 4 h 1 次。持续 24 h 病情稳定后可改为每日 4 次测量并记录体温、血压、脉搏、呼吸，直至正常后 3 日。病人手术后 1～2 日体温稍有升高，但一般不超过 38℃，此为手术后正常反应。若术后持续高热，或体温正常后再次升高则提示可能有感染存在。

（4）饮食护理：对病人进行饮食指导时，要因人而异，根据每个病人的实际情况进行，注意发挥病人及其家属能动性，结合医学理论，保证病人化疗期间良好的、科学的饮食。

1）术后遵医嘱暂禁食，可给予静脉补充营养。肛门排气后可给予流质、少渣半流饮食。流质饮食如鱼汤、瘦肉汤等，半流质饮食如稀饭、面条、蒸蛋等。术后病人大便后，可进食普通饮食，禁食辛辣、刺激、油炸的食物，勿食牛奶、豆制品等胀气食品。根据病人口味提供高蛋白、高维生素、清淡、易消化饮食，保证营养及液体摄入，增强机体抵抗力。

2）子宫颈癌术后需接受化疗的病人，可能会出现恶心、呕吐、厌食，甚至是味觉损害。因此，护士应根据病人情况，采取相应的护理措施，如对于恶心呕吐的病人，应避免病人出现消极情绪，影响进食，同时劝病人避免食用过冷食物；对于厌食病人，可鼓励病人适当做些餐前活动，饭前恰当地食用开胃食品；对于味觉损伤的病人，建议病人可服用鱼或藻类食品，以缓和口中异味。

（5）引流管的护理：注意合理固定引流，保持引流管通畅，认真观察引流液量、颜色及性状，一般引流液不超过 200 ml，性状应为淡血性或浆液性，引流量逐渐减少，而且颜色逐渐变淡，一般于术后 48～72 h 遵医嘱取出引流管。

（6）导尿管的护理：在病人自主排尿未恢复前，必须保留导尿管。置管期间，护士应保持导尿管通畅，观察并记录尿量、颜色和性状，以期尽早发现是否存在输尿管或膀胱损伤。因子宫颈癌手术范围通常较广，神经损伤难以短期恢复，影响膀胱功能，导尿管常需保留 7 日或更长时间。一般来说，子宫颈癌患者术后 7～14 日拔除尿管。拔除尿管前 3 日开始夹管，每 2 h 开放一次，定时间断放尿以训练膀胱功能，促使恢复正常排尿功能。病人于拔管后 1～2 h 自行排尿 1 次；如不能自解应及时处理，必要时重新留置尿管。拔尿管后 4～6 h 测残余尿量 1 次，若超过 100 ml 则需继续留置尿管；少于 100 ml 者每日测 1 次，2～4 次均在 100 ml 以内者说明膀胱功能已恢复。对于有条件的医院，可采用生物电反馈治疗仪预防和治疗宫颈癌术后尿潴留，促进膀胱功能恢复。

（7）会阴护理：子宫全切术后病人阴道残端有伤口，应注意观察阴道分泌物的性质、量、颜色，以便判断阴道残端伤口的愈合情况。由于受阴道残端缝线反应的影响，术后有少许浆液性阴道分泌物属正常现象。使用清洁棉球进行会阴护理，每日两次。

（8）术后并发症的护理：子宫颈癌术后常见并发症包括腹胀、泌尿系统问题及切口问题。术后腹胀多因术中肠管受到激惹使肠蠕动减弱所致。一般术后 48 h 肠蠕动恢复，病人排气后，腹胀可缓解。如术后 48h 肠蠕动仍未恢复，需通知医师，进一步排除麻痹性肠梗阻、机械性肠梗阻的可能，而后可采用如生理盐水低位灌肠，针刺足三里等方法。术后病人可能会出现尿潴留和尿路感染。尿潴留可根据病人具体情况采用不同的措施，如术后鼓励病人定期坐起来排尿，增加液体入量，或采用倾听流水声等方法帮助病人缓解尿潴留情况。尿路感染常见于长期留置尿管的病人，老年病人及术后需长期卧床的病人，术后应注意观察，若出现尿急、尿痛等尿路刺激征，应按医嘱进行尿标本检测并给予对症处理。切口问题主要包括切口血肿、感染、裂开。若遇到异常情况，护士应及时报告医师，协助处理。

4. 健康教育 护士要鼓励病人及家属积极参与出院计划的制订，以保证计划的可行性。凡接受手术治疗的病人，必须见到病理报告单才可决定出院日期。根据病理报告中显示的高危因素决定后续是否需要接受放疗和（或）化疗，向出院病人说明按时随访的重要性，一般建议治疗后 2 年内每 3~6 个月随访 1 次，第 3~5 年每 6~12 个月 1 次，5 年后每年 1 次。高危患者应缩短随访间隔（如第 1~2 年每 3 个月 1 次），低危患者可以延长（如 6 个月 1 次）。至少每年进行 1 次子宫颈（保留生育功能的病人）或阴道细胞学检查。随访时，需进行仔细的临床评估，教育患者了解复发的早期症状，如阴道排液、体重减轻、厌食、盆腔、髂关节、背部或腿部疼痛等。鼓励患者戒烟或减少吸烟。随访过程中不需进行常规影像学检查，有症状或怀疑复发时可选做。复发病例在治疗前需经病理证实。对于肿瘤未控或复发者，治疗前需要进一步的影像学检查或手术探查评估病情。

【知识链接】

妊娠期子宫颈癌的治疗建议

妊娠期子宫颈癌的治疗按照不同分期和孕期建议如下：①妊娠早期（孕 20 周以内），除子宫颈癌 I A1 期外，不建议患者继续妊娠。② I A1 期患者应严密监测，每 8 周行 1 次阴道镜检查，必要时子宫颈活检，直至妊娠结束开始治疗。无淋巴脉管侵犯（LVSI）可行子宫颈锥切并行子宫颈环扎术（低级别证据）。③妊娠中期（孕 20~28 周）要求继续妊娠、Ⅱ B 期以内者，可继续妊娠。Ⅱ B 期以上者，不建议继续妊娠。I B2 期及 I B3 期继续妊娠患者考虑行新辅助化疗，新辅助化疗可以维持至孕 34~35 周。对于妊娠中期的处理目前争议较大，应充分评估风险和尊重患者选择权。④妊娠晚期（孕 28 周以上）诊断子宫颈癌，无论患者期别，患者要求继续妊娠者在孕 34 周、胎儿肺成熟后采用剖宫产结束妊娠为宜，再根据分期制订相应的治疗方案：I A、I B1 期患者可在剖宫产同时行根治性子宫切除术 + 淋巴结切除术，避免放疗引起的纤维化，并保留卵巢功能；根治性手术后如果需要行放疗的患者，可在切口愈合后进行；Ⅱ B 期以上的子宫颈癌患者，结束妊娠后按分期选择同期放化疗。

【自测反思】

谭女士，53 岁，宫颈浸润性鳞状细胞癌，在全麻下行腹腔镜广泛全子宫切除 + 双附件切除 + 盆腔淋巴结清扫术，术中情况可，置左右腹腔引流管各 1 根，留置尿管。术后第一日查房，病人主诉腹部伤口疼痛，轻微腹胀，肛门尚未排气。查体：T 37.6℃，P 72 次 / 分，R 20 次 / 分，BP 119/82 mmHg。腹软，无压痛，切口敷料干燥，尿清。遵医嘱给予 I 级护理，流质饮食，预防感染，继续补液支持治疗。

请思考：

（1）根据患者目前的情况应给予哪些护理措施？

（2）对于此类子宫颈癌术后患者，请给予相应的出院指导。

（陶雪梅）

第五章　计划生育妇女的护理

项目一　避孕方法及护理

【教学目标】

一、认知目标

1. 能够列举常见的药物避孕方法及工具避孕方法。
2. 能够说出几种常见类型避孕药的用药方法及护理要点。
3. 能够描述宫内节育器的作用原理及护理要点。
4. 能够评价不同避孕方法的优缺点并进行比较。

二、能力目标

1. 针对不同妇女需求能给予正确的避孕方法指导。
2. 能指导女性正确服用短效口服避孕药，并开展健康教育。
3. 能判断宫内节育器的副作用及并发症，并采取适当的护理措施和健康教育。

三、情感态度与思政目标

1. 能够倾听他人需求，理解女性及其家庭的生育观。
2. 意识到避孕节育在女性生殖健康中的重要作用，积极开展健康教育。

【模拟情境练习】

一、导入案例

张某，女性，28岁，育有一儿，体健。现产后5个月，断乳1个月，月经已来潮，现干净5天，身体恢复良好。希望采取较为合适的避孕方法。

二、护理流程

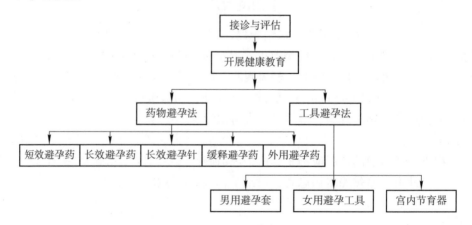

（一）接诊与评估

1. 接诊 按常规接待咨询者，态度热情、亲切。

2. 病史采集 女性，28 岁，孕 1 产 1，阴道顺产后 5 个月。断乳一个月，月经已来潮。产后恢复良好；婴儿体健，生长良好。该女性月经史为 $12\frac{4\sim5}{28\sim30}$，月经规律，无痛经，末次月经已干净 5 天。因各种原因暂时不打算怀孕，遂来院咨询合适的避孕方法。既往无家族遗传病史，否认肝炎、肾炎、高血压病史。

3. 身体评估 各项检查显示均正常。

（二）临床判断

该女性身体健康，药物避孕和工具避孕均适合该女性，可选择满意的、适合自己的避孕方法。

（三）开展健康教育

1. 了解该女性对人口政策及避孕方法的知晓情况，有无特殊要求。提供可选的几种避孕方法，介绍其适应证、禁忌证及使用方法，告知可能出现的副作用和并发症。与咨询者充分探讨后，选择最适宜的避孕方法。

2. 药物避孕种类及护理措施

（1）短效口服避孕药：多为复方制剂，由雌激素和孕激素配伍而成，是所有避孕方法中成功率最高的一种。按规定用药，避孕成功率可达 99.95%。

1）适应证和禁忌证：短效口服避孕药的适用人群广，育龄健康妇女均可服用。但有下列情况者为禁忌证：①重要器官病变：急、慢性肝炎或肾炎，严重心血管疾病；②血液病或血栓性疾病；③内分泌疾病，如糖尿病、甲状腺功能亢进；④恶性肿瘤、癌前病变、子宫或乳房肿块患者；⑤精神病生活不能自理者；⑥月经量少或年龄 > 45 岁者；⑦ > 35 岁并且吸烟的女性；⑧原因不明的阴道异常流血；⑨哺乳期女性。

2）用法及注意事项：常见的单相片，自月经周期第 5 天起，每晚 1 片，连服 22 日不能间断，若漏服必于次晨（12 h 内）补服 1 片。一般于停药后 2~3 日发生撤退性出血，类似月经来潮；若停药 7 日尚无阴道出血，则当晚开始服第二周期药物。若再次无出血，宜停药检查原因，酌情处理。

3）药物不良反应及护理：①类早孕反应：轻者不需特殊处理，数日后可减轻或消失。个别妇女症状严重可口服维生素 B$_6$ 20 mg、维生素 C 100 mg、山莨菪碱 10 mg 或甲氧氯普胺（胃复安）10 mg，每日 3 次，连续 7 日，症状可缓解。②月经改变：服药后可改变月经周期，使经期缩短，经量减少，痛经减轻或消失。避孕药还可使一些妇女出现闭经，此时，应当停用避孕药加用促排卵药物。漏服避孕药可发生不规则少量阴道流血，称突破性出血。③体重增加：避孕药中的孕激素有弱雄激素活性，促进体内合成代谢，也可因雌激素使水钠潴留所致。④色素沉着：少数妇女可出现淡褐色的色素沉着，酷似妊娠期蝴蝶斑，停药后多数能自然消退。

（2）长效口服避孕药：因不良反应较多，现已较少使用。

（3）长效避孕针：目前有单纯孕激素类和雌、孕激素混合类。单纯孕激素类优点是不含雌激素，可用于哺乳期避孕，但易并发月经紊乱，现主要应用雌、孕激素混合类。肌注 1 次可避孕 1 个月。有效率达 98%。

1）适应证与禁忌证：与复方短效避孕药相仿，月经频发或经量过多者不宜应用。

2）用法：第 1 个月于月经周期第 5 日和第 12 日各肌注 1 支。以后每次月经周期的第 10~12 日肌注 1 支。一般于注射后 12~16 日月经来潮。

3）不良反应及处理：用药头 3 个月可能发生月经周期不规则或月经量多，可对症处理，也可用雌激素或短效口服避孕药调整。

（4）缓释系统避孕药：是将避孕药与具备缓慢释放性能的高分子化合物混合制成多种剂型，在体内持续恒定进行微量释放，起长效避孕作用。

1）皮下埋植剂：最常用。可避孕 5 年，有效率为 99% 以上。第二代产品称 Norplant Ⅱ，含 2 根硅胶囊管，每个硅胶囊管含左旋 18- 甲基炔诺酮 70 mg。用法：于月经周期第 7 日，在上臂或前臂内侧用 10 号套针将硅胶囊呈扇形埋入皮下。

皮下埋植剂不含雌激素，随时可取出，恢复生育功能快，不影响乳汁质量，使用方便。个别妇女会出现不规则少量阴道流血或点滴出血，少数闭经。

2）缓释阴道避孕环：含 18- 甲基炔诺酮缓释剂，每天释放孕激素 20 μg，可避孕 3 个月。国内研制的硅胶阴道环，又叫甲硅环，内含甲地孕酮 250 mg，每日释放甲地孕酮 100~200 μg。于月经干净后放入阴道后穹隆或套于宫颈上，可连续使用 1 年，月经期不需取出，有效率 97.3%，脱落率 4.6%。

3）微球和微囊避孕针：采用具有生物降解作用的高分子化合物与甾体避孕药混合或包裹制成的微球或微囊，微球直径 100 μm，通过针头注入皮下，缓慢释放避孕药。每 3 个月皮下注射一次，可避孕 3 个月。

（5）外用避孕药

1）皮肤贴剂：贴剂中含有人工合成的雌激素与孕激素储药区，通过皮肤吸收，发挥避孕作用。用法：Ortho Evra 贴片，月经周期第 1 天粘附于皮肤，每周 1 贴连用 3 周，停药 1 周。年妊娠率约为 1%。

2）阴道给药：常用的有药膜、胶囊或喷雾剂，以杀精或使精子灭活达到避孕目的。以药膜为例，性交前 5 min 将药膜揉成团放于阴道深处，溶解后即可性交。正确使用的避孕效果达 95% 以上。一般对局部黏膜无刺激作用，少数妇女自感阴道灼热或阴道分泌物增多。

3. 避孕套的种类及护理措施

（1）男用避孕套（阴茎套）：作为避孕工具使用简便，避孕效果良好，且有预防性疾病传播的作用，应用广泛。排精时精液储留于小囊内，使精子不能进入宫腔而达到避孕目的，需要在每次性交时使用，否则易避孕失败。每次性交时均应更换新的阴茎套，在性器官接触前佩戴，射精后阴茎尚未软缩时，即捏住套口取出。

（2）女用避孕套（阴道套）：是由聚氨酯特殊材料制成的柔软、透明且坚固耐磨的鞘状套，其两端各有一个易弯曲的环。套底完全封闭，使用时将紧贴阴道的末端；外端的环较大且较薄，使用时将始终置于阴道口外部以阻隔男性阴茎根部与女性外阴在性交时的直接接触，较男用避孕套更有效地防止了性疾病的传播。

女用避孕套使用方法（图 1-5-1-1）：①开口环与内环。开口环将完全保护阴道口，内环用来固定其在阴道内的位置。拿取时用拇指和中指捏住内环，将食指抵住套底，或紧捏内环；②置入时捏紧内环，将避孕套送入阴道内，直至感觉内环已到达阴道后穹隆；③确保位置正确，避孕套主体未被扭曲，而且开口环始终置于阴道口外端；④性交后为避免精液倒流，应在起身前取出避孕套。取出时捏紧并旋转开口环的同时缓慢地将避

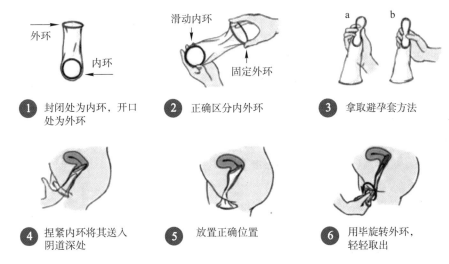

① 封闭处为内环，开口处为外环

② 正确区分内外环

③ 拿取避孕套方法

④ 捏紧内环将其送入阴道深处

⑤ 放置正确位置

⑥ 用毕旋转外环，轻轻取出

图 1-5-1-1　女用避孕套使用方法

孕套拉出。

4. 宫内节育器（IUD）的使用方法及护理措施　我国引进和推广使用宫内节育器已达 50 多年。一次放入宫腔，可避孕多年，是一种相对安全、有效、简便、经济的节育方法，深受广大妇女的欢迎。

（1）活性宫内节育器：为第二代 IUD，内含活性物质（如金属、激素、药物）及磁性物质等，借以提高避孕效果，减少不良反应。①带铜宫内节育器：据其形状不同，有带铜 T 形宫内节育器（TCu-IUD）和带铜 V 形宫内节育器（VCu-IUD）。目前广泛应用的有 TCu-200c、TCu-380A、母体乐环、VCu-200 等。②药物缓释宫内节育器：多为含孕激素 T 形宫内节育器，缓释药物储存在纵杆药管中，表面为控释膜，控制药物释放。孕激素使子宫内膜发生变化，不利于受精卵着床，带器妊娠率较低；孕激素促使子宫肌安静，故脱落率也低。不良反应如腹痛、月经过多发生少，但易出现突破性出血。

（2）避孕原理：其精确的避孕机制尚不完全清楚。目前广泛接受的理论是由于带铜 IUD 压迫局部子宫内膜，机械性的损伤引起子宫内膜无菌性炎症异物反应，内膜中性粒细胞浸润和生化改变而达到避孕作用。含孕激素的 IUD 干扰子宫内膜周期，使子宫内具有较高的孕激素水平，雌激素水平相对低下而不利于着床，或可能干扰精子的输送和获能。左炔诺孕酮节育器有时能抑制排卵，更能增加节育器的避孕效果。

（3）宫内节育器放置术

适应证：凡育龄妇女要求放置 IUD 而无禁忌证者均可放置。

禁忌证：①生殖道急、慢性炎症；②月经过多过频，或不规则出血；③生殖器官肿瘤，子宫畸形；④宫颈口过松、重度陈旧性宫颈裂伤或子宫脱垂；⑤严重全身性疾病。

放置时间：①月经干净后 3～7 日；②人工流产术后，产后 42 日恢复良好，剖宫产术后半年；③哺乳期排除早孕者。

放置方法：外阴常规消毒铺巾，双合诊复查子宫大小、位置及附件情况。阴道窥器暴露宫颈后，再次消毒宫颈，以宫颈钳夹持宫颈前唇（前倾前屈子宫可夹持后唇）。用子宫探针顺子宫屈向探测宫颈深度，宫颈扩张器顺序扩张宫颈。用放环器将节育器推送入宫腔底部，剪断尾丝。无出血即可取出宫颈钳及窥器。放置位置见图 1-5-1-2。

术中护理要点：①节育器大小的选择：T形节育器按其横臂宽度（mm）分为26、28、30号三种。协助医生根据宫腔深度选择大小适当的节育器。②术前准备：手术器械1套，长方包布1块，洞巾1块，方纱布3块，手套1副，长棉签2只，大棉球若干；手术前护士向受术者介绍手术步骤，解除其思想顾虑，取得合作。受术者测试体温正常后，排空膀胱，取膀胱截石位。常规冲洗外阴及阴道。

术后健康指导：①术后休息3天；②1周内避免重体力劳动；③2周内禁性生活及盆浴；④3个月内每次行经或大便时注意有无节育器脱落；⑤术后1个月、3个月、半年、1年各复查一次，以后每年复查一次；⑥告知受术者保持外阴清洁；⑦术后可能有少量阴道出血及下腹不适，如出现腹痛、发热、出血多时应随时就诊。

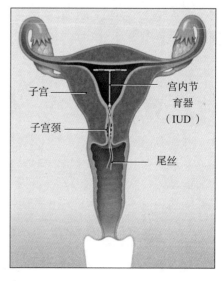

图 1-5-1-2　宫内节育器放置位置

（4）宫内节育器取出术

适应证：①因副反应治疗无效或出现并发症者；②改用其他避孕措施或绝育者；③带器妊娠者；④计划再生育者；⑤放置期限已满需更换者；⑥绝经一年者；⑦确诊节育器嵌顿或移位者。

取器时间：一般以月经后3~7日为宜。

取器方法：取器前通过宫颈口尾丝或B超、X线等检查确定宫腔内是否存在节育器及其类型。有尾丝者，用血管钳夹住后轻轻牵引取出。无尾丝者，先用子宫探针查清IUD位置，以长直血管钳放入宫颈管内夹住IUD纵杆牵引取出，多年前放置的金属单环，以取环钩钩住环下缘牵引取出，切忌粗暴用力。取器困难者可在B型超声监护下操作，也可暂予观察，下次经后再取。

（5）宫内节育器的不良反应及护理：①出血：支撑力较高或与子宫内膜接触面较大的节育器易致出血。常发生于放置IUD后1年内，尤其是最初3个月内。表现为经量过多、经期延长或周期中点滴出血。如果出现月经过多，除建议病人注意休息、增加营养、严密注意出血的量和持续时间外，应劝告病人严格按医嘱用药。按医嘱治疗3个周期仍未见效者，可能为IUD本身问题，应考虑取出或更换，改用其他避孕措施。②腰酸腹坠：IUD若与宫腔大小或形态不符，可引起子宫频繁收缩而导致腰酸或下腹坠胀。轻症不需处理，重症患者可休息或按医嘱给予解痉药物。上述处理无效者，应劝告病人就医更换合适的节育器。

（6）宫内节育器的并发症及护理：①子宫穿孔、节育器异位：常因子宫大小、位置检查错误，或因哺乳期子宫薄而软，操作者动作粗暴而致。穿孔后节育器位于子宫外，如腹腔、阔韧带、直肠子宫陷凹等处，其发生率虽低，但危害极大。确诊节育器异位后，应根据其所在部位，经腹（包括腹腔镜）或经阴道将节育器取出。②感染：常因放置节育器时无菌操作不严格或因节育器尾丝导致上行性感染而并发子宫内膜炎、盆腔炎，尤其生殖道本身存在感染灶时，易形成急性或亚急性炎症发作。感染部位有子宫内膜、输卵管、卵巢、盆腔结缔组织。一旦发生感染，应取出 IUD，并给予抗生素积极治疗。③节育器嵌顿：节育器放置时损伤宫壁，一经诊断应及时取出。若取出困难应在 B 型超声下或在子宫镜直视下取出 IUD，可减少子宫穿孔机会。若完全嵌入子宫肌层者，则需剖腹切开子宫肌层方可取出。④宫内节育器脱落：宫内节育器脱落可见于放置时操作不规范，未将 IUD 放至子宫底部；IUD 与宫腔大小、形态不符；IUD 制作材料的支撑力过小，宫口松弛或月经过多，体力劳动强度过大等。节育器脱落多发生于戴器后第一年，尤其头 3 个月内，且常在月经期与经血一起排出，因此放器后第一年内应定期随访。⑤带器妊娠：由于 IUD 未放置到子宫底部；型号偏小而 IUD 位置下移，余下宫腔可供囊胚着床而妊娠；IUD 嵌顿于肌壁或异位于盆腔或腹腔等，均可导致带器妊娠。带器妊娠易发生自然流产。当确诊带器妊娠时，应行人工流产终止妊娠。

【知识链接】

避孕药的研究进展

随着口服避孕药研发的不断进展，传统的药物副作用得以极大改善。研究显示，避孕药除避孕作用外，还可改善或治疗其他妇科疾病，如降低卵巢癌和子宫内膜癌的发生率，减少异位妊娠、痛经和经前紧张征等的发生，治疗月经过多和功能性子宫出血，改善围绝经期症状，预防绝经后骨质疏松，治疗子宫内膜异位症和多囊卵巢综合征等。目前"第四代孕激素"逐渐成为市场主流。常用的第四代孕激素类药物如下：①优思明/优思悦（屈螺酮炔雌醇片），具有可靠的避孕效果及良好的周期调节作用，有诸多非避孕临床益处，如对多囊卵巢综合征、痤疮、痛经、经前期综合征等的治疗作用，还可改善水潴留，对体重和血压的影响很少，保持血脂正常等。②醋酸诺美孕酮（nomegesteroneacetate，NOMAc），最新上市的 COC，商品名"Zoely"，该产品是使用方案为 24 日/4 日，即连续服用 24 日，停 4 日。NOMAc 不仅能发挥避孕作用，还显示出强的抗子宫异位内膜生长的作用。③地诺孕素（dienogest；DNG），具有强的、抑制子宫内膜细胞间质细胞因子分泌的药理学效应。④醋酸优力司特（ulipristal，UPA），对孕酮受体具有强亲和力，2010 年 30 mg UPA 被美国 FDA 批准用于紧急避孕，用于无保护性行为或已知（或怀疑）避孕失败 120 h 内（或 5 日内）的紧急避孕。

【自测反思】

张女士，32 岁，已婚，育有一儿一女，身体健康。近期无再次生育意愿，来院咨询避孕方式。

请思考：

（1）该女士可以采用哪些避孕方式？

（2）如果张女士希望采用宫内节育器，你要进行哪些方面的健康指导？

（许芳芳）

📜 项目二 药物流产方法及护理

【教学目标】

一、认知目标

1. 能说出用于早期流产的药物名称。

2. 能列举用药方案、药物用法及用药注意事项。

二、能力目标

1. 能根据孕周为妇女流产提供合理建议。

2. 能正确指导妇女药物流产的用药方法，并告知用药注意事项。

三、情感态度与思政目标

1. 能够倾听并理解他人需求，给予人性化关怀。

2. 能意识到流产对妇女健康的影响，积极开展健康指导。

【模拟情境练习】

一、导入案例

女性，24 岁，因停经 40 天，今晨在家自用早孕试纸检查呈阳性，为求进一步确诊来院。来院后妇科门诊检查显示尿 HCG 呈阳性，院内 B 超示宫内早孕，单活胎，如孕 38 天大小。患者因社会因素需终止妊娠，现转计划生育科就诊。

二、护理流程

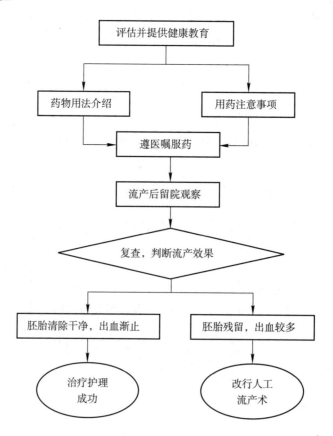

（一）接诊与评估

1. 接诊　常规接诊患者，态度亲切。

2. 病史采集　女性，24 岁，停经 40 天，今晨早孕试纸结果显示阳性。来院后门诊检查示尿 HCG 阳性，院内 B 超示宫内早孕，单活胎，如孕 38 天大小。因社会因素不能继续妊娠，遂来寻求妊娠终止方法。此次为初孕，既往体健，月经规律，无痛经，无高血压，无心脏病，否认家族遗传病史。

3. 身体评估　体温 36.6℃，呼吸 16 次 / 分，心率 78 次 / 分，血压 115/72 mmHg。妇科检查，宫颈光滑，子宫稍增大，如孕 38 天左右，双侧附件无肿胀，活动度良好。阴道清洁度Ⅱ度。院内 B 超显示，宫内可见一 1.5 cm×1.2 cm 大小孕囊，宫内早孕，如孕 38 天大小。血尿常规结果正常。心肺功能正常。

4. 心理评估　该女性独自来院，情绪低落，反复询问人工流产对生育功能的影响。

（二）临床判断

1. 初步判断　该女性为宫内早孕，单活胎。

判断主要的依据是：停经 40 天，尿 HCG 阳性，B 超示宫内一 1.5 cm×1.2 cm 大小孕囊，如孕 38 天大小。

2. 目前存在的主要护理问题

（1）知识缺乏：与初孕不了解计划生育知识有关。

（2）焦虑：与担心流产可能的并发症有关。

（三）护理措施

通知医生并采取以下护理措施。

1. 与患者充分沟通，介绍常用的几种流产方法。

2. 根据该妇女的怀孕天数及身体情况，建议其可选择药物流产法。依据：该妇女怀孕天数为 40 天左右，符合药物流产的适应证——停经 7 周以内，尤其是停经不足 40 日的孕妇；且身体评估结果显示，该妇女没有使用药物流产的禁忌证。

3. 取得患者同意及配合后，详细开展药物流产的健康教育。

（1）药物及用法：采用米非司酮（RU486）和前列腺素（PG）配伍。服药前后 2 h 需空腹，以确保药物作用。临床上有两种服药方法：①米非司酮 25 mg，每日 2 次口服，连续 3 日，于第 4 日上午来院服用米索前列醇 0.6 mg，顿服。②第 1 日晨口服米非司酮 50 mg，12 h 后再服 25 mg；第 2 日早晚各服米非司酮 25 mg；第 3 日晨服 25 mg 米非司酮后再口服米索前列醇 0.6 mg。

（2）药物流产方法简单，无创伤性，完全流产率达 90%～95%。不良反应轻，仅有恶心、呕吐、下腹痛和乏力等，但流产后出血时间较长，出血量较多。远期不良反应需进一步观察。

（3）用药后应严密随访。正常情况下服用米索前列醇后，妊娠囊会自行排出。妊娠囊排出后，需医务人员协助评估排出是否完整。排出后遵医嘱服用消炎药物预防感染。

4. 若流产失败，宜及时手术终止妊娠，若不全流产，出血量多者需急诊刮宫。阴道出血时间长者，应给抗生素预防感染。此外，要警惕异位妊娠误行药物流产导致休克。

5. 做好避孕的健康教育。

【知识链接】

米非司酮作用机制及临床应用进展

已证实米非司酮与米索前列醇配伍，对终止妊娠有确切疗效。其作用机制如下：①抗孕酮作用。米非司酮与孕酮受体（PR）亲和力高，能争夺内源性 PR，并抑制其合成，从而阻断了孕酮的作用，引起蜕膜和绒毛变性坏死，胚胎内生长环境破坏；蜕膜变性引起促黄体生成素下降，黄体溶解，胚囊坏死，同时进一步促进宫缩和软化宫颈，促使妊娠物排出，导致流产。②对细胞因子的作用。米非司酮与许多免疫因子相互作用，促使流产发生。研究显示，辅助 T 细胞（Th）中的 Th1 和 Th2 平衡受米非司酮影响失去平衡，发生病理反应，促发流产；米非司酮可引起人早孕绒毛组织中白血病抑制因子（LIF）表达下降，进而不利于胚胎生存。③细胞学机制。米非司酮可促使早孕绒毛蜕膜组织细胞凋亡；抑制绒毛滋养细胞增殖，诱导和促进其凋亡发生。此外还有研究提出米非司酮可影响胚泡着床、细胞分化及胎盘形成，引起流产。

随着米非司酮的应用，发现该药对于围绝经期排卵障碍性异常子宫出血有明显作用。米非司酮作用于子宫内膜，降低卵泡刺激素和促黄体生成素水平，抑制内膜上皮增生，促进子宫内膜萎缩，减少子宫内膜厚度。采用小剂量米非司酮（10 mg）疗效较好，且临床安全性较高。

（许芳芳）

项目三　人工流产术方法及护理

【教学目标】

一、认知目标

1. 能够正确列举人工流产的方法、适应证。
2. 能够正确说出人工流产的并发症及防治措施。

二、能力目标

1. 能正确配合医生进行人工流产操作。
2. 能准确识别人工流产的并发症并采取针对性的护理措施。

三、情感态度与思政目标

能倾听并理解患者的想法及行为，给予相应的健康教育。

【模拟情境练习】

一、导入案例

王某，女，26 岁，孕 2 产 0，因停经 56 天，今晨用早孕试纸检测尿液结果阳性，为求进一步确诊来院。门诊检查：血 HCG 呈阳性，妇科检查宫体增大，B 超提示宫内早孕，单活胎，如孕 50 天大小。患者因社会因素需终止妊娠，现转计划生育科就诊。

二、护理流程

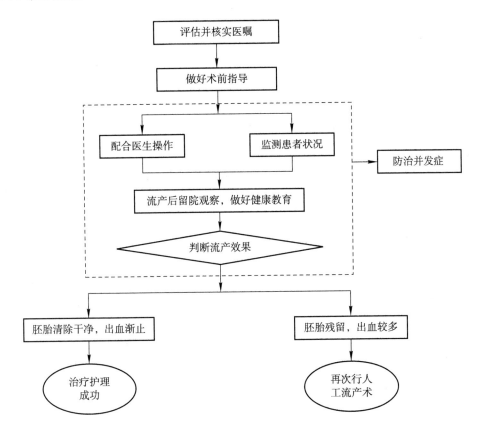

（一）接诊与评估

1. 接诊　介绍计划生育科的环境、主管医生及护士；介绍计划生育科的规章制度、预约手术制度、安全须知等。

2. 病史采集　王某，女，26岁，孕2产0。停经50天，近一周早起恶心、厌油腻。家中早孕试纸检测尿液呈阳性。门诊检查：血HCG阳性，妇科检查子宫增大，B超示宫内早孕，单活胎，如孕7周大小。因社会因素不能继续妊娠，遂来寻求妊娠终止方法。此次为第二次妊娠，前次妊娠5周时予米非司酮进行药物流产。既往体健，月经规律，无痛经，无高血压，无心脏病，否认家族遗传史。

3. 身体评估　体温36.9℃，呼吸16次/分，心率76次/分，血压110/68 mmHg。妇科检查，宫颈轻度柱状上皮异位，无接触性出血，子宫前位，增大如孕50天大小，质软，活动可，无压痛，双侧附件未触及明显异常。阴道少许分泌物，无异味，阴道清洁度Ⅱ度。院内B超检查宫内见孕囊回声，大小约1.7 cm×1.9 cm×0.8 cm，其可见胚芽0.2 cm，可见原始心管搏动。影像学诊断：宫内孕，胚胎存活，如孕50天大小。血液检查结果正常，尿液常规检查结果正常，心肺功能正常。

4. 心理评估　王某情绪低落，担心多次人流会影响以后的生育功能。

（二）临床判断

1. 初步判断　为宫内早孕，单活胎。

判断主要的依据是：既往月经规律，此次停经56天，近一周出现恶心、厌油腻等早孕反应，血妊娠试验阳性，B超宫内见 1.7 cm×1.9 cm×0.8 cm 大小孕囊，可见原始心管搏动。

2. 目前患者存在的主要护理问题

（1）知识缺乏：与不了解计划生育知识有关。

（2）焦虑：与担心流产可能的并发症及担心预后有关。

（三）护理措施

通知医生并采取以下护理措施。

1. 术前指导

（1）根据该妇女的怀孕天数及身体情况，建议选择负压吸引术流产，并预约手术时间。依据：该妇女妊娠天数为50天左右，符合负压吸引术的适应证（妊娠10周内要求终止妊娠者），没有使用负压吸引术的禁忌证，如各类疾病急性期、生殖道炎症等。

（2）与患者充分沟通，做好术前护理

1）术前一周内应避免性生活；

2）术前晚需要洗澡，换干净的内衣裤；

3）手术日着装尽量宽松，便于穿脱；

4）避免感冒发热，体温超过 37.5℃时应改日手术；

5）若选择无痛人工流产，需要禁食8 h，禁饮2 h；

6）告知手术过程及可能出现的情况，既要做到知情同意，也要避免患者过分焦虑。

2. 配合医生进行人工流产手术　患者排空膀胱后采取膀胱截石位，消毒、铺巾，行双合诊复查子宫位置、大小及附件等情况；阴道窥阴器扩张阴道，消毒阴道及宫颈；用宫颈钳夹持宫颈前唇，顺着子宫位置方向探测宫腔的方向、深度，宫颈扩张器的选择从小号到大号，循序渐进；根据孕周选择吸管及负压大小，压力一般 400～500 mmHg，将吸管连接到负压吸引器上，缓慢送入宫底，按顺时针方向吸引宫腔 1～2 圈，感到宫壁粗糙，提示组织吸净，将橡皮管折叠，取出吸管；用小号刮匙轻轻搔刮宫底及两侧宫角，检查宫腔是否吸引干净；取下宫颈钳，用棉球拭净宫颈及阴道血迹；将吸出物过滤，测量血液及组织容量，检查有无绒毛。

3. 密切监测患者状况，积极防治人工流产并发症

（1）人工流产综合征：表现为术中或术后出现恶心呕吐、心动过缓、心律失常、胸闷、头晕、大汗淋漓，严重者甚至出现血压下降、昏厥、抽搐等。这些症状和患者情绪、身体状况及手术操作有关。因此，术前重视心理护理，术中操作轻柔，负压要适当，扩张宫颈时，循序渐进。一旦出现人工流产综合征，立即停止手术，给予吸氧，严重时可用阿托品 0.5～1 mg 静脉注射。

（2）子宫穿孔：表现为手术时，突然感到无宫底感，或手术器械进入深度超过测量深度。其发生与手术者操作技术及子宫本身情况有关。一旦发生子宫穿孔，立即停止手术。若妊娠物已清除，穿孔小，无明显并发症，给予催产素和抗生素，密切观察生命体征；若宫内有妊娠残留物，应在B超或腹腔镜监护下，避开穿孔部位，完成手术；若穿孔大，有内出血应剖腹探查，根据损伤情况做相应的处理。

（3）吸宫不全：表现为手术后阴道流血时间长，血量多，或阴道流血停止后再次出现多量流血，应考虑为吸宫不全，经B型超声检查确诊后，应尽早行刮宫术，刮出物送病理检查，术后用抗生素预防感染。若同时伴有感染，应控制感染后再行刮宫术。

（4）漏吸：术时未吸出胚胎及胎盘绒毛，应复查子宫位置、大小及形状，并重新探查宫腔，吸出组织送病理检查，排除异位妊娠可能。一旦发现漏吸，应再次行负压吸引术。

（5）术中出血：妊娠周数大，子宫较大，子宫收缩差，出血量多。可在扩张宫颈后，注射缩宫素，并尽快取出绒毛组织。若为吸管过细或胶管过软或负压不足引起的出血，应及时更换、调整。

（6）术后感染：表现为体温升高、下腹疼痛、白带混浊或不规则出血，妇科检查子宫或附件区压痛。处理为半卧床休息，支持疗法，及时应用抗生素。宫腔内有残留妊娠物按感染性流产处理。

4. 术后护理要点

（1）术后在观察室休息 1~2 h，注意观察腹痛及阴道流血情况，无异常方可离开。

（2）嘱术者吸宫术后休息 2~3 周，早期避免剧烈运动和重体力劳动。

（3）注意个人卫生，保持外阴清洁，勤换卫生巾，禁止性生活及盆浴 1 个月，可淋浴。

（4）加强营养，注意营养均衡，食用高蛋白、易消化的食物，如奶制品、蛋类、鱼类等；同时注意补充淀粉、脂肪和多种维生素以及膳食纤维。不宜吃生冷刺激食物。

（5）指导夫妇双方采用安全可靠的避孕措施，如宫内节育器、短效避孕药、避孕套等。

（6）鼓励表达自身情感，引导其放松心态，减轻其心理负担。

（7）术后 1 个月复查，若出现腹痛及阴道出血增多应随时就诊。

【知识链接】

人工流产手术后女性身心变化

人工流产是对生理妊娠过程的人为阻断，女性体内性激素水平会发生显著变化，直至术后 14 天达到早期卵泡期水平。全身各个器官如乳腺、卵巢、子宫均需适应这一变化并进行相应功能的调整，调整过程中免疫力下降，容易疲劳及全身不适，其中对卵巢功能和性腺轴功能的影响会持续至妊娠终止后一段时间。人工流产术后平均恢复月经时间为 33.8 天（13~113 天）。若性腺轴调节功能失调，则会发生月经紊乱。

人工流产时子宫颈内口开大，子宫内膜功能层完全剥落，手术后子宫收缩，子宫逐步从孕期增大状态恢复至孕前大小；子宫颈内口逐渐闭合；子宫内膜开始生长，逐渐覆盖整个宫腔表面，此时阴道流血停止，子宫内膜完全由新生内膜覆盖约需要半个月时间。手术操作中吸管的负压和刮匙的搔刮均可能损伤子宫内膜基底层，导致子宫内膜再生障碍，子宫内膜发生修复障碍及纤维结缔组织增生，可导致宫腔粘连或薄型子宫内膜，两者均可引起胚胎着床困难，造成继发不孕。同时宫颈内口开大、宫颈黏液的屏障作用消失、手术操作等增加了生殖道感染的风险。

人工流产女性也会出现一些心理问题。面对人工流产手术时会产生焦虑、紧张、恐惧等一系列心理变化。

【自测反思】

张某，女，32 岁，孕 2 产 1，门诊检查提示：宫内早孕，孕 60 天。患者因社会因素要求终止妊娠，予今日行人工流产术。术中，患者突然出现恶心、面色苍白、胸闷、心动过缓、血压下降。

请思考：

（1）术中患者可能发生了什么情况？该如何处理？

（2）如何预防或减少该反应的发生？

（江仕爽）

第六章　妇产科护理技术操作

项目一　骨盆外测量

导入案例：某孕妇，30 岁，孕 9 周，来院做产前检查。产科护士该做哪些检查以判断胎儿能否经阴道分娩？

一、目的要求

1. 学会测量骨盆四条外径线。

2. 能够通过骨盆外测量间接评估骨盆大小、形状，从而初步判断胎儿能否通过骨产道，决定分娩方式。

二、操作准备

1. 护士准备　服装鞋帽整洁，洗手，戴口罩

2. 用物准备　检查床、枕头、屏风、骨盆测量尺、洗手液、记录本、笔。

3. 环境准备　关门窗，拉好屏风，调节室温至 22～26℃。

三、操作方法及时间安排

1. 学生课前完成骨盆外测量操作视频的学习。

2. 上课时，教师示教骨盆测量器的正确握持方法及操作步骤，指出并解释操作中的重点和难点；学生们两人一组，相互测量、练习，将测量结果统计并记录。教师巡回指导，随时纠正学生操作上的错误。

3. 时间安排　1 学时。

视频 1-6-1-1　骨盆外测量操作

四、操作步骤

1. 洗手，嘱孕妇排空膀胱，查对并解释操作目的，取得合作。

2. 备好测量器，检查者立于孕妇右侧。

3. 协助孕妇仰卧于检查床上，暴露下腹部，两腿伸直并拢。

4. 测量髂棘间径。双手食指沿两侧腹股沟向外上触摸到第一个骨性突起，即髂前上棘。用骨盆测量器测量两髂前上棘外缘之间的距离即髂棘间径（见图 1-6-1-1），正常值 23～26 cm。

5. 测量髂嵴间径。双手食指沿两侧髂前上棘向外上摸到最高点，即髂嵴。用骨盆测量器测量两髂嵴外缘之间的距离即髂嵴间径（见图 1-6-1-2），正常值 25～28 cm。

6. 协助孕妇侧卧于检查床上，背向检查者，将左腿稍屈曲，右腿伸直。

7. 测量骶耻外径。在孕妇前方触及耻骨联合上缘中点，后方触及第 5 腰椎棘突下（腰骶部菱形窝上角处），用骨盆测量器测量耻骨联合上缘中点至第 5 腰椎棘突下之间的

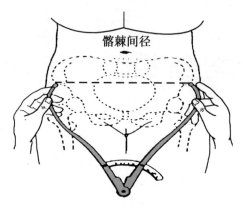

图 1-6-1-1 测量髂棘间径

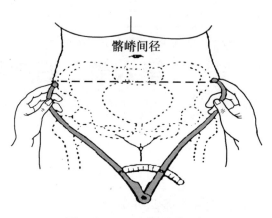

图 1-6-1-2 测量髂嵴间径

距离即骶耻外径（见图 1-6-1-3），正常值 18～20 cm。

8. 协助孕妇仰卧于检查床上，膝髋关节屈曲，两腿分开，让孕妇双手抱双髋关节。

9. 测量出口横径。护士面对孕妇，双手食指沿耻骨弓向下可触及两侧坐骨结节，用骨盆测量器测量两侧坐骨结节前端内缘之间的距离即出口横径（见图 1-6-1-4），正常值 8.5～9.5 cm。

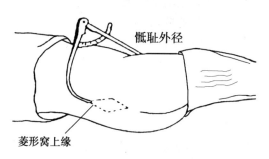

图 1-6-1-3 测量骶耻外径

10. 如无骨盆测量器，可用成人拳头放置于两侧坐骨结节前端内缘之间估计出口横径，能放置为正常范围（见图 1-6-1-5）。

11. 测量完毕，协助孕妇整理衣物，收集好骨盆测量器等用具。

12. 洗手，将测量结果进行评价，按要求作好记录。

五、注意事项

1. 注意保护孕妇隐私。

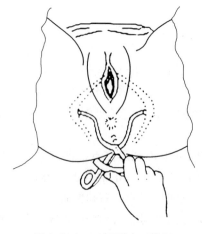

图 1-6-1-4 测量出口横径

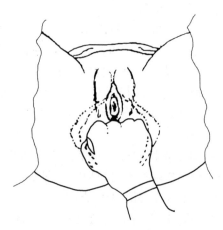

图 1-6-1-5 估计出口横径（手拳法）

2. 外测量不能测量内径，只是间接推断内径之大小。

3. 第 5 腰椎棘突下，相当于腰骶部菱形窝的上角，或相当于两侧髂嵴最高点水平连线与脊柱交叉点下 1 ~ 1.5 cm 处。

4. 菱形窝的上角为第 5 腰椎棘突正下方，检查时让孕妇背向检查者站立，仔细观察，如果菱形窝各边不对称或不等长，应考虑骨盆异常。

5. 如果外测量不正常，还需要用其他方法进一步检查。

6. 测量出口横径时，可以用拇指抵住耻骨下支，以估计耻骨弓角度。

7. 如果测量结果骶耻外径小于 18 cm，应测对角径。

8. 如果测量结果出口横径小于 8 cm，应测后矢状径。若出口横径加后矢状径大于 15 cm，可通过正常足月胎头。

六、评分标准

1. 在实验室或产科门诊或产科病房进行考核，以孕妇模型为操作对象。

2. 操作评分标准见表 1-6-1-1。

表 1-6-1-1　骨盆外测量评分标准

班级 ＿＿＿＿＿＿　　　　学号 ＿＿＿＿＿＿　　　　姓名 ＿＿＿＿＿＿

项目	要求	项目分值	总分	扣分
目的	评估骨盆大小、形状，评估产道情况，决定分娩方式	5	5	
操作准备	骨盆测量器、检查床、枕头、屏风	3	3	
操作步骤	1. 备好测量器，检查者立于孕妇右侧	5	5	
	2. 向孕妇解释测量的意义，关好门窗，注意保暖。必要时，用遮挡屏风，保护孕妇隐私	5	5	
	3. 让孕妇仰卧于检查床上，暴露下腹部，两腿伸直	5	5	
	4. 测量髂棘间径：用骨盆测量器测量两髂前上棘外缘之间的距离，正常值 23 ~ 26 cm	10	10	
	5. 测量髂嵴间径：用骨盆测量器测量两髂嵴外缘之间的距离，正常值 25 ~ 28 cm	5	5	
	6. 让孕妇侧卧于检查床上，背向检查者，将左腿稍屈曲，右腿伸直	5	5	
	7. 测量骶耻外径：用骨盆测量器测量耻骨联合上缘中点至第 5 腰椎棘突下之间的距离，正常值 18 ~ 20 cm	10	10	
	8. 让孕妇仰卧于检查床上，膝髋关节屈曲，两腿分开，让孕妇双手抱双髋关节	5	5	
	9. 测量出口横径：用骨盆测量器测量两侧坐骨结节前端内缘之间的距离，正常值 8.5 ~ 9.5 cm	10	10	
	10.（口述）如无骨盆测量器，可用成人拳头放置两侧坐骨结节前端内缘之间，能放置为正常范围	5	5	
	11. 测量完毕，协助孕妇整理衣物，收集好骨盆测量器等用具	4	4	
	12. 将测量结果进行评价，按要求作好记录	5	5	

续表

项目	要求	项目分值	总分	扣分
注意事项	1. 注意保护孕妇隐私	2	18	
	2. 外测量不能测量内径，只是间接推断内径之大小	2		
	3. 第5腰椎棘突下，相当于腰骶部菱形窝的上角，或相当于两侧髂嵴最高点水平连线与脊柱交叉点下 1～1.5 cm 处	2		
	4. 菱形窝的上角为第5腰椎棘突正下方，检查时让孕妇背向检查者站立，仔细观察，如果菱形窝各边不对称或不等长，应考虑骨盆异常	3		
	5. 如果外测量不正常，还需要用其他方法进一步检查	2		
	6. 测量出口横径时，可以用拇指抵住耻骨下支，以估计耻骨弓角度	3		
	7. 如果测量结果骶耻外径小于 18 cm，应测对角径	2		
	8. 如果测量结果出口横径小于 8 cm，应测后矢状径。若出口横径加后矢状径大于 15 cm，可通过正常足月胎头	2		
	总分	100	100	

得分 _____　　　　　　　　　　　　　评分人 _____

日　期 _____

七、课堂评价

1. 学生自评

骨盆测量的径线正常范围是_____。

测量的骨性标志尚不清晰、需要请教的是_____。

我认为操作中人文关怀应体现在_____。

2. 同学互评　从测量尺使用熟练度、骨盆径线正常范围、沟通及隐私尊重方面给予评价，提出修正的建议。

3. 教师评价　教师总结被评价同学操作及自评的优缺点；指出评价同学评价的正确性，纠正评价的不当之处；总结本次课的操作要点，对操作者及评价者分别给予"优、良、中、合格、不合格"的评价，详见表 1-6-1-2。

表 1-6-1-2　骨盆外测量课堂评价表

	评价等级					教师签名
操作者	□优	□良	□中	□合格	□不合格	
评价操作者的同学	□优	□良	□中	□合格	□不合格	

（许芳芳）

项目二　腹部检查及四步触诊

导入案例：孕妇 28 岁，孕 36 周，宫高 33 cm，腹围 92 cm。这两个指标是怎样测得的？若要判断该孕妇的胎产式、胎先露、胎方位及先露是否衔接，应怎样操作？

一、目的要求

1. 能独立完成孕妇宫高、腹围测量及腹部四步触诊操作。
2. 能初步判断孕妇子宫大小、胎产式、胎先露、胎方位及先露是否衔接。

二、操作准备

1. 护士准备　衣帽着装整洁，剪短指甲，取下手表等，向孕妇说明检查目的，操作前洗手。
2. 物品准备　软皮尺、笔、记录本。
3. 孕妇准备　排空膀胱，仰卧于检查床上，头部稍垫高，双腿略屈稍向两侧分开，腹部充分袒露。
4. 环境准备　整洁、安静、屏风遮挡、室温适宜。

三、操作方法及时间安排

1. 学生课前完成腹部检查与四步触诊操作视频的学习。
2. 教师示教操作步骤，指出并解释操作中的重点和难点。
3. 学生进行练习，教师巡回指导，纠正学生操作上的错误。
4. 时间安排。1 学时。

视频 1-6-2-1　腹部检查与四步触诊操作方法

四、操作步骤

1. 核对孕妇有关信息，向孕妇说明操作目的，取得配合。
2. 孕妇仰卧于检查床上，双腿屈曲分开，露出腹部。
3. 测量宫高。测耻骨联合上方至子宫底的弧形长度。
4. 测量腹围。测量绕脐一周的长度。
5. 视诊。观察腹部外形、大小，腹壁有无妊娠纹、手术瘢痕、静脉曲张、水肿等。
6. 触诊。按四步触诊手法进行。前三步触诊检查时，操作者面向孕妇头端；第四步手法检查时，操作者面向孕妇足端。具体如下：

（1）双手置于子宫底部，了解子宫外形并测得子宫底高度，估计子宫大小是否与妊娠周数相符。再以两手指腹相对交替轻推，判断宫底部的胎儿部分，若为胎头，则硬而圆且有浮球感；若为胎臀，则柔软而宽且形态不规则，见图 1-6-2-1（1）。

（2）两手分别置于腹部左右两侧，一手固定，另一手轻轻深按检查，两手交替，触到平坦饱满部分为胎背，并可确定胎背方向。触到高低不平可变形的部分为胎儿肢体，有时能感到胎儿肢体活动，同时估计羊水量，见图 1-6-2-1（2）。

（3）右手拇指与其他四指分开，置于耻骨联合上方，握住先露部，进一步判断先露是头还是臀。左右推动以了解先露部是否衔接，如先露部浮动，表示尚未入盆，如先露部不能被推动，表示先露已入盆，见图 1-6-2-1（3）。

（4）检查者两手分别置于先露部两侧，朝骨盆入口方向向下深压，再次判断先露部的诊断是否正确以及确定先露部入盆的程度，见图 1-6-2-1（4）。

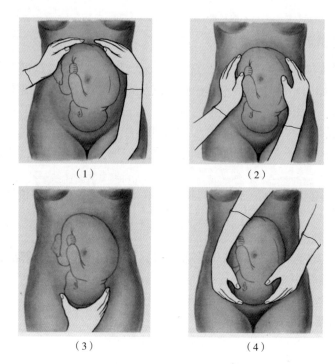

（1）　　　　　　　　（2）

（3）　　　　　　　　（4）

图 1-6-2-1　腹部四步触诊法

7. 检查结束后，协助孕妇整理衣裤，扶其坐起，穿鞋。整理床铺，用物归放原处。清洗双手，填写检查记录。向孕妇说明检查情况，交待注意事项。

五、注意事项

1. 操作前评估孕妇是否能取仰卧位，子宫是否过度膨胀或有瘢痕而致宫壁肌层过薄，B 超显示子宫肌层厚度≤3 mm 时避免行四步触诊，若是前置胎盘、胎盘早剥、耻骨联合分离应避免四步触诊。

2. 检查中动作轻柔，如有不适要立即停止。检查时注意保护孕妇隐私。

3. 当胎先露是胎头或胎臀难以确定时，可行肛诊协助诊断。

六、评分标准

1. 在实验室或产科门诊或产科病房进行考核，以孕妇模型为操作对象。

2. 操作评分标准见表 1-6-2-1。

表 1-6-2-1　腹部检查及四步触诊操作评分标准

班级 _____　　　　学号 _____　　　　姓名 _____

项目	要求	项目分值	总分	扣分
目的	判定胎产式、胎先露、胎方位及先露是否衔接；判定子宫大小是否与孕周相符；估计胎儿大小和羊水量多少	4	4	
操作准备	1. 护士准备　剪短指甲，取下手表等，操作前洗手	2	12	
	2. 物品准备　软皮尺，笔，记录本	6		
	3. 孕妇准备　排空膀胱，仰卧于检查床上，头部稍垫高，双腿略屈稍向两侧分开，腹部充分袒露	2		
	4. 环境准备　整洁、安静、屏风遮挡、室温适宜	2		

续表

项目	要求	项目分值	总分	扣分
操作步骤	1. 核对孕妇信息，向孕妇说明操作目的，取得配合	4	4	
	2. 孕妇取舒适体位，双腿屈曲分开，露出腹部	4	4	
	3. 测量宫高　测耻骨联合上方至子宫底的弧形长度	8	8	
	4. 测量腹围　测量绕脐一周的长度	8	8	
	5. 视诊　观察腹部外形、大小、腹壁有无妊娠纹、手术瘢痕、静脉曲张、水肿等	6	6	
	6. 触诊　前三步触诊检查时，护士面向孕妇头端；第四步手法检查时，护士面向孕妇足端	5		
	（1）双手置子宫底部，了解子宫外形并测得子宫底高度，估计子宫大小是否与妊娠周数相符。再以两手指腹相对交替轻推，判断宫底部的胎儿部分	8		
	（2）两手分别置于腹部左右两侧，两手交替检查，确定胎背方向。同时估计羊水量	8	37	
	（3）右手拇指与其他4指分开，置于耻骨联合上方，握住先露部，进一步判断先露是头还是臀。左右推动以了解先露部是否衔接	8		
	（4）检查者两手分别置于先露部两侧，朝骨盆入口方向向下深压，目的与第三步同	8		
	7. 检查结束后，协助孕妇整理衣裤，扶其坐起，穿鞋。整理床铺，用物归放原处。清洗双手，填写检查记录向孕妇说明检查情况，交待注意事项	7	7	
评价	1. 物品准备齐全、环境准备符合要求 2. 操作熟练、敏捷 3. 孕妇积极配合	2 3 5	10	
	总分	100	100	

得分 ＿＿＿＿＿＿＿＿　　　　　　　　　　　　评分人 ＿＿＿＿＿＿＿
　　　　　　　　　　　　　　　　　　　　　　　日　期 ＿＿＿＿＿＿＿

七、课堂评价

1. 学生自评

腹部检查及四步触诊的内容包括＿＿＿＿＿＿＿＿＿＿＿＿＿＿＿＿＿＿＿＿＿＿＿＿＿。

四步触诊环节尚不清晰、需要请教的是＿＿＿＿＿＿＿＿＿＿＿＿＿＿＿＿＿＿＿＿＿＿。

我对如下操作有自己的见解＿＿＿＿＿＿＿＿＿＿＿＿＿＿＿＿＿＿＿＿＿＿＿＿＿＿＿。

2. 同学互评　从四步触诊手法要点、胎方位判断准确性及孕产妇人文关怀角度给予评价，提出修正的建议。

3. 教师评价　教师总结被评价同学操作及自评的优缺点；指出评价同学评价的正确性，纠正评价的不当之处；总结本次课的操作要点，对操作者及评价者分别给予"优、良、中、合格、不合格"的评价，详见表1-6-2-2。

表 1-6-2-2 腹部检查及四步触诊课堂评价表

	评价等级					教师签名
操作者	□优	□良	□中	□合格	□不合格	
评价操作者的同学	□优	□良	□中	□合格	□不合格	

（许芳芳）

📃 项目三 电子胎心监护操作

导入案例：产妇，28 岁，孕 1 产 0，孕 40^{+5} 周，规律宫缩入院待产。10 时 20 分阴道检查宫口开 3 cm，行硬膜外分娩镇痛，14 时 20 分阴道检查宫口开 6 cm，胎膜未破。电子胎心监护图如图 1-6-3-1。试分析：胎心率基线是多少？基线变异如何？宫缩情况怎么样？胎心率一过性变化情况如何？

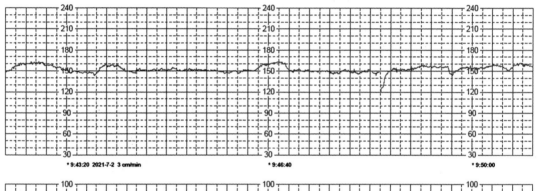

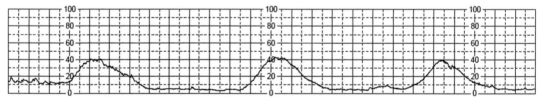

图 1-6-3-1 电子胎心监护图（走纸速度为 3 cm/min）

一、目的要求
1. 学会电子胎心监护仪的使用。
2. 能分析典型的胎心监护图形。

二、操作准备
1. 用物准备 胎心监护仪、耦合剂、绑带、记录纸、笔、擦纸。
2. 护士准备 仪表端庄，服装整洁，洗手，戴口罩。
3. 环境准备 适宜温、湿度，保护隐私（如拉窗帘、床帘）。

三、操作方法及时间安排

📹 视频 1-6-3-1 电子胎心监护仪操作方法

1. 学生课前完成电子胎心监护仪操作视频的学习。

2. 教师课堂示教胎心监护仪的使用操作步骤并讲解操作中的注意事项，学生分组进行操作练习。

3. 教师巡视，纠正学生练习过程中的错误。

4. 学生回示操作，师生讨论典型胎心监护图。

5. 时间安排　1学时。

四、操作步骤

1. 核对解释，评估孕妇，摆好体位。

2. 孕妇暴露腹部，四步触诊判断胎背位置。

3. 打开胎心监护仪开关。

4. 胎心监护探头涂上超声耦合剂，置于孕妇腹部胎心听诊区，即胎儿胎背处，用绑带压住，将宫缩压力探头置于宫底下3 cm处，用绑带压住。

5. 将胎心音量调到合适程度，宫缩压力调零。

6. 协助孕妇采取舒适体位，持续胎心监护。

7. 监护结束后，取下探头，清洁孕妇腹壁及探头，协助孕妇整理衣裤。

8. 打印监护图，关掉电源并整理胎心监护仪。

9. 分析胎心监护图形，并向产妇解释结果。

五、注意事项

1. 根据不同胎方位正确放置胎心监护探头。

2. 孕妇体位舒适，绑带松紧度适宜，并注意保暖与保护隐私。

3. 电子胎心监护过程中加强巡视，及时发现异常情况并报告。

4. 仪器使用过程中不要随意关机，各种操作完成后再关电源。

六、评分标准

1. 在实验室或产科门诊或产科病房进行考核，以孕妇模型为操作对象。

2. 操作评分标准见表1-6-3-1。

表 1-6-3-1　电子胎心监护评分标准

班级 _____　　学号 _____　　姓名 _____

项目	要求	项目分值	总分	扣分
目的	观察和记录胎心率的动态变化；了解胎心与胎动、宫缩之间的关系，评估胎儿宫内安危情况	4	4	
操作准备	1. 护士准备　仪表端庄，服装整洁，洗手，戴口罩	2	15	
	2. 物品准备　胎儿监护仪，耦合剂，绑带，记录纸，擦纸	2		
	3. 孕妇准备	8		
	（1）核对孕妇床号、姓名，解释操作名称、目的			
	（2）询问孕周，胎方位，评估孕妇的自理能力及合作程度			
	（3）嘱其排空膀胱			
	4. 环境准备　注意保暖，保护隐私（如拉窗帘、床帘）	3		
操作步骤	1. 孕妇取合适体位并保持舒适	3	3	
	2. 暴露腹部，观察腹壁皮肤，用四步触诊法了解胎方位	7	7	

续表

项目	要求	项目分值	总分	扣分
	3. 监护胎心			
	（1）胎心监护探头涂耦合剂，置于孕妇腹部胎心听诊区，用绑带压住	10		
	（2）宫缩压力探头涂耦合剂，置于宫底下 3 cm 处，用绑带压住	10	30	
	（3）胎心音量调到合适程度，宫缩压力调零	5		
	（4）胎心监护 20 min，指导注意事项	5		
	4. 监护完毕			
	（1）撤去探头	2		
	（2）擦净腹壁皮肤和探头，协助整理衣裤	4	8	
	（3）打印胎心监护图	2		
	5. 协助孕妇取舒适体位	5	5	
	6. 解读胎心监护图形，向孕妇解释监护结果	10	10	
	7. 整理监护用物	3	3	
	8. 洗手，记录	5	5	
评价	1. 照顾孕妇的感受，适当进行孕期宣教	3		
	2. 语言通俗易懂，态度和蔼，沟通有效	3	10	
	3. 操作熟练，动作轻柔，有条不紊	4		
	总分	100	100	

得分 _____   评分人 _____

                          日　期 _____

七、课堂评价

1. 学生自评

这堂课我学会了（如胎心监护探头放置的位置等）_____。

胎心监护操作中尚不清晰、需要请教的是_____。

我对如下胎心监护有自己的见解_____。

2. 同学互评　指出被评价同学在电子胎心监护操作、胎心监护判读、护患沟通、操作中的人文关怀等方面存在的问题，提出修正的建议。

3. 教师评价　教师总结被评价同学操作及自评的优缺点；指出评价同学评价的正确性，纠正评价的不当之处；总结本次课的操作要点，对操作者及评价者分别给予"优、良、中、合格、不合格"的评价，详见表 1-6-3-2。

表 1-6-3-2　电子胎心监护课堂评价表

	评价等级					教师签名
操作者	□优	□良	□中	□合格	□不合格	
评价操作者的同学	□优	□良	□中	□合格	□不合格	

（江仕爽）

项目四 平产接生技术

导入案例：产妇 30 岁，孕 1 产 0，妊娠 40^{+5} 周，LOA。临产后规则宫缩 8 h，胎膜已破，羊水清。产妇身高 162 cm，骨盆测量径线 24-26-19-9 cm，宫高 34 cm，腹围 99 cm，估计胎儿体重 3.5 kg。产妇现阶段宫缩 40~50 s/1~2 min，质强，阴道指检发现宫口已开 10 cm，先露 +2，宫缩间歇期胎心听诊为 148 次/分。针对该产妇产程的进展状况，接下来应作何准备？采取哪些护理措施？

一、目的要求

1. 能做好平产接生的准备工作。

2. 能初步完成平产接生的操作流程。

3. 能完成会阴消毒、铺巾、新生儿的处理等重点操作。

二、操作准备

1. 用物准备　产包，会阴切开与会阴裂伤缝合所需的物品，如血管钳、镊子、持针器、缝合用的针线、会阴切开剪刀、纱布等；脐带结扎处理所需的物品，如脐带夹、纱布卷、碘伏棉球、开口纱布；新生儿窒息抢救所需物品，如吸球（洗耳球）、吸痰管、负压吸引装置、呼吸球囊、供氧装置等。

2. 护士准备　戴口罩、帽子，并按外科要求洗手、穿手术衣、戴手套。

3. 环境准备　温、湿度适宜，光线适中，减少人员走动。

视频 1-6-4-1　接产铺巾操作步骤

三、操作方法及时间安排

1. 学生课前完成接产铺巾操作视频的学习。

2. 学生课上观看平产接生录像，熟悉接生的流程。

3. 教师示教接产准备、平产接生、新生儿处理等操作，并指出操作中的注意事项。

4. 学生分组练习，老师巡回指导，及时纠正操作错误。

5. 学生回示，老师点评，总结操作重难点。

6. 时间安排　6 学时。

四、操作步骤

1. 接产的准备工作

（1）准备好各种接生所需物品。

（2）产妇行会阴清洁、消毒。

（3）接生者戴口罩、帽子，并按外科要求洗手、穿手术衣、戴手套。

（4）铺好无菌巾，准备接产。铺巾完成后如图 1-6-4-1。

2. 选择合适分娩体位　传统接生体位多采用屈膝半卧位或屈膝仰卧位，即产妇半卧或仰卧于产床上，两腿屈曲分开取膀胱截石位，充分暴露会阴部。若母婴情况良好，可鼓励产妇采取自由体位分娩，如采用屈膝半卧位、侧卧位、站立位、坐位。

3. 指导产妇用力，协助胎头娩出

（1）当宫缩来临的时候，指导产妇先深吸一口气，然后屏气向下用力，时间尽可能长，也可中途换气后再屏气向下用力，每阵宫缩屏气用力 2 次较好，于宫缩间歇时全身放松，休息。如此循环，加速产程进展。

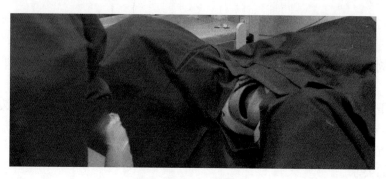

图 1-6-4-1　铺巾

（2）保护会阴，协助胎头娩出

1）传统保护会阴方法：接产者站在产妇的右侧。在会阴部盖上一块消毒巾，接产者右肘支撑在产床上，大拇指与其余四指分开，利用右手手掌大鱼际肌顶住会阴部。每当宫缩时右手向上内方托压。与此同时，左手轻压胎头枕部以协助胎头俯屈及下降。宫缩间歇时，保护会阴的手稍放松，避免因压迫过久而造成会阴水肿。当胎头枕部在耻骨弓下露出、胎头即将仰伸时，嘱产妇在宫缩时张口哈气以解除腹压的作用，让其在宫缩间歇时稍向下屏气，接产者左手协助胎头仰伸，缓慢娩出胎头。胎头娩出后右手依旧呈保护会阴的姿势，左手自鼻根向下颏挤压，挤出口鼻内的黏液和羊水，迅速检查有无脐带绕颈。

2）单手控制胎头速度保护会阴方法：胎头拨露导致会阴后联合紧张时接产者一手在宫缩时适当控制胎头娩出的速度，防止胎头娩出过快，当胎头枕部在耻骨弓下露出、胎头即将仰伸时，嘱产妇在宫缩时张口哈气以解除腹压的作用，让其在宫缩间歇时稍向下屏气，左手协助胎头仰伸使胎头缓慢娩出，操作过程中适时保护会阴。若胎头口鼻有较多黏液流出，右手可协助挤出口鼻内的黏液和羊水，迅速检查有无脐带绕颈。

4. 协助胎肩娩出

（1）耐心等待下一阵宫缩到来，待胎头自然复位后，适当协助胎头外旋转，使胎儿双肩径与骨盆出口前后径相一致。此时左手轻轻下压胎儿颈部，协助前肩自耻骨弓下先娩出；然后再上托胎儿颈部，使后肩从会阴前缓慢娩出。双肩娩出后，双手协助胎体及下肢相继以侧位娩出。记录胎儿娩出时间。

（2）胎儿娩出后将聚血盆置于产妇臀下用于评估产后出血量，完成缩宫素注射（由助手在胎儿前肩娩出后完成）。

5. 新生儿处理

（1）传统的新生儿处理

1）擦干新生儿皮肤，注意保暖。

2）清理呼吸道：胎儿娩出后，若新生儿咽部或者鼻腔分泌物较多，可用吸球（吸耳球）或吸痰管轻轻吸出新生儿咽部及鼻腔的黏液和羊水。当确认呼吸道已吸净而仍未啼哭时，用手抚摸新生儿背部或轻拍新生儿足底，刺激啼哭。

3）阿普加（Apgar）评分：用于判断有无新生儿窒息以及窒息的严重程度，评估内容包括心率、呼吸、肌张力、喉反射和皮肤颜色。1 min 评分反映在宫内的情况，是出生当时的情况；5 min 及以后评分则反映复苏效果，与预后关系密切。

4）脐带处理：待到脐带血管停止搏动后或胎儿娩出后 1~3 min，在距脐根部 15~20 cm 处用两把血管钳钳夹，在两钳之间剪断脐带。断脐后，用聚维酮碘液消毒新生儿脐轮上 5 cm 的脐带及脐轮周围直径约 5 cm 的皮肤，在距新生儿脐轮 2 cm 处夹闭脐带夹，然后在距脐带夹外 0.5 cm 剪断脐带，挤净脐带断端残留血液，残端用聚维酮碘溶液消毒，脐带夹下方用纱布环绕保护脐周皮肤，再用无菌敷料包扎。（详见本章项目六新生儿脐部处理）

5）向产妇抱示新生儿性别，交台下处理，检查新生儿有无畸形。称量体重。擦净新生儿足底，在新生儿记录单上打足印及产妇手指印，并在新生儿手腕和脚腕系上腕带，腕带上标明母亲姓名、床号，新生儿性别、体重、出生时间，同时在包被上系上同样的标记。在娩出后 30 min 内将新生儿抱给产妇，让其俯卧（腹部朝下，头偏向一侧）在母亲的胸前，要求皮肤相贴，进行首次吮吸乳头，时间不少于 30 min。

（2）现提倡的新生儿处理

1）新生儿娩出后，立即将新生儿置于母亲腹部，用预热的干毛巾，彻底擦干，并注意保暖，新生儿俯卧位，头偏向一侧，盖上干毛巾，戴上小帽和手腕腕带，行皮肤接触。

2）延迟结扎脐带：对于不需要复苏的早产儿和正常足月儿，可待到脐带血管停止搏动后或胎儿娩出后 1~3 min，更换手套，在距离脐带根部 2~5 cm 的位置一次断脐并结扎脐带。

3）观察新生儿，记录 1 min、5 min、10 min 的阿普加（Apgar）评分。

4）向产妇抱示新生儿性别，交台下处理，检查新生儿有无畸形。称量体重。擦净新生儿足底，在新生儿记录单上打足印及产妇手指印，并在新生儿脚腕系上腕带，同时在包被上系上同样的标记，协助第一次首次吮吸乳头。

6. 协助胎盘、胎膜娩出并检查

（1）观察胎盘剥离征象，当确认胎盘已完全剥离后，于宫缩时左手握住子宫底并按压，同时右手轻拉脐带，协助娩出胎盘。当胎盘娩至阴道口时，接产者用双手捧住胎盘，向一个方向旋转并缓慢向外牵拉，协助胎膜完整娩出。胎盘娩出手法见图 1-6-4-2。

（2）将胎盘铺平，用纱布将胎盘母体面血块拭去，检查胎盘母体面的胎盘小叶有无缺损、钙化、陈旧性血块附着等；测量胎盘大小，检查胎盘胎儿面边缘有无断裂的血管，以发现副胎盘。提起脐带，检查胎膜是否完整、胎膜破口位置、脐带长度及附着部位。

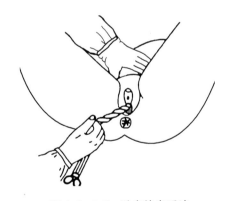

图 1-6-4-2 胎盘娩出手法

7. 检查软产道　检查会阴、小阴唇内侧、尿道口周围、阴道及子宫颈有无裂伤。若有裂伤，应立即缝合。

8. 产后观察　产后留产妇在产房观察 2 h。协助产妇首次哺乳，注意子宫收缩、子宫底高度、阴道出血量、膀胱充盈情况、会阴及阴道有无血肿等，并测血压、脉搏，评估产后出血量。

五、注意事项

1. 严格执行无菌操作，避免感染。

2. 接产动作轻柔，防止损伤或引起产妇不适。

3. 指导产妇屏气用力的时机。胎头仰伸前，在宫缩时用力，宫缩间歇时休息；当胎头枕部在耻骨弓下露出、胎头即将仰伸时，宫缩时张口哈气，在宫缩间歇时稍向下屏气。

4. 在保护会阴的同时，协助胎头俯屈，使胎头以最小径线（枕下前囟径）在宫缩间歇时缓慢地通过阴道口，预防会阴裂伤。

5. 胎头娩出后立即清理呼吸道，胎儿娩出后再次清理呼吸道，预防新生儿窒息。

6. 新生儿处理过程中注意保暖，并仔细检查有无异常。

六、评分标准

1. 在实验室或产房进行考核，以分娩期产妇及新生儿模型为操作对象。

2. 操作评分标准见表 1-6-4-1。

表 1-6-4-1　平产接生评分标准

班级 _____　　　　学号 _____　　　　姓名 _____

项目	要求	项目分值	总分	扣分
目的	适时保护会阴，减少软产道裂伤；协助胎儿娩出，预防新生儿窒息及产伤；预防产后出血	3	3	
操作准备	1. 产妇准备　取屈膝半卧位，进行会阴冲洗、消毒	7	13	
	2. 接生者准备　戴口罩、帽子，并按外科要求洗手、穿手术衣、戴手套	2		
	3. 物品准备　产包，会阴切开及缝合所需的物品，脐带结扎处理所需物品，新生儿窒息抢救所需物品	2		
	4. 环境准备　温、湿度适宜，光线适中	2		
操作步骤	1. 核对，解释	2	2	
	2. 评估孕妇病史；胎心、宫缩情况；会阴情况；监测产程进展	5	5	
	3. 铺巾（依次顺序：臀下、两侧脚套、大腿、腹部）	8	8	
	4. 保护会阴，协助胎儿娩出 （1）指导产妇每当宫缩时，向下用力屏气，于宫缩间歇时休息 （2）根据实际情况保护会阴，协助胎儿娩出（传统会阴保护法或单手控制胎头娩出速度保护会阴方法） （3）胎头娩出后，左手自鼻根向下颏挤压，挤出口鼻内的黏液和羊水，协助胎儿娩出 （4）胎儿娩出后将聚血盆置于产妇臀下用于评估产后出血量	5 10 5 5	25	
	5. 新生儿处理 （1）保暖，清理呼吸道，早接触（视情况而定） （2）脐带处理 （3）向产妇抱示新生儿性别，交台下处理	3 8 4	15	
	6. 协助胎盘、胎膜娩出并检查 （1）当确认胎盘已完全剥离后，于宫缩时协助娩出胎盘、胎膜完整娩出 （2）检查胎盘、胎膜情况	3 2	5	

续表

项目	要求	项目分值	总分	扣分
	7. 检查软产道：检查会阴、小阴唇内侧、尿道口周围、阴道及子宫颈有无裂伤	5	5	
	8. 产后观察：产后观察 2 h。协助早吸吮、早接触，注意观察子宫收缩、子宫底高度、阴道出血量、膀胱充盈情况、会阴及阴道有无血肿等，并测血压、脉搏	7	7	
	9. 整理用物	2	2	
评价	1. 严格执行无菌操作原则	3		
	2. 动作轻柔、熟练，体现人文关怀	4	10	
	3. 具备一定整体护理能力	3		
	总分	100	100	

得分 _____　　　　　　　　　　评分人 _____

　　　　　　　　　　　　　　　　　　　　日　期 _____

七、课堂评价

1. 学生自评

这堂课我学会了平产接生过程中的（如铺巾、产程的判断）_____。

接产过程中尚不清晰、需要请教的是_____。

接产过程中存在疑问，需要解答的是_____。

我对如下接产操作有自己的见解_____。

2. 同学互评　指出被评价同学在接产前准备、铺巾、协助胎儿娩出、新生儿处理、胎盘胎膜娩出及检查、产后 2 h 观察、操作中的人文关怀等方面存在的问题，提出修正的建议。

3. 教师评价　教师总结被评价同学操作及自评的优缺点；指出评价同学评价的正确性，纠正评价的不当之处；总结本次课的操作要点，对操作者及评价者分别给予"优、良、中、合格、不合格"的评价，详见表 1-6-4-2。

表 1-6-4-2　小儿体格测量课堂评价表

	评价等级					教师签名
操作者	□优	□良	□中	□合格	□不合格	
评价操作者的同学	□优	□良	□中	□合格	□不合格	

（江仕爽）

项目五　会阴切开及缝合术

导入案例：初产妇，28 岁，身高 158 cm，体重 65 kg。产前 B 超示胎位 ROA，胎儿双顶径 9.4 cm。现产妇宫口开全已 1 h，宫缩频率为 50 s/1～2 min，宫缩强，胎头拨露，宫缩时会阴膨隆，为了协助产妇经阴道顺产，可以采取哪些措施？

一、目的要求

1. 学会判断会阴切开适应证及时机。

2. 初步掌握会阴切开及缝合技术。

二、操作准备

1. 护士准备　服装鞋帽整齐；剪短指甲，取下手表、首饰；操作前洗手，戴口罩。

2. 物品准备

（1）会阴切开及缝合模型。

（2）每具模型配备：手术刀1把，会阴切开剪1把，直头止血钳1把，持针器1把，三角缝针1枚，弯头线剪1把，1号丝线10条，输液管1条，止血带1条，无菌手套2副。

3. 环境准备　操作台清洁、铺一次性垫巾。

三、操作方法及时间安排

1. 制作会阴切开缝合术模型。

2. 带教老师示范临床上常用的两种术式：会阴侧斜切开缝合术和会阴正中切开缝合术，讲解手术方法、注意事项、缝合方法及缝合后处理。

3. 学生进行分组练习，教师巡回指导，随时纠正学生操作上的错误。模型缝合完毕后拆线循环使用。

4. 时间安排　3学时。

四、操作步骤

1. 局部麻醉　采用阴部神经阻滞和局部浸润麻醉，如图1-6-5-1。

（1）取注射器，抽吸0.5%利多卡因10 ml，换上长针头。

（2）会阴侧斜切开时，将一手中指、示指伸入模型阴道内，另一手持注射器，在肛门和坐骨结节连线中点处进针，刺向模型坐骨棘尖端内侧。

（3）注射5 ml利多卡因，将针头回抽至皮下，沿切开侧的大小阴唇、会阴体皮下做扇形注射。

（4）用纱布稍按摩皮下扇形注射区。

（5）会阴正中切开时，取注射器在会阴体局部行浸润麻醉。

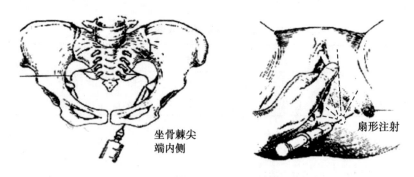

坐骨棘尖端内侧　　扇形注射

图1-6-5-1　阴部神经阻滞麻醉

2. 会阴切开及缝合（两种术式）

（1）会阴侧斜切开缝合术：①会阴切开：持会阴切开剪一叶置于模拟阴道内，一叶置于阴道外，使剪刀切线与会阴后联合中线向旁侧呈45°放好，剪开会阴3~4 cm

（图 1-6-5-2）。依据伤口形状模拟阴道黏膜层、肌层及皮肤层；②缝合阴道黏膜：用中指、示指撑开阴道壁，暴露阴道黏膜切口顶端及整个切口，用 1 号丝线自切口顶端上方 0.5 cm 处开始，间断缝合阴道黏膜及黏膜下组织，直到处女膜环外将线穿出（图 1-6-5-3）；③缝合肌层：以 1 号丝线由处女膜环处间断缝合肌层至伤口末端，关闭死腔，对合肌层切口缘（图 1-6-5-4）；④缝合皮下及皮肤组织：以 1 号丝线间断缝合皮下脂肪及皮肤组织，对合皮肤（图 1-6-5-5）。

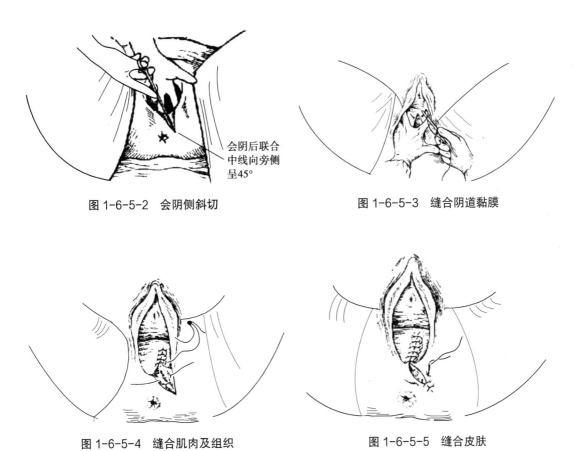

图 1-6-5-2　会阴侧斜切　　　　　　　　　图 1-6-5-3　缝合阴道黏膜

图 1-6-5-4　缝合肌肉及组织　　　　　　　图 1-6-5-5　缝合皮肤

（2）会阴正中切开缝合术：①会阴切开：持会阴切开剪沿会阴联合正中点向肛门方向垂直切开，长度约 2 cm，勿切到肛门括约肌；②缝合阴道黏膜：暴露阴道黏膜切口顶端，以 1 号丝线自切口顶端上方 0.5 cm 处间断缝合阴道黏膜及黏膜下组织，关闭死腔，勿穿透直肠黏膜；③缝合皮下脂肪及皮肤：以 1 号丝线间断缝合皮下组织及皮肤，对合皮肤。

五、注意事项

1. 会阴切开时机，应在预计胎儿娩出前 5～10 min。

2. 剪刀应与皮肤垂直，紧贴于阴道黏膜；宫缩来临时剪开会阴。

3. 缝合时缝针勿过密，缝线勿过紧，以免组织水肿或缝线嵌入组织内，影响伤口愈合及拆线。

4. 缝合时不留死腔，注意恢复解剖关系。

5. 缝合完毕应常规肛查，检查有无缝线穿透直肠黏膜，如有应立即拆除缝线，重新消毒缝合。

六、评分标准

1. 在实验室或产房进行考核，以孕妇会阴模型为操作对象。

2. 操作评分标准见表 1-6-5-1。

表 1-6-5-1　会阴切开及缝合术操作评分标准

班级 ＿＿＿＿＿＿　　　　　学号 ＿＿＿＿＿＿　　　　　姓名 ＿＿＿＿＿＿

项目	要求	项目分值	总分	扣分
目的	1. 减少会阴阻力，缩短第二产程 2. 避免会阴严重裂伤 3. 减少新生儿颅内出血的概率	2 2 2	6	
操作准备	1. 护士准备　服装鞋帽整齐，剪短指甲，取下手表等，操作前洗手，戴口罩 2. 物品准备　会阴切开缝合模型，缝合用品等 3. 环境准备　操作台干净整洁，铺好一次性垫巾	4 2 2	8	
操作步骤	1. 操作台铺垫巾	2	2	
	2. 戴无菌手套	4	4	
	3. 选择会阴切开方法及部位，进行消毒	6	6	
	4. 局部浸润麻醉	6	6	
	5. 会阴切开及缝合（二选一） （1）会阴侧斜切开缝合术 1）会阴切开剪置于模拟阴道内，剪开会阴 3～4 cm 2）缝合阴道黏膜：用中指、示指撑开阴道壁，自切口顶端上方0.5 cm 处开始，间断缝合阴道黏膜及黏膜下组织，直到处女膜环外将线穿出 3）缝合肌层：由处女膜环处间断缝合肌层至伤口末端，关闭死腔，对合肌层切口缘 4）缝合皮下及皮肤组织：以 1 号丝线间断缝合皮下脂肪及皮肤组织，对合皮肤 （2）会阴正中切开缝合术 1）会阴切开：持会阴切开剪沿会阴联合正中点向肛门方向垂直切开，长度约 2 cm，勿切到肛门括约肌 2）缝合阴道黏膜：暴露阴道黏膜切口顶端，自切口顶端上方 0.5 cm 处开始间断缝合阴道黏膜及黏膜下组织 3）缝合皮下脂肪及皮肤：以 1 号丝线间断缝合皮下组织及皮肤，对合皮肤	6 10 10 10 12 12 12	36	
	6. 检查解剖结构是否对齐	6	6	
	7. 肛查，检查缝线有无穿透直肠黏膜	8	8	

续表

项目	要求	项目分值	总分	扣分
	8. 脱手套，整理用物	4	4	
	9. 整理用物，撤除一次性垫巾，手术器械清洗消毒	4	4	
评价	1. 物品准备齐全、环境准备符合要求 2. 操作熟练、敏捷 3. 会阴缝合整齐美观，未穿透肠黏膜	2 3 5	10	
	总分	100	100	

得分 _____ 评分人 _____

日　期 _____

七、课堂评价

1. 学生自评

会阴切开术的类型有_____。

切开及缝合过程中尚不清晰、需要请教的是_____。

我对会阴保护有自己的见解_____。

2. 同学互评　从会阴模型制作及操作熟练度、会阴切开术的适应证、人文关怀角度给予评价，提出修正及建议。

3. 教师评价　教师总结被评价同学操作及自评的优缺点；指出评价同学评价的正确性，纠正评价的不当之处；总结本次课的操作要点，对操作者及评价者分别给予"优、良、中、合格、不合格"的评价，详见表1-6-5-2。

表1-6-5-2　会阴切开及缝合术课堂评价表

	评价等级					教师签名
操作者	□优	□良	□中	□合格	□不合格	
评价操作者的同学	□优	□良	□中	□合格	□不合格	

（许芳芳）

项目六　新生儿脐部处理

导入案例：分娩室1号室内，张女士，阴道顺娩一女婴，Apgar评分10分，请给予断脐及脐部护理。

一、目的要求

1. 能够描述断脐时间及常用断脐方法。

2. 学会用脐带夹断脐并做相应脐部护理。

二、操作准备

1. 物品准备。所需脐带结扎用物（5%聚维酮碘棉球、纱布、开口纱布、脐带夹、绷带卷、血管钳、脐带剪）置于无菌弯盘内，无菌手套。

2. 新生儿安置于辐射保暖台无菌巾上，仰卧位。

3. 环境安静、整洁，辐射床温度 30~32℃。

三、操作方法及时间安排

1. 学生课前完成新生儿脐部处理操作视频的学习。

2. 教师示教操作步骤并指出操作中的注意事项。

3. 学生练习时，教师进行巡回指导，并随时纠正学生操作上的错误。

4. 时间安排 1 学时。

> 视频 1-6-6-1 新生儿脐部处理操作步骤

四、操作步骤

1. 护士服装鞋帽清洁，举止端庄，洗净双手，戴口罩，戴无菌手套。

2. 评估新生儿情况，注意保暖。

3. 一手轻扶住脐带，一手持血管钳夹取 5% 聚维酮碘棉球消毒脐轮上 5 cm 的脐带及周围皮肤。

4. 取一次性无菌脐带夹，在距离脐轮 2~3 cm 处夹闭脐带，夹闭前注意观察有无夹到腹壁皮肤。

5. 向后稍挤压脐带血液，在距离脐带夹 0.5 cm 处用脐带剪剪断脐带。

6. 挤出残端血液，用 5% 聚维酮碘棉球消毒脐带断面，脐轮及脐周。

7. 将开口纱布置于脐带夹下方，取另一纱布覆盖包裹住脐带夹。

8. 取纱布卷包裹固定。

9. 整理脐带结扎用物，分类处理。

10. 洗手，记录。

五、注意事项

1. 严格执行无菌操作原则。

2. 动作轻柔，体现人文关怀，爱护新生儿。

六、操作评分标准

1. 在实验室或产房进行考核，以新生儿模型为操作对象。

2. 操作评分标准见表 1-6-6-1。

表 1-6-6-1 新生儿脐部护理评分标准

班级 _____ 学号 _____ 姓名 _____

项目	要求	项目分值	总分	扣分
目的	胎儿与母体分离，促使胎儿循环向新生儿循环过渡	2	2	
操作准备	1. 操作者准备 服装整齐，戴口罩、帽子，洗手消毒	4	23	
	2. 用物准备 弯盘、脐带剪、开口纱布、纱布、纱布卷、脐带夹、5% 聚维酮碘棉球、无菌手套，预热新生儿辐射床并加床档保护	10		
	3. 新生儿准备 新生儿出生 2 min 或脐带搏动停止后用两把血管钳夹脐带，两钳相隔 2~3 cm，在其中剪断脐带，安置于辐射保暖台无菌巾上，仰卧位	4		
	4. 环境准备 安静、整洁，辐射床温度 30~32℃	5		

续表

项目	要求	项目分值	总分	扣分
操作步骤	1. 准备脐带结扎用物，戴无菌手套	15	15	
	2. 评估新生儿情况，注意保暖	5	5	
	3. 一手扶住脐带，一手持消毒棉球消毒脐轮上 5 cm 的脐带及周围皮肤	5	5	
	4. 取无菌脐带夹，在距离脐轮 2~3 cm 处夹闭脐带，夹闭前注意观察有无夹到腹壁皮肤	5	5	
	5. 向后稍挤压脐带血液，在距离脐带夹 0.5 cm 处用脐带剪剪断脐带	5	5	
	6. 挤出残端血液，用聚维酮碘棉球消毒脐带断面，脐轮及脐周	5	5	
	7. 将开口纱布置于脐带夹下方，取另一纱布覆盖包裹	5	5	
	8. 取纱布卷包裹固定	5	5	
	9. 整理脐带结扎用物，分类处理	5	5	
	10. 洗手，记录	5	5	
注意事项	1. 严格执行无菌操作原则。（违背一次扣 3 分，扣完为止） 2. 动作轻柔，体现人文关怀，爱护新生儿	15	15	
	总分	100	100	

得分 _____

评分人 _____

日　期 _____

七、课堂评价

1. 学生自评

新生儿脐部护理时断脐的时间及部位是_____。

新生儿脐部护理过程中尚不清晰、需要请教的是_____。

我对脐部护理有自己的见解_____。

2. 同学互评　从无菌观念、操作熟练度、爱婴观念给予评价，提出修正的建议_____。

3. 教师评价　教师总结被评价同学操作及自评的优缺点；指出评价同学评价的正确性，纠正评价的不当之处；总结本次课的操作要点，对操作者及评价者分别给予"优、良、中、合格、不合格"的评价，详见表 1-6-6-2。

表 1-6-6-2　新生儿脐部护理课堂评价表

	评价等级					教师签名
操作者	□优	□良	□中	□合格	□不合格	
评价操作者的同学	□优	□良	□中	□合格	□不合格	

（许芳芳）

项目七　会阴护理

导入案例：5 床，余女士，2 天前行会阴侧切后顺利分娩一女婴，体重 3 150 g，会阴处缝 3 针。医嘱会阴护理 2 次 / 日。你如何为该产妇进行会阴护理？如果产妇无会阴侧切伤口，应怎样做会阴护理？

一、目的要求

1. 识记女患者会阴护理的方法及注意事项。

2. 能针对患者不同的会阴情况安排消毒顺序。

二、操作准备

1. 护士准备　服装、鞋、帽清洁，举止端庄，洗净双手，戴口罩。

2. 用物准备　屏风（根据需要准备），治疗车，治疗盘置一次性治疗巾、换药包（无菌长镊子 2 把）、0.5% 聚维酮碘大棉球、干棉球若干、一次性手套 1 副、便盆 1 个、卫生纸、污物桶 1 个。

3. 环境准备　关门并拉上窗帘，以保护病人隐私。

三、操作方法及时间安排

1. 教师示教操作步骤并指出操作中的注意事项。

2. 学生在练习时，教师进行巡回指导，并随时纠正学生操作上的错误。

3. 时间安排。1 学时。

📹🅔 | 视频 1-6-7-1　会阴护理操作步骤 |

四、操作步骤

1. 推车至床尾，核对无误后，向患者解释。

2. 关门并拉上窗帘，必要时以屏风遮挡患者。

3. 询问是否需要大便，无留置尿管者需询问是否小便。

4. 松开床尾盖被，将患者上衣推至腰部，脱去左侧裤腿并盖于右腿上，左腿以被盖保暖。患者两腿屈曲并外展。

5. 戴手套，将治疗巾垫于病人臀下。

6. 观察会阴部皮肤情况，有无伤口及红肿，阴道分泌物的颜色、性质、量、气味，留置导尿者导尿管是否在位。

7. 消毒会阴部

（1）打开换药包，将空弯盘移近至会阴处，左手持镊子传递 0.5% 碘伏大棉球至右手镊子中，第一次消毒外阴的顺序为从外到内，从上到下，初步擦净外阴的污垢、分泌物和血迹等。

（2）第二次消毒的顺序为以伤口为中心向外（无伤口者自内向外）擦洗，其目的为防止伤口、尿道口、阴道口被污染。擦洗时注意最后擦洗肛周和肛门。可视卫生情况适当增加棉球数量。

（3）第三次消毒的顺序同第二次。

（4）最后用一个干棉球自上而下擦干会阴部。

五、注意事项

1. 操作时遮挡患者，以保护患者的隐私。

2. 严格执行无菌操作原则，防止交叉感染。

3. 动作轻柔，防止局部损伤或引起患者不适，若有引流管者操作时，应防止引流管脱落。

4. 观察会阴部或会阴伤口是否有红肿等异常情况，阴道分泌物的量及性状，出现异常或变化时及时报告医生。

六、评分标准

1. 在实验室、妇科病房或产科病房进行考核，以女性会阴模型为操作对象。

2. 操作评分标准见表 1-6-7-1。

表 1-6-7-1 女患者会阴护理操作评分标准

班级 _____ 学号 _____ 姓名 _____

项目	要求	项目分值	总分	扣分
目的	清除阴道分泌物，保持会阴清洁；防止尿路及生殖系统逆行感染；局部清洁，防止会阴部伤口感染	5	5	
操作准备	1. 护士准备 操作前洗手，戴口罩	3		
	2. 物品准备 将若干个 0.5% 碘伏大棉球和一个干棉球置入弯盘中	7	13	
	3. 环境准备 关门并拉上窗帘，必要时以屏风遮挡患者	3		
操作步骤	1. 推车至床尾，核对无误后，向患者解释	5	5	
	2. 询问是否需要大便，无留置尿管者需询问是否小便	5	5	
	3. 松开床尾盖被，将患者上衣推至腰部，脱去左侧裤腿并盖于右腿上，左腿以被盖保暖。患者两腿屈曲并外展	5	5	
	4. 戴手套，将治疗巾垫于患者臀下	3	3	
	5. 观察会阴部皮肤情况，有无伤口及红肿，阴道分泌物的颜色、性质、量、气味，留置导尿者导尿管是否在位	5	5	
	6. 消毒会阴部 （1）打开换药包，将空弯盘移近至会阴处，左手用镊子传递 0.5% 碘伏大棉球至右手镊子中，第一次消毒外阴的顺序是从外到内，从上到下，初步擦净外阴污垢、分泌物和血迹等	10		
	（2）第二次消毒的顺序为以伤口为中心向外（无伤口者自内向外）擦洗，其目的为防止伤口、尿道口、阴道口被污染擦洗时注意最后擦洗肛周和肛门。可视卫生情况适当增加棉球数量	8	31	
	（3）第三次消毒的顺序同第二次	8		
	（4）最后用一个干棉球自上而下擦干会阴部	5		
	7. 移去用物及治疗巾，将污物置于黄色塑料袋中，脱手套	5	5	
	8. 协助患者穿衣服，整理床单位，安置患者	5	5	
	9. 整理用物，记录会阴伤口情况、水肿程度及阴道分泌物情况	5	5	
评价	1. 物品准备齐全、患者隐私保护妥当	2		
	2. 操作熟练、敏捷	3	12	
	3. 操作严格遵守无菌技术要求	7		
	总分	100	100	

得分 _____

评分人 _____

日 期 _____

七、课堂评价

1. 学生自评

这堂课我学会了会阴护理的_____。

会阴护理的操作环节尚不清晰、需要请教的是_____。

我对会阴护理的如下操作有自己的见解_____。

2. 同学互评 指出被评价同学在操作顺序、具体的操作方法、注意事项方面存在的问题，提出修正的建议。

3. 教师评价 教师总结被评价同学操作及自评的优缺点；指出评价同学评价的正确性，纠正评价的不当之处；总结本次课的操作要点，对操作者及评价者分别给予"优、良、中、合格、不合格"的评价，详见表1-6-7-2。

表 1-6-7-2 会阴护理课堂评价表

	评价等级					教师签名
操作者	□优	□良	□中	□合格	□不合格	
评价操作者的同学	□优	□良	□中	□合格	□不合格	

（郑 琼）

📜 项目八 阴道灌洗

导入案例：余女士，45岁，阴道排液5个月入院，活体组织检查病理报告为宫颈低分化鳞状细胞癌。决定行广泛性子宫切除术及盆腔淋巴清扫术。请问术前需何时开始行阴道准备？阴道灌洗中应注意什么？

一、目的要求

1. 识记阴道灌洗的护理要点和方法。

2. 能依据疾病状况选择使用不同阴道灌洗液。

3. 能学会窥阴器的使用和灌洗桶的配合。

二、操作准备

1. 护士准备 服装鞋帽清洁，举止端庄，洗净双手，戴口罩。

2. 用物准备 输液架1个、治疗盘1个、消毒灌洗壶（筒）、灌洗头1个（有压力和流量调节器）、弯盘1个、卵圆钳1把、窥阴器1个、消毒大棉球或棉棒1~2个、一次性手套1副、便盆1个、橡胶单和一次性治疗巾或臀垫1张。

灌洗液：常用的阴道灌洗液有0.025%碘伏（聚维酮碘）溶液；1:1 000苯扎溴铵（新洁尔灭）溶液；2%~4%碳酸氢钠溶液；1%乳酸溶液；4%硼酸溶液；0.5%醋酸溶液；1:5 000高锰酸钾溶液或生理盐水等。

3. 环境准备 室内温度适宜，关门拉好窗帘，注意保护病人隐私。

三、操作方法及时间安排

1. 由教师示教操作步骤，指出并解释操作中的重点和难点。

2. 学生进行练习，教师巡回指导，随时纠正学生操作上的错误。

3. 时间安排 30 min。

四、操作步骤

1. 洗手、核对，向病人解释操作目的、方法及可能出现的不适，取得积极配合。

2. 嘱病人排空膀胱，协助病人躺于妇科检查床上，取膀胱截石位，臀部垫橡胶单和一次性治疗巾或防水臀垫，置便盆于臀下会阴部或将治疗巾或防水臀垫的末端放入黄色污物桶内，便于盛载冲洗后液体。

3. 依病人病情配制灌洗液 500~1 000 ml，将灌洗筒挂于床旁输液架上，距床沿 60~70 cm，排出管内空气，水温 41~43℃为宜。

4. 操作者戴一次性手套，手持冲洗器，将灌洗液冲洗外阴部，然后分开小阴唇，将灌洗头沿阴道纵侧壁缓缓插入至阴道后穹窿处，边冲洗边将灌洗头在阴道内上下左右移动，以使灌洗液能更有效地冲洗阴道壁。或使用窥阴器暴露宫颈后以同样方法冲洗，冲洗时需不停地转动窥阴器，待阴道穹窿及阴道壁均冲洗干净后，稍下压窥阴器以使阴道内液体完全流出。

5. 当灌洗液剩约 100 ml 时，夹住皮管或关调节开关，取出灌洗头和窥阴器，再次冲洗外阴部。

6. 撤便盆、治疗巾或臀垫，擦干外阴，整理床单位，协助病人取舒适卧位，并做好记录。

五、注意事项

1. 灌洗筒与床沿距离不超过 70 cm，以免压力过大，水流过快，使液体或污染物进入宫腔或灌洗液与阴道壁局部作用时间不足。

2. 灌洗液温度以 41~43℃为宜，过冷可能引起病人不适，过热可能烫伤阴道黏膜。

3. 灌洗过程动作轻柔，灌洗头插入不宜过深，弯头向上，避免刺激后穹窿引起不适或损伤局部组织引起出血。

4. 应依据不同灌洗需要选择灌洗溶液。滴虫性阴道炎病人应选择酸性溶液进行灌洗；外阴阴道假丝酵母菌病人，则使用碱性溶液；术前准备可用碘伏（聚维酮碘）溶液、高锰酸钾溶液或苯扎溴铵溶液进行灌洗。

5. 产后 10 日或妇产科手术 2 周后的病人，若合并阴道分泌物有臭味、混浊、阴道伤口愈合不良、黏膜感染坏死等，可行低位阴道灌洗，灌洗筒高度一般不超过床沿 30 cm，以免污物进入宫腔或损伤阴道口。

6. 月经期、产褥期、人工流产术后、阴道不规则流血、宫颈癌有活动性出血等应禁止灌洗。

7. 未婚女性可用导尿管行阴道灌洗，不使用窥阴器。

六、操作评分标准

1. 在实验室或妇科门诊或妇科病房进行考核，以女性会阴部模型为操作对象。

2. 操作评分标准见表 1-6-8-1。

表 1-6-8-1 阴道灌洗操作评分标准

班级 _____ 学号 _____ 姓名 _____

项目	要求	项目分值	总分	扣分
目的	1. 促进阴道血液循环，减少阴道分泌物，缓解局部充血 2. 用于各种阴道炎、宫颈炎治疗 3. 用于子宫切除手术或阴道手术术前常规准备，防止术后感染等并发症	5	5	
操作准备	1. 物品准备　输液架 1 个、治疗盘 1 个、消毒灌洗壶（筒）1 个、灌洗头 1 个（有压力和流量调节器）、弯盘 1 个、卵圆钳 1 把、窥阴器 1 个、消毒大棉球或棉棒 1~2 个、一次性手套 1 副、便盆 1 个、橡胶单和一次性治疗巾或臀垫 1 张	11	15	
	2. 病人准备　评估病人的身体情况，阴道清洁度及外阴皮肤情况	2		
	3. 环境准备　环境温度适宜，拉窗帘保护隐私	2		
操作步骤	1. 洗手，携用物到床边，核对、解释	5	5	
	2. 摆体位　嘱病人排空膀胱后于妇科检查床上取膀胱截石位，臀部垫橡胶单和一次性治疗巾，置便盆于臀下会阴部	5	5	
	3. 灌洗前准备　配制灌洗液 500~1 000 ml，将灌洗筒挂于床旁输液架上并距床沿 60~70 cm，排出管内空气，试水温 41~43℃为宜	10	10	
	4. 灌洗阴道 （1）灌洗液冲洗外阴部	5	40	
	（2）分开小阴唇，用窥阴器暴露宫颈后将灌洗头沿阴道纵侧壁缓缓插入至阴道后穹窿处，冲洗时需不停地转动窥阴器，以使灌洗液能更有效冲洗阴道壁	20		
	（3）待阴道穹窿及阴道壁均冲洗干净后，再将窥阴器下压，使阴道内液体完全流出	5		
	（4）当灌洗液剩下约 100 ml 时，夹住皮管或关调节器，取出灌洗头和窥阴器，再次冲洗外阴部	10		
	5. 撤便盆、治疗巾或臀垫，擦干外阴，整理床单位，协助病人取舒适卧位，并做好记录	10	10	
评价	1. 物品准备齐全、环境准备符合要求 2. 操作熟练、敏捷 3. 操作认真，注意安全	2 3 5	10	
	总分	100	100	

得分 _____　　　　　　　　　　　　　　评分人 _____

　　　　　　　　　　　　　　　　　　　　　　日　期 _____

七、课堂评价

1. 学生自评

这堂课我学会了阴道灌洗的_____。

阴道灌洗操作环节尚不清晰、需要请教的是_____。

我对阴道灌洗的如下操作有自己的见解_____。

2. 同学互评　指出被评价同学在操作顺序、具体的操作方法、注意事项方面存在的问题，提出修正的建议。

3. 教师评价　教师总结被评价同学操作及自评的优缺点；指出评价同学评价的正确性，纠正评价的不当之处；总结本次课的操作要点，对操作者及评价者分别给予"优、良、中、合格、不合格"的评价，详见表1-6-8-2。

表1-6-8-2　阴道灌洗操作课堂评价表

	评价等级					教师签名
操作者	□优	□良	□中	□合格	□不合格	
评价操作者的同学	□优	□良	□中	□合格	□不合格	

（郑　琼）

第七章　妇产科病人护理综合模拟训练

📖 项目一　妊娠期高血压疾病妇女的护理综合模拟训练

一、目的要求

1. 能对妊娠期高血压疾病妇女进行准确评估。
2. 学会观察妊娠期高血压疾病妇女疾病病情变化。
3. 能针对妊娠期高血压疾病妇女的病情变化正确执行医嘱及采取相应的护理措施。

二、导入案例

患者陈女士，因停经 8$^+$ 月，胸闷伴下肢水肿 1 月余，加重 1 周入院。

简要病史：陈女士，30 岁，已婚，3 年前因臀位行剖宫产术娩出一足月男活婴，手术过程顺利，术后恢复良好，孩子目前健康。2 年前孕 9 周因胚胎发育不良行人工流产术。平素月经规律，周期 28 天，经期 5 天，末次月经为本年度 2 月 17 日，行经如常。孕期规律产检。1 月前孕妇体力活动后出现胸闷、气急，无呼吸困难，伴双下肢水肿，无头晕、头痛，无视物模糊，遂来我院就诊，测血压正常范围内，查尿常规示尿蛋白阴性，嘱居家监测血压。孕妇居家监测血压波动于 150～155/90～95 mmHg。一周来孕妇自觉胸闷、气促较前加重，夜间尤为明显，伴双下肢水肿加重，来我院就诊。测血压 160/100 mmHg，查尿常规示尿蛋白 +，无头晕、头痛，无视物模糊，无下腹痛，无阴道流血，自觉胎动如常，建议住院，门诊拟"重度子痫前期，妊娠合并瘢痕子宫，孕 3 产 1，孕 35 周 LOA 待产"。既往无高血压、糖尿病、肾脏疾病病史。

查体：体温 36.5℃，脉搏 80 次/分，呼吸 18 次/分，血压 160/102 mmHg。神志清楚，皮肤黏膜未见瘀点、瘀斑，心肺未闻及明显异常，下腹部见一长约 12 cm 陈旧性瘢痕，腹膨隆，晚孕腹型，无压痛、反跳痛，肝脾肋下未触及，下肢水肿（+++）。产科检查：宫高 36 cm，腹围 100 cm，头先露，胎心 139 次/分，宫口未开，胎膜未破，未见明显宫缩。无应激试验（NST）：有反应型。

实验室检查：尿常规：尿蛋白定性 阳性（+），超声检查：宫内单活胎，晚期妊娠，双顶径 89 mm，头围 276 mm，股骨长 66 mm，腹围 316 mm，脐动脉 S/D 比值：2.69，胎方位 LOP，羊水指数 28/20/18/27 mm。

问题：

1. 根据患者的病史，诊断为重度子痫前期的依据是什么？
2. 目前患者存在哪些主要护理诊断/问题？
3. 治疗原则是什么？
4. 还需完善哪些检查？
5. 护理过程中如何进行病情监测？

三、情景准备

1. 环境准备　产科病房（光线柔和，温度 25 ~ 28℃，湿度 55% ~ 65%）

2. 用物准备

（1）身体评估用物：腹部模型（腹部膨隆，宫高 36 cm，腹围 100 cm，胎位 LOA），入院评估单、体重秤，软尺、听诊器、体温计、血压计、多普勒胎心听诊仪、胎心监护仪、心电监护仪、氧气吸入装置等。

（2）注射用物及药品：手臂静脉穿刺模型、输液盘（内置碘伏、酒精、棉签、胶布、头皮针、5 ml、10 ml 注射器、采血针、输液皮管、留置针等）、输液微泵等、25% 硫酸镁、250 ml 生理盐水等。

（3）药物：硝苯地平片。

（4）术前准备用物：一次性备皮包、手术衣等。

3. 模拟病人准备　孕妇，腹部膨隆伴下肢水肿。

四、实训过程

（一）接诊

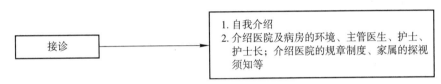

（二）入院评估及护理

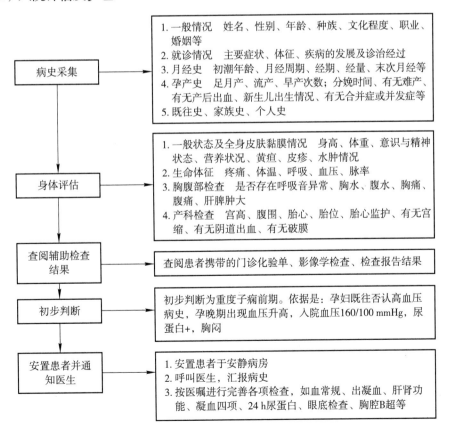

（三）病情观察及护理措施

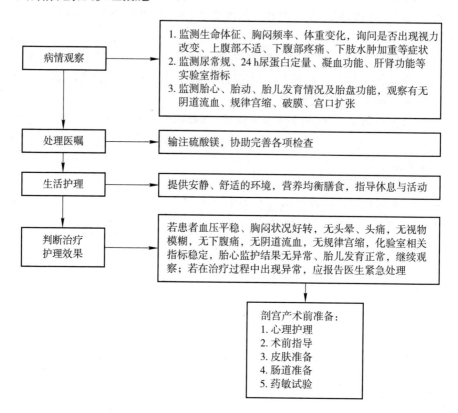

病情观察 →
1. 监测生命体征、胸闷频率、体重变化，询问是否出现视力改变、上腹部不适、下腹部疼痛、下肢水肿加重等症状
2. 监测尿常规、24 h尿蛋白定量、凝血功能、肝肾功能等实验室指标
3. 监测胎心、胎动、胎儿发育情况及胎盘功能，观察有无阴道流血、规律宫缩、破膜、宫口扩张

处理医嘱 → 输注硫酸镁，协助完善各项检查

生活护理 → 提供安静、舒适的环境，营养均衡膳食，指导休息与活动

判断治疗护理效果 → 若患者血压平稳、胸闷状况好转，无头晕、头痛，无视物模糊，无下腹痛，无阴道流血，无规律宫缩，化验室相关指标稳定，胎心监护结果无异常、胎儿发育正常，继续观察；若在治疗过程中出现异常，应报告医生紧急处理

剖宫产术前准备：
1. 心理护理
2. 术前指导
3. 皮肤准备
4. 肠道准备
5. 药敏试验

（四）出院指导

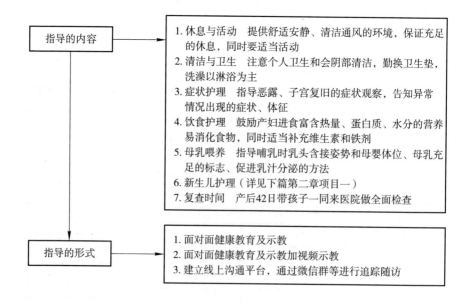

指导的内容 →
1. 休息与活动 提供舒适安静、清洁通风的环境，保证充足的休息，同时要适当活动
2. 清洁与卫生 注意个人卫生和会阴部清洁，勤换卫生垫，洗澡以淋浴为主
3. 症状护理 指导恶露、子宫复旧的症状观察，告知异常情况出现的症状、体征
4. 饮食护理 鼓励产妇进食富含热量、蛋白质、水分的营养易消化食物，同时适当补充维生素和铁剂
5. 母乳喂养 指导哺乳时乳头含接姿势和母婴体位、母乳充足的标志、促进乳汁分泌的方法
6. 新生儿护理（详见下篇第二章项目一）
7. 复查时间 产后42日带孩子一同来医院做全面检查

指导的形式 →
1. 面对面健康教育及示教
2. 面对面健康教育及示教加视频示教
3. 建立线上沟通平台，通过微信群等进行追踪随访

五、课堂模拟训练

1. 课堂模拟训练的步骤及情景设计 妊娠期高血压疾病妇女护理课堂模拟训练的步骤及情景设计详见表 1-7-1-2。

表 1-7-1-2　妊娠期高血压疾病妇女护理课堂模拟训练的步骤及情景设计

步骤	情景与对话	模拟人参数设计	任务	分工
情景一	患者入病区 患者：护士，这是医生给我开的住院单。你帮我安排一下	体温 36.5℃ 脉搏 80 次 / 分 呼吸 18 次 / 分 血压 160/102 mmHg 氧饱和度 98%	入院处置： 1. 采集病史 2. 身体评估 3. 产科检查 4. 查看辅助检查结果	1 人扮演孕妇，2 人合作完成病史采集和身体评估、产科检查
情景二	医生开具医嘱，执行医嘱 临时医嘱： 1. 25% 硫酸镁针 40 ml+0.9% 氯化钠注射液 250 ml 静脉滴注，速度 40 ml/h 2. 血常规、血生化、出凝血四项 3. 24 h 尿蛋白定量	体温 36.5℃ 脉搏 82 次 / 分 呼吸 18 次 / 分 血压 158/100 mmHg	入院处置： 1. 输注硫酸镁 2. 静脉采血 3. 24 h 尿蛋白定量宣教	1 人扮演孕妇，2 人配药、核对及注射，1 人进行采血及 24 h 尿蛋白定量留取宣教
情景三	胸腔 B 超回报：胸腔积液，左侧胸腔可见厚约 25 mm 的液暗区，右侧胸腔可见厚约 15 mm 的液暗区 报告医生，建议明日行剖宫产手术，积极术前准备，术中带药头孢唑林针 2 g 静滴	体温 37.0℃ 脉搏 88 次 / 分 呼吸 16 次 / 分 血压 138/88 mmHg	术前准备： 1. 备皮 2. 肠道准备 3. 心理护理 4. 术前指导 5. 药敏试验	1 人扮演孕妇，3 人合作进行备皮、术前宣教与指导、皮试操作
情景四	患者在腰麻下进行子宫下段剖宫产手术，娩出一活婴 术后 5 天，孕妇体温、脉搏、呼吸平稳，血压波动于 140 ~ 150/92 ~ 98 mmHg，子宫复旧良好，伤口愈合良好，予以出院，硝苯地平缓释片带药	产妇： 体温 37.1℃ 脉搏 90 次 / 分 呼吸 18 次 / 分 血压 146/95 mmHg 新生儿： 体温 36.5℃ 脉搏 120 次 / 分 呼吸 40 次 / 分 血压 70/50 mmHg	出院宣教	1 人扮演家属，2 人合作，做好剖宫产术后护理及出院健康教育

2. 任务执行时的操作参考要点　妊娠期高血压疾病妇女护理任务执行时的操作参考要点详见表 1-7-1-3。

表 1-7-1-3　妊娠期高血压疾病妇女护理任务执行时的操作参考要点

任务	任务执行时的操作参考要点
任务一 入院评估	1. 病史采集　按上述病史采集的内容收集病史资料。注意询问的技巧，如自我介绍、建立与患者的信任关系，创造良好的交谈环境，围绕主诉提问，全面收集病史，避免使用医学术语，避免重复提问，恰当使用过渡语言等。病史采集结果如下：

任务	任务执行时的操作参考要点
	孕妇陈女士，30 岁，已婚。3 年前因臀位行剖宫产娩出一足月男活婴，手术过程顺利，术后恢复良好，孩子目前健康。2 年前孕 9 周因胚胎发育不良行人工流产术。平素月经规律，周期 28 天，经期 5 天，末次月经为本年度 2 月 17 日，行经如常。孕期规律产检。1 月前孕妇在加重活动后出现胸闷气急，无呼吸困难，伴双下肢水肿，无头晕头痛，无视物模糊，遂来我院就诊，测血压正常范围内，查尿常规示尿蛋白阴性，嘱居家监测血压。孕妇居家监测血压 150～155/90～95 mmHg。一周来孕妇自觉胸闷气促较前加重，夜间尤为明显，伴双下肢水肿加重，来我院就诊，测血压 160/100 mmHg，查尿常规示尿蛋白 +，无头晕头痛，无视物模糊，无下腹痛，无阴道流血，自觉胎动如常，建议住院，门诊拟 "重度子痫前期，妊娠合并瘢痕子宫，孕 3 产 1 孕 35 周 LOA 待产"。既往无高血压、糖尿病、肾脏疾病病史 2. 身体评估 评估结果如下：体温 36.5 ℃，脉搏 80 次 / 分，呼吸 18 次 / 分，血压 160/102 mmHg。神志清楚，皮肤黏膜未见瘀点、瘀斑，心肺未闻及明显异常，下腹部见一长约 12 cm 陈旧性瘢痕，腹膨隆，晚孕腹型，无压痛、反跳痛，肝脾肋下未触及，下肢水肿（+++） 3. 产科检查 评估结果如下：宫高 40 cm，腹围 116 cm，头先露，胎心 139 次 / 分，宫口未开，胎膜未破，未见明显宫缩。无应激实验（NST）：有反应型 4. 查看化验单 尿常规：尿蛋白定性阳性（+），超声检查：宫内单活胎，晚期妊娠，双顶径 89 mm，头围 276 mm，股骨长 66 mm，腹围 316 mm，脐动脉 S/D 比值：2.69，胎方位 LOP，羊水指数 28/20/18/27 mm
任务二 入院处置	1. 输注硫酸镁 （1）配药。在治疗室内按医嘱准备好药液，插好输液器并关闭调节器 （2）留置针穿刺。①携用物至患者床边，核对、解释。将输液瓶挂在输液架上，排气，准备敷贴。②穿刺过程 选择血管→消毒→穿刺→固定 （3）调节滴数。解释输液注意事项及可能产生的副作用 （4）整理床单位，整理用物，洗手记录 （5）输液过程中观察输液情况，评估硫酸镁毒副作用 2. 采血 选取采血试管，粘贴条码；准备采血用物；解释、核对；选取采血部位；消毒、采血；整理用物，洗手记录；采样送检 3. 24 h 尿蛋白定量宣教 清晨 7 点排空膀胱之后的尿液收集于固定容器，直至次日清晨 7 点最后一次排尿于容器内
任务三 手术前 准备	1. 心理护理 介绍手术方式，个体化进行心理辅导，鼓励自我表达 2. 皮肤护理 （1）备皮范围：上自剑突下，下至大腿上 1/3 处及外阴部，两侧至腋中线 （2）备皮方式：以顺毛、短刮的方式进行备皮 3. 饮食护理 嘱患者术前 8 h 禁食肉类、高脂饮食，术前 6 h 开始禁食清淡饮食，术前 2 h 禁食流质 4. 药敏试验 配置头孢唑林皮试液，在手臂前壁内侧下 1/3 处进行皮试，20 min 后观察皮试结果，双人核对双签名
任务四 出院宣教	见出院指导部分

六、反馈与讨论

（一）参与演练过程同学的反思

分享自己参与演练的体会、对自己演练完成情况的总结、对今后自己理论及技能学习改进的思考以及对综合模拟实训课的建议等。

（二）全体上课同学的互动讨论

1. 在情景一中，小组成员在询问病史时是否能把握重点内容？病史收集是否全面？身体评估的顺序及要点是否正确？是否能准确地提出患者存在的主要护理诊断及问题？

2. 在情景二中，小组成员是否准确地执行了医嘱？是否具备硫酸镁用药的相关知识？是否正确实施采血操作？尿标本收集宣教是否到位，是否通俗易懂？是否体现了人文关怀？护患沟通是否有效进行？

3. 在情景三中，小组成员是否能有条不紊地进行术前准备？备皮操作是否正确？药敏试验操作是否正确？术前指导的内容是否清晰、有效？

4. 在情景四中，小组成员健康教育的方式、方法是否得当，沟通是否能有效进行？内容是否完整？

（许芳芳　江仕爽）

项目二　分娩期及产后出血妇女的护理综合模拟训练

一、目的要求

1. 能正确开展各产程的护理并实施接产操作。
2. 能快速识别产后出血的症状、体征，能判断产后出血的病因。
3. 学会观察产后出血妇女病情变化，及时发现失血性休克。
4. 能快速准确执行医嘱。

二、导入案例

简要病史：患者张女士，因停经 9^+ 月，下腹部疼痛入院。孕妇张女士，34 岁，已婚，孕 2 产 1，平素月经规律，周期 30 ~ 35 天，经期 4 ~ 5 天。孕妇 4 年前经阴道顺娩一活婴，出生体重 3 720 g。末次月经为本年度 2 月 4 日，行经如常。孕期社区建卡，我院定期产检，预产期为本年度 11 月 11 日。9 月 7 日 B 超示"羊水指数：63/46/51/54 mm"，考虑"羊水偏多"，建议随访。今孕妇孕 40^{+6} 周，凌晨出现下腹部阵发性疼痛，自测 6 ~ 7 min 痛一次，每次持续时间 30 s，无阴道流血、流液，自觉胎动如常，门诊拟"孕 2 产 1，孕 40^{+6} 周，LOA 临产"收住。既往无高血压、糖尿病、肾脏疾病病史。

查体：体温 36.7℃，脉搏 82 次 / 分，呼吸 18 次 / 分，血压 116/78 mmHg。神志清楚，皮肤黏膜未见瘀点、瘀斑，心肺未闻及明显异常，腹膨隆，晚孕腹型，无压痛、反跳痛，肝脾肋下未触及，下肢水肿（+）。产科检查：宫高 40 cm，腹围 102 cm，胎位 LOA，胎心 140 次 / 分，宫口 2 cm，宫颈容受 90%，质地软，位置中，胎膜未破，宫缩间隔时间 5 ~ 6 min，持续时间 30 ~ 40 s，强度中上。估计胎儿体重 4 100 g。

实验室检查：超声检查：宫内单活胎，晚期妊娠，双顶径 93 mm，头围 345 mm，股骨长 70 mm，腹围 366 mm，脐动脉 S/D 比值：2.0，胎方位 LOA，羊水指数 16/36/42/42 mm。相关血液化验结果：乙型肝炎表面抗原测定（-），丙型肝炎抗体测定（-），梅毒螺旋体抗体（-），人类免疫缺陷病毒抗体（-）。

问题：

1. 根据患者的病史，推断其为临产的依据是什么？

2. 目前患者存在哪些主要护理诊断及问题？

3. 如何开展第一产程的护理？

4. 第二产程如何指导产妇娩出胎儿？

5. 如何评估产后出血量？

6. 如何配合产后出血的救治？

三、情景准备

1. 环境准备　产科病房（光线柔和，温度 25～28℃，湿度 55%～65%）。

2. 用物准备

（1）身体评估用物：腹部模型（腹部膨隆，宫高 40 cm，腹围 102 cm，胎位 LOA），入院评估单、体重秤，软尺、听诊器、体温计、血压计、多普勒胎心听诊仪、胎心监护仪、宫口检查模型、心电监护仪、氧气吸入装置等。

（2）注射用物及药品：手臂静脉穿刺模型、肌内注射模型、输液盘（内置碘伏、酒精、棉签、胶布、头皮针，5 ml、10 ml 注射器，采血针、输液皮管、留置针等）、输液微泵等，缩宫素注射液 1 ml（10 U）、麦角新碱注射液 1 ml（0.2 mg）、卡前列素氨丁三醇注射液 1 ml（250 μg）、250 ml 及 500 ml 生理盐水等。

（3）分娩用物：分娩模型、产包等。

3. 模拟病人准备

（1）孕妇：腹部膨隆。

（2）产妇：子宫收缩乏力、阴道流血。

四、实训过程

（一）接诊

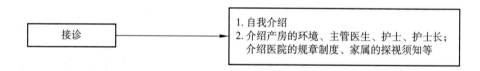

（二）入院评估及护理

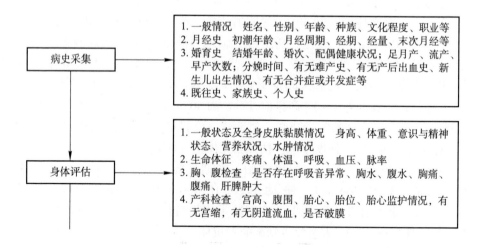

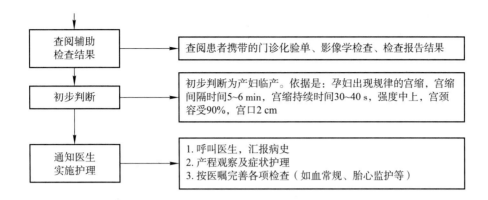

查阅辅助检查结果	→	查阅患者携带的门诊化验单、影像学检查、检查报告结果
初步判断	→	初步判断为产妇临产。依据是：孕妇出现规律的宫缩，宫缩间隔时间5~6 min，宫缩持续时间30~40 s，强度中上，宫颈容受90%，宫口2 cm
通知医生实施护理	→	1. 呼叫医生，汇报病史 2. 产程观察及症状护理 3. 按医嘱完善各项检查（如血常规、胎心监护等）

（三）第一产程观察及护理措施

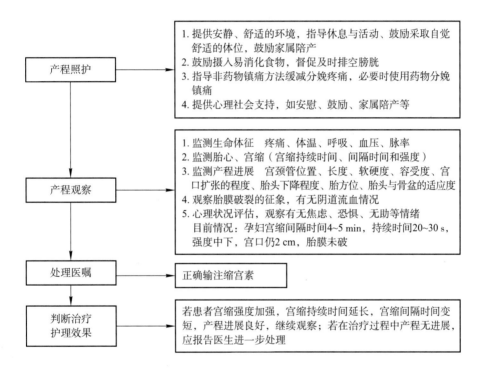

产程照护	→	1. 提供安静、舒适的环境，指导休息与活动、鼓励采取自觉舒适的体位，鼓励家属陪产 2. 鼓励摄入易消化食物，督促及时排空膀胱 3. 指导非药物镇痛方法缓减分娩疼痛，必要时使用药物分娩镇痛 4. 提供心理社会支持，如安慰、鼓励、家属陪产等
产程观察	→	1. 监测生命体征　疼痛、体温、呼吸、血压、脉率 2. 监测胎心、宫缩（宫缩持续时间、间隔时间和强度） 3. 监测产程进展　宫颈管位置、长度、软硬度、容受度、宫口扩张的程度、胎头下降程度、胎方位、胎头与骨盆的适应度 4. 观察胎膜破裂的征象，有无阴道流水情况 5. 心理状况评估，观察有无焦虑、恐惧、无助等情绪 　目前情况：孕妇宫缩间隔时间4~5 min，持续时间20~30 s，强度中下，宫口仍2 cm，胎膜未破
处理医嘱	→	正确输注缩宫素
判断治疗护理效果	→	若患者宫缩强度加强，宫缩持续时间延长，宫缩间隔时间变短，产程进展良好，继续观察；若在治疗过程中产程无进展，应报告医生进一步处理

（四）接产及产后出血的护理

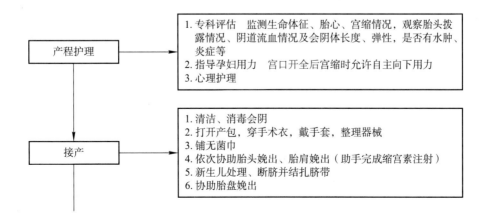

| 产程护理 | → | 1. 专科评估　监测生命体征、胎心、宫缩情况，观察胎头拨露情况、阴道流血情况及会阴体长度、弹性、是否有水肿、炎症等
2. 指导孕妇用力　宫口开全后宫缩时允许自主向下用力
3. 心理护理 |
| 接产 | → | 1. 清洁、消毒会阴
2. 打开产包，穿手术衣，戴手套，整理器械
3. 铺无菌巾
4. 依次协助胎头娩出、胎肩娩出（助手完成缩宫素注射）
5. 新生儿处理、断脐并结扎脐带
6. 协助胎盘娩出 |

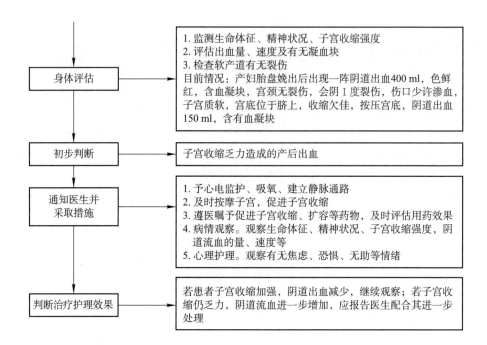

五、课堂模拟训练

1. 课堂模拟训练的步骤及情景设计

分娩期及产后出血妇女的护理步骤及情景设计详见表 1-7-2-2。

表 1-7-2-2 分娩期及产后出血妇女的护理步骤及情景设计

步骤	情景与对话	模拟人参数设计	任务	学生分工
情景一	患者入病区 患者：护士，我是不是要生了，肚子很痛	体温 36.7℃ 脉搏 82 次 / 分 呼吸 18 次 / 分 血压 116/78 mmHg 宫口 2 cm 胎方位 LOA（枕左前）	入院处置： 1. 采集病史 2. 身体评估 3. 产科检查 4. 查看辅助检查结果	1 人扮演孕妇，2 人合作完成病史采集和身体评估、产科检查并进行指导
情景二	医生开具医嘱，执行医嘱 临时医嘱： 1. 胎心监护 孕妇宫口仍 2 cm，胎膜未破，宫缩 20～30 s/4～5 min，强度中下 患者：护士，我肚子好像没那么痛了 临时医嘱： 1. 缩宫素针 2.5 U+0.9% 氯化钠注射液 500 ml 静脉滴注	体温 36.5℃ 脉搏 82 次 / 分 呼吸 18 次 / 分 血压 114/76 mmHg	产程处置： 1. 产程护理 2. 胎心监护 3. 缩宫素输注	1 人扮演孕妇，1 人进行产程护理指导，2 人进行胎心监护、缩宫素配药、注射
情景三	1. 孕妇宫口开 4 cm，宫缩间隔时间 2 min，持续时间 1 min，强度强，胎膜未破，送入分娩室 2. 1 h 后宫口开 7 cm，胎膜破，羊水清，胎心正常 3. 2 h 后宫口开全	体温 36.6℃ 脉搏 90 次 / 分 呼吸 18 次 / 分 血压 118/74 mmHg	助产接生相关操作 观察产程进展 密切观察胎心	1 人扮演孕妇，1 人作为助手配合，2 人配合完成接产工作

续表

步骤	情景与对话	模拟人参数设计	任务	学生分工
情景四	胎盘娩出后出现一阵阴道出血 400 ml，色鲜红，含血凝块。宫颈无裂伤，会阴 I 度裂伤，伤口少许渗血；子宫质软，宫底位于脐上，收缩欠佳，按压宫底，阴道出血 150 ml，含有血凝块 临时医嘱： 1. 缩宫素针 20 U+0.9% 氯化钠注射液 500 ml 静滴 2. 麦角新碱 0.2 mg 肌注 3. 鼻导管给氧 2 L/min 10 min 后又出现一阵阴道流血，量 200 ml，色鲜红，含血凝块 临时医嘱： 1. 欣母沛 250 μg 肌注 2. 复方氯化钠针 500 ml 静滴 3. 留置导尿	体温 36.6℃ 脉搏 96 次/分 呼吸 20 次/分 血压 96/68 mmHg	产后出血处置： 1. 执行医嘱 2. 评估出血量 3. 评估病情	1 人扮演产妇，3 人配合执行医嘱

2. 任务执行时的操作参考要点

分娩期及产后出血妇女护理任务执行时的操作参考要点详见表 1-7-2-3。

表 1-7-2-3　分娩期及产后出血妇女护理任务执行时的操作参考要点

任务	任务执行时的操作参考要点
任务一 入院评估	1. 病史采集　按上述病史采集的内容收集病史资料。注意询问的技巧，如自我介绍、建立与患者的信任关系，创造良好的交谈环境，围绕主诉提问，全面收集病史，避免使用医学术语，避免重复提问，恰当使用过渡语言等。结果如下： 　孕妇陈女士，34 岁，已婚，孕 2 产 1，平素月经规律，周期 30~35 天，经期 4~5 天。4 年前经阴道顺娩一活婴，出生体重 3720 g。末次月经为本年度 2 月 4 日，行经如常。孕期社区建卡，我院定期产检，预产期为本年度 11 月 11 日。9 月 7 日 B 超示 "羊水指数：63/46/51/54 mm"，考虑 "羊水偏多"，建议随访。今孕妇孕 40^{+6} 周，凌晨出现下腹部阵发性疼痛，自测 6~7 min 痛一次，每次持续时间 30 s，无阴道流血流液，自觉胎动如常，门诊拟 "孕 2 产 1，孕 40^{+6} 周，LOA，临产" 收住。既往无高血压、糖尿病、肾脏疾病病史 2. 身体评估　评估结果如下： 　体温 36.7℃，脉搏 82 次/分，呼吸 18 次/分，血压 116/78 mmHg。神志清楚，皮肤黏膜未见瘀点、瘀斑，心肺未闻及明显异常，腹膨隆，晚孕腹型，无压痛、反跳痛，肝脾肋下未触及，下肢水肿（+） 3. 产科检查　评估结果如下： 　宫高 40 cm，腹围 102 cm，胎位 LOA，胎心 140 次/分，宫口 2 cm，宫颈容受 90%，质地软、位置中，胎膜未破，宫缩间隔时间 5~6 min，持续时间 30~40 s，强度中上。估计胎儿体重 4 100 g 4. 查看化验单 　超声检查：宫内单活胎，晚期妊娠，双顶径 93 mm，头围 345 mm，股骨长 70 mm，腹围 366 mm，脐动脉 S/D 比值：2.0，胎方位 LOA，羊水指数 16/36/42/42 mm 　相关血液化验结果：乙型肝炎表面抗原测定（－），丙型肝炎抗体测定（－），梅毒螺旋体抗体（－），人类免疫缺陷病毒抗体（－）

任务	任务执行时的操作参考要点
任务二 第一产程 护理	1. 胎心监护（详见上篇第六章项目三） （1）排空膀胱，摆好体位 （2）四步触诊，判断胎方位 （3）放置宫腔压力探头及胎心探头 （4）胎心监护结束后，打印图形，判读结果 2. 输注缩宫素 （1）以 500 ml 0.9% 氯化钠注射液或乳酸林格注射液，用留置针建立静脉通路 （2）使用输液泵调节输液速度，以 8 滴 / 分的速度进行输注 （3）抽取 2.5 U 缩宫素注入 500 ml 0.9% 氯化钠注射液或乳酸林格注射液中，摇匀，继续以 8 滴 / 分的速度滴注 （4）观察孕妇情况及宫缩情况，进行滴速调节，一般 15～20 min 调整 1 次，每次增加 4 滴，也可应用等差法，即从每分钟 8 滴调整至 16 滴，再增至 24 滴，依次增加，直至出现有效宫缩（10 min 内出现 3 次宫缩，每次持续 30～60 s，伴宫颈缩短和宫口扩张） 3. 产程观察 （1）监测生命体征。疼痛（选用合适测评工具判断疼痛程度，观察孕妇面部表情及应对方式）、体温、呼吸、血压、脉率 （2）监测胎心、宫缩（宫缩持续时间、间隔时间和强度），必要时可进行胎心监护了解胎儿宫内储备能力 （3）监测产程进展。进行阴道检查，判断宫颈管位置、长度、软硬度、容受度、宫口扩张的程度、胎头下降程度、胎方位、胎头与骨盆的适应度 （4）观察胎膜破裂的征象、阴道血性分泌物、流血的量、色及性状 （5）心理状况评估。与孕妇交流，观察有无焦虑不安、恐惧等情绪，并给予心理社会支持 4. 症状护理 （1）提供安静、舒适、私密的环境 （2）鼓励采取自觉舒适的体位，不要长期仰卧位，确保孕妇得到充分的休息和睡眠，鼓励正常孕妇适当离床活动 （3）鼓励摄入易消化食物，督促及时排空膀胱 （4）指导非药物镇痛方法缓减分娩疼痛，如分娩球、自由体位、按摩、音乐等，必要时使用药物镇痛 （5）心理护理，缓解焦虑与恐惧，鼓励家属陪伴
任务三 助产接生 （详见上篇 第六章项 目四）	1. 清洁、消毒会阴。顺序：小阴唇、大阴唇、阴阜、大腿上 1/3、会阴及肛门周围 2. 打开产包，穿手术衣，戴手套 3. 铺无菌巾。顺序：臀下、两侧腿套、两侧大腿根部、腹部，注意无菌原则；整理器械 4. 分娩指导 5. 协助胎儿娩出，新生儿初步处理。胎头双顶径娩出后，额、鼻、口、颏顺次娩出。等待下一次宫缩时，协助娩出前肩或后肩，顺势娩出胎儿。快速、全面擦干新生儿全身，信息确认，行皮肤接触，注意保暖 6. 结扎脐带 7. 协助胎盘娩出。观察胎盘剥离征象，协助胎盘娩出并检查胎盘胎膜完整性 8. 检查软产道情况。检查有无软产道裂伤及裂伤程度，必要时检查有无宫颈裂伤 9. 观察阴道出血量。常见评估出血量的方法：容积法、面积法、称量法、休克指数法

任务	任务执行时的操作参考要点
	10. 新生儿处理。记录相关信息，佩戴手、脚双腕带，建立新生儿病历，每 15 min 评估 1 次生命体征，协助第一次母乳喂养等
任务四 产后出血 处置	1. 密切观察生命体征、意识、面色及评估阴道出血量、出血速度，发现早期休克，做好记录，去枕平卧，保暖，给氧，必要时留置导尿 2. 呼叫相关人员，建立静脉通路，补充血容量 3. 判断病因，针对性处理，子宫收缩乏力的措施：按摩子宫，应用宫缩剂，必要时宫腔填塞等，观察措施疗效 4. 遵医嘱使用相关药物，注意观察药物的疗效及副作用 5. 防治感染。注意无菌操作，必要时给予抗生素，预防感染 6. 心理护理

六、反馈与讨论

（一）参与演练过程同学的反思

分享自己参与演练的体会、对自己所扮演角色的总结、对今后自己理论及技能学习的思考以及对综合模拟实训课的建议等。

（二）全体上课同学的互动讨论

1. 在情景一中，小组成员收集病史时是否重点突出？身体评估是否准确、到位？是否能快速判断孕妇目前的情况并进行合理的沟通？

2. 在情景二中，小组成员是否正确进行胎心监护操作及胎心监护结果的判读？是否准确地执行了医嘱？是否具备缩宫素药物的相关知识？是否体现了人文关怀？是否正确及时指导孕妇，指导内容是否通俗易懂？

3. 在情景三中，小组成员是否能有条不紊地进行接产准备？在接产的过程中能否有效地合作？接产操作是否准确、到位？人文关怀做得怎么样？

4. 在情景四中，小组成员能否正确判断产后出血的发生及病因？能否立即采取相应措施？在抢救的过程中能否有效地合作？执行医嘱过程中的查对是否正确？是否体现人文关怀？

（许芳芳　江仕爽）

下　篇

儿科护理实训

第一章 住院患儿的入院评估及一般护理

项目一 住院患儿的入院评估

【教学目标】

一、认知目标

1. 能说出住院患儿入院评估的流程。
2. 能识记住院患儿入院评估的内容。

二、能力目标

能正确收集住院患儿的健康资料。

三、情感态度与思政目标

1. 具有关心、爱护患儿的职业情操。
2. 具有细心、耐心的工作态度。

【模拟情境练习】

一、导入案例

患儿，女，4 岁。3 天前于家中无明显诱因突然出现咳嗽，初不剧，渐呈加剧趋势，伴痰鸣，无昼夜差异，无犬吠样咳嗽，无喘息、气促，无鼻塞、流涕。2 天前无明显诱因出现发热，体温最高 39℃，无寒战，无呕吐、腹泻，无神软、嗜睡。昨日来我院门诊，拟以"支气管炎"予"阿奇霉素针、氨溴索针"等治疗，现发热好转，仍咳嗽，为求进一步诊治，拟"急性支气管炎"收住入院。针对住院的患儿，一般按怎样的流程为其进行入院评估？常规的评估内容包括哪些？

二、患儿入院评估流程

（一）评估流程

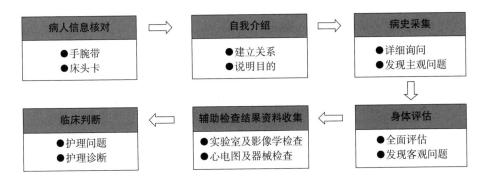

（二）评估内容

1. 病史采集　患儿的病史主要来自患儿、家长、其他主要照顾者及健康保健人员的叙述。主要包括以下内容：

（1）一般状况：包括患儿姓名、性别、年龄（采用实际年龄，新生儿记录到天数，婴儿记录到月数，1岁以上记录到几岁几个月）、民族、入院日期，父母或抚养人姓名、年龄、职业、文化程度、通信地址、联系电话等。

（2）主诉：为患儿的主要症状或体征及持续时间，要用患儿或家长的语言进行高度概括，一般不超过20个字。如"发热、咳嗽3天""反复心悸、胸闷1年余，再发半天"。

（3）现病史：是小儿患病以来疾病的发生、发展、诊断、治疗、护理的全过程，主要内容包括：起病情况、主要症状的部位，性质及持续时间，发病的原因和诱因，疾病的发展和演变，伴随症状，诊断，治疗和护理经过等。

（4）既往史：是患儿以往的健康状况，包括出生史、喂养史、生长发育史、免疫接种史、既往健康史、过敏史、日常活动等状况。询问时应根据不同的年龄及健康问题各有侧重。

1）出生史：询问是第几胎、第几产，是否足月顺产，母亲孕期情况，分娩时情况，出生时体重、身长，出生时有无窒息、产伤及Apgar评分等。对新生儿及小婴儿尤其要详细询问。

2）喂养史：对婴幼儿、营养不良及消化系统疾病的小儿要询问喂养史。问清是母乳还是人工喂养，人工喂养者以何种乳制品为主、如何配制，哺喂的量及次数，辅食添加及断奶的情况，近期食品的种类、饮食次数、食欲、大小便情况等。年长儿应了解有无挑食、偏食、吃零食等不良习惯。

3）生长发育史：了解小儿的体重、身高、头围的增长情况；囟门闭合时间，乳牙萌出时间及数目，抬头、坐、爬、站、走的时间；语言发育情况；学龄儿童在校学习情况及与同伴的关系等。

4）免疫接种史：接种过何种疫苗，接种年龄、接种次数。

5）生活史：活动的主要环境，睡眠、休息、排泄的习惯，是否有吮指、咬指甲等特殊行为问题。

6）既往健康史：既往健康状况，患过何种疾病，是否患过小儿常见的传染病，既往住院史，是否有手术史。

7）过敏史：包括食物、药物、环境中接触物质的过敏情况。

8）家族史：家族中有无遗传性疾病。如有遗传性疾病，应询问父母是否近亲结婚，同胞的健康状况。

（5）心理社会状况：了解患儿的性格特点，如患儿是开朗、活泼、好动或是喜静，合群或孤僻，独立或依赖。了解患儿及家庭对住院的反应，如对住院的原因是否了解、对医院的环境是否适应、能否配合治疗及护理等。了解患儿父母的年龄、职业、文化程度、宗教信仰及健康状况，了解家长与患儿的互动方式。了解患儿的家庭经济状况、居住环境等。学龄儿童还应询问患儿在校的学习情况及与同学间的关系等。

2. 身体评估

（1）小儿身体评估的原则

1）环境要求：进行身体评估的房间应光线充足，温度适中，周围安静。根据需要提供玩具、书籍。检查时不强求一定的体位，可由父母抱着检查，怕生的患儿可由背部查起。尽量让孩子与亲人在一起，以增加安全感。

2）态度要求：检查过程中要始终保持和蔼的态度。检查前要与患儿交谈或逗引片刻，以取得其信任与合作。对年长儿可说明检查的部位，以取得配合。

3）顺序灵活：检查的顺序可根据患儿当时的情况灵活掌握。一般在小儿安静时先进行心、肺听诊，腹部触诊，数呼吸、脉搏，因这些检查易受小儿哭闹的影响；皮肤、四肢、躯干、全身淋巴结等容易观察到的部位可随时检查；口腔、咽部、眼结膜、角膜等刺激强的检查应在最后进行；在急诊情况下，首先检查重要生命体征和与疾病损伤有关的部位。

4）动作轻柔，操作娴熟：既要全面仔细检查，又要体现检查重点。

5）保护和尊重患儿：患儿的免疫力弱，易患感染性疾病。为小儿体检时，应注意防止交叉感染。检查前后要洗手，听诊器应消毒。学龄期的小儿及青少年要注意保护其隐私。

（2）身体评估的内容及方法

1）一般状态：包括小儿的发育与营养、精神状态、面部表情、皮肤颜色、对周围事物的反应、哭声、活动、体位、语言应答等情况，一般在询问病史的过程中观察，以便取得可靠的资料。

2）一般测量：除了体温、脉搏、呼吸、血压外，还应测体重、身高、头围、胸围等（测量方法见下篇第四章项目三）。

体温测量：能配合的年长儿可测口温，正常为37℃以下；其余的小儿可测腋温或肛温，腋温正常范围为36～37℃，肛温为36.5～37.5℃。

呼吸、脉搏的测量：年幼儿按小儿腹部的起伏计算呼吸次数，呼吸过快不宜看清者可用听诊器听呼吸音计数，或用少量的棉花放小儿的鼻孔边缘，观察棉花飘动的次数。同时应注意呼吸的节律与深浅。年幼儿可观察颈动脉或股动脉的搏动计数脉率，也可经过心脏听诊测得。小儿呼吸、脉搏的正常值见表2-1-1-1。

表 2-1-1-1　小儿呼吸、脉搏的正常值（次/分）

年龄	呼吸	脉搏	呼吸：脉搏
新生儿	40～45	120～140	1：3
1岁以下	30～40	110～130	1：（3～4）
2～3岁	25～30	100～120	1：（3～4）
4～7岁	20～25	80～100	1：4
8～14岁	18～20	70～90	1：4

血压测量：根据小儿的年龄选择血压计袖带，宽度应为上臂长度的1/2～2/3。年幼儿血压不宜测准确。新生儿及小婴儿可用简易潮红法或多普勒超声诊断仪或心电监护仪测定。2岁以后小儿血压的计算公式为：收缩压（mmHg）＝年龄×2+80，舒张压为收缩压的2/3。

3）皮肤：观察皮肤的颜色，注意有无潮红、苍白、发绀、黄疸、瘀点、皮疹、脱屑、色素沉着；观察毛发的颜色、光泽，注意有无干枯、易折、脱发；触诊皮肤的温度、湿度、弹性，注意有无脱水、水肿等。

4）淋巴结：检查颈部、腋窝、腹股沟等处的淋巴结，注意其大小、数目、质地、活动度及有无压痛等。

5）头部

头颅：观察头颅的大小、形状，前囟的大小和紧张度、是否凹陷和隆起；有无颅骨软化、枕部有无枕秃；新生儿有无产瘤、水肿。

面部：观察小儿有无特殊病容，眼距大小、双耳大小及形状等。

眼、耳、鼻：检查有无眼睑红肿、下垂、闭合不全，有无眼球突出、斜视，有无结膜充血、脓性分泌物，有无角膜混浊、溃疡，巩膜黄染，检查瞳孔大小、对光反射。检查双耳外形，观察有无脓性分泌物、局部有无红肿，提耳时有无疼痛等。观察鼻的外形，有无鼻塞，有无鼻翼扇动，有无分泌物及分泌物的性状等。

口腔：观察口唇有无干燥、苍白、发绀、疱疹，口角有无糜烂，牙龈、颊黏膜、硬腭有无充血、溃疡、黏膜斑、鹅口疮，腮腺导管开口处有无红肿及分泌物，牙齿的数目及有无牙列不齐、龋齿等。

6）颈部：观察有无斜颈、短颈等畸形，颈部活动情况；甲状腺有无肿大；气管位置；颈静脉有无充盈、波动等。

7）胸部

胸廓：观察胸廓外形有无异常，尤其注意有无佝偻病引起的畸形；胸廓的两侧是否对称，有无呼吸运动异常，心前区有无隆起等。

肺：观察呼吸的频率、深浅度，有无节律异常、呼吸困难、三凹征等表现；触诊有无语颤改变；叩诊有无异常浊音、实音或鼓音；听诊呼吸音是否正常，有无啰音。

心脏：观察心前区有无隆起，心尖搏动的位置、范围；触诊有无震颤；叩诊心界的大小；听诊心跳的频率、节律、有无杂音等。

8）腹部：观察腹部的外形，腹壁有无静脉曲张，有无脐疝，是否有蠕动波及肠型，新生儿应注意脐部有无出血、分泌物、炎症；触诊腹壁的紧张度、有无压痛及包块。正常婴幼儿肝脏边缘可在肋下 1～2 cm 触及，小婴儿有时可触及脾脏。肝、脾均质软，无压痛，6～7 岁后不应再触及肝、脾。叩诊有无移动性浊音；听诊肠鸣音是否正常。

9）脊柱和四肢：观察有无畸形，脊柱有无侧弯、强直，四肢活动是否正常，有无"O"形或"X"形腿，有无手镯、脚镯征等佝偻病体征；肌力是否正常，有无杵状指、多指畸形等。

10）会阴、肛门及外生殖器：检查有无畸形、肛裂，女孩阴道有无分泌物，男孩有无包皮过长、阴囊鞘膜积液、隐睾、腹股沟疝等。

11）神经系统：根据年龄、病种、病情的不同，选择必要的检查。

一般检查：包括意识状态、精神状态、面部表情、前囟饱满程度、反应的灵敏度，还有动作、语言的发育，有无异常行为，肢体动作能力等。

脑膜刺激征：一般重点检查颈部的阻力、Kernig 征、Brudzinski 征等。

神经反射：新生儿常检查的反射包括吸吮反射、拥抱反射、握持反射、颈肢反射等。小儿的神经反射有年龄特点，新生儿及小婴儿腹壁反射、提睾反射较弱或引不出，但跟腱反射亢进；2 岁以下的小儿 Babinski 征可呈阳性，而一侧阴性、另一侧阳性时则有临床意义。

3. 辅助检查结果资料的收集　注意询问小儿患病过程中在院外就诊机构及本院门诊所做的辅助检查的项目、检查结果（如实验室检查、心电图检查、影像学检查等），并查看辅助检查报告。

4. 临床判断　根据患儿的病史、身体评估及辅助检查的情况，提出患儿现存和潜在的健康问题。

（尹志勤）

项目二　住院患儿的一般护理

【教学目标】

一、认知目标

说出住院患儿一般护理的内容。

二、能力目标

能处理住院患儿的一般护理问题。

三、情感态度与思政目标

增强尊重生命的意识，树立爱护婴儿的观念。

【模拟情境练习】

一、导入案例

患儿，男，3 岁，因"发热伴咳嗽、咳痰 1 周"，拟"急性支气管肺炎"收住入院，住院期间患儿家属因对病房条件及护士护理方案不满，多次与护士发生争吵，并投诉至护理部。请思考：如何做好住院患儿的一般护理。

二、护理内容

小儿疾病受年龄和不同阶段发育程度的影响而有其自身特点。由于小儿各器官及系统没有发育成熟，机体的代偿能力不足，因此小儿疾病往往起病急、变化快且早期症状不典型，加之年龄小，不会叙述病情变化，因此住院患儿在基础护理、症状护理等方面与成人护理相比具有多样性、变化性和特殊性，做好住院期间的一般护理，不仅可以促进患儿的康复，而且有利于减少医疗纠纷。住院患儿的一般护理包括：

1. 病室管理　病室应阳光充足，空气新鲜。早产儿适宜的室温为 24～26℃，湿度 55%～65%。新生儿适宜的室温为 22～24℃，湿度 55%～65%。婴幼儿适宜的室温为 20～22℃，湿度以 55%～65% 为宜。儿童病室的温度以 18～20℃ 为宜，湿度以 50%～60% 为宜。病室应定时开窗通风，每天 2 次。按不同年龄与病种、感染和非感染疾病，分别安置患儿，防止院内感染。定期进行病房消毒。在病房摆放一些儿童感兴趣的漫画、玩具等，消除患儿对陌生环境的恐惧感和不安感，有助于相关治疗计划的顺利进行。严禁在病区、病室内吸烟、饮酒，严禁使用电炉、酒精炉、电饭煲等物品。

2. 入院指导　向患儿及家长进行自我介绍，介绍科主任、护士长、主管医生、责任护士，并向患儿及家长介绍病区及病室的环境及规章制度，提醒如有事及时按呼叫器呼叫。介绍住院后常规的时间安排，如作息时间、查房时间、治疗时间等。了解患儿及家长的心理状况，做好卫生宣教。安慰患儿，解除其恐惧心理；安慰家长，缓解其焦虑心理。

鼓励患儿安心休养,积极配合治疗。

3. 治疗配合

(1)患儿入院 24 h 内,护士应对患儿进行全面评估。评估时注意取得患儿配合,取适当的体位进行评估,减少不良刺激,注意保护性隔离。

(2)新入院者连续 3 天每天测体温、脉搏、呼吸 4 次。病情危重、发热及心血管系统疾病者,每 4 h 测体温、脉搏、呼吸 1 次。测体温一般用耳温枪、肛表或腋表,慎用口表。

(3)每日记录二便情况;每周测体重 1 次,新生儿及心、肾疾病患儿按需测体重。

(4)准确及时执行医嘱,随时观察病情,根据病情变化调整护理方案,如病情急剧变化,立即通知医生并配合其进行抢救,及时做好记录。

4. 生活护理

(1)应保持患儿的卫生,患儿便后应洗净、擦干臀部并涂护臀膏,以防红臀。定期更换衣裤,经常保持被褥、衣裤、尿布的清洁干燥。冬季每周擦浴 1 次,夏季每日擦浴 1 次。及时修剪指(趾)甲。

(2)根据病情,按分级护理要求做好晨、晚间护理,保持床铺平整、干洁。

5. 饮食护理 饮食上一般给予高热量、高蛋白、高维生素、易消化的清淡食物,少量多餐,注意水分的补充,避免过饱,勿勉强进食,保持二便通畅。

6. 安全防护 注意患儿的安全,加强看护,防止烫伤、跌伤、坠床、走失,防止误服误饮、异物窒息等。

7. 预防感染 严格执行消毒隔离制度,保持手的清洁,每天按时进行空气、地面的消毒,做好陪伴家长及探视者的管理。

8. 活动与休息 严格执行作息制度,保证患儿充分的睡眠和休息。保持病室的安静,尽可能减少不必要的检查和治疗。急性期应以卧床休息为主,并取舒适体位;缓解期可根据病情合理安排休息与活动量。

9. 出院护理 所有物品须分别清洁、消毒。向患儿家长进行疾病预防及育儿知识的宣传教育,并作出院后家庭护理的示教,使其熟练掌握。

(杨星星)

第二章 新生儿及患病新生儿的护理

📖 项目一 足月新生儿的护理

【教学目标】

一、认知目标
能列举正常足月儿的特点。

二、能力目标
能根据外观及生理特点辨别足月新生儿，能实施针对性的护理。

三、情感态度与思政目标
主动与同学讨论足月新生儿护理的流程，操作中体现对新生儿的关心和爱护。

【模拟情境练习】

一、导入案例
王某之子，1 h 前出生，体重 3 350 g，身长 50 cm，哭声响亮，皮肤红润，皮下脂肪丰满，头发黑，分条清楚，足底纹路多。目前已跟随产妇回到母婴同室病房。作为病房护士，请判断该男婴可能存在哪些护理问题，需要采取哪些护理措施？

二、护理流程

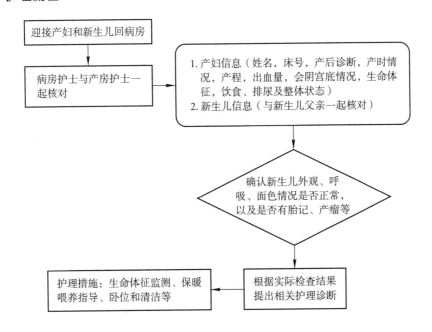

（一）接诊与评估

足月新生儿回到病房，病房护士和蔼迎接，与产房护士及家属（通常为父亲）核对产妇信息、分娩情况及新生儿情况后，需对足月新生儿进行评估，评估内容有：

1. 健康史采集　病房护士与产房护士一起核对新生儿出生情况，包括分娩方式、母亲妊娠周数、婴儿性别、身长（cm）、体重（g）、出生时间、出生时情况、有无窒息（抢救过程）、Apgar评分。

2. 身体评估

（1）身体外观：足月儿哭声响亮，全身皮肤红润，皮下脂肪丰满，灰白色胎脂多，毳毛少；头发分条清楚，耳软骨发育良好，耳廓清晰；双侧乳头凸起，乳晕与周围皮肤分界清楚，乳房可扪到结节；四肢屈曲，肌张力良好；指（趾）甲达到或超过指（趾）端，足底纹路多且深；男婴睾丸已降，女婴大阴唇覆盖小阴唇。

（2）生理状态：正常足月新生儿呼吸浅快，频率约40次/分，节律不规则；听诊心率120~140次/分，测量血压平均70/50 mmHg。通常出生后10~12 h开始排墨绿色胎粪，2~3天排完；生后24 h内排尿，但肾小球滤过率低，易发生水肿和钠潴留。足月儿一般吞咽功能完善，但食管下端括约肌松弛，胃呈水平位，幽门括约肌较发达，故易发生溢乳和呕吐。新生儿血液中胎儿血红蛋白（HbF）占比高，缺氧时发绀不明显，观察时需引起注意。肝维生素 K 储存量少，需注意观察有无出血现象。脑相对较大，大脑皮质兴奋性低，睡眠时间长，需注意观察其睡眠状态。检查新生儿出生时已具备的原始神经反射（如觅食反射、吸吮反射、握持反射、拥抱反射等）并记录；新生儿的病理性反射如 Babinski 征、Kernig 征和 Chvostek 征可呈阳性。胎儿可从母体通过胎盘获得免疫球蛋白 IgG，但 IgA 和 IgM 不能通过胎盘传给新生儿，因此新生儿易患呼吸道、消化道感染。新生儿单核 – 吞噬细胞系统和白细胞的吞噬作用较弱，血清补体比成人低，白细胞对真菌的杀灭能力也较低，这是新生儿易患感染的另一原因。新生儿体温调节功能差，皮下脂肪较薄，体表面积相对较大，容易散热。

（二）临床判断

1. 初步判断　该新生儿为正常足月新生儿。

2. 目前存在的主要护理问题　由于新生儿自身的解剖及生理特点，其可能存在以下护理问题：

（1）有窒息的危险：与足月儿喂养出现呛奶，呕吐有关。

（2）有体温失调的危险：与体温调节功能不完善有关。

（3）有感染的风险：与新生儿皮肤黏膜屏障功能弱、免疫功能不足有关。

（三）护理措施

1. 保持呼吸道通畅　新生儿每次喂乳后轻拍后背，尽量排出喝入的空气；喂乳后保持新生儿右侧卧位入睡，减少溢奶可能引起的窒息危险。

2. 维持体温稳定　母婴同室病房室温保持22~24℃，相对湿度55%~65%。护士每4 h测量新生儿体温1次，根据体温指导家长增减衣物及盖被。

3. 预防感染　医护人员严格执行消毒隔离制度。利用洗澡及日常护理检查脐带及脐周皮肤情况，常规碘伏棉签消毒；观察并记录脐带脱落时间，脱落后检查脐部有无渗血渗液，有分泌物者先用3%过氧化氢棉签擦拭，再用0.2%~0.5%的碘伏棉签擦拭，并保持干燥。

4. 合理喂养　出生后若无异常情况可尽早开奶（15 min 内），鼓励产妇坚持母乳喂养。无法母乳喂养的新生儿可先试喂 5% ~ 10% 葡萄糖水，吞咽功能良好可给予配方奶。利用各种方法（健康宣教、手册、图片和视频等）指导家长母乳喂养的方法，按需哺乳以获得理想的体重增长。

5. 健康教育　新生儿与母亲多进行皮肤接触，促进母子感情交流，有利于新生儿身心发育。与家长沟通时介绍居家喂养、保暖、皮肤护理、预防接种等知识。出生后 72 h 进行新生儿疾病筛查，做好相关知识宣教。

【自测反思】

李某之子，出生体重 3 120 g，出生后第二天体重 3 050 g。胎粪、小便均已解，母乳喂养，奶量不多，新生儿一般情况良好。

请根据以上状况对该新生儿提出护理问题及相应的护理措施。

（傅圆圆）

项目二　早产儿的护理

【教学目标】

一、认知目标
能列举早产儿的特点。

二、能力目标
能根据外观及生理特点辨别早产儿，并实施针对性的护理。

三、情感态度与思政目标
主动与同学讨论早产儿护理的流程，操作中体现对早产儿的关心和爱护，培养大爱精神。

【模拟情境练习】

一、导入案例
张某之女，胎龄 35⁺² 周，出生后 2 h，体重 2 050 g，身长 45 cm，哭声偏弱，皮肤红嫩，胎毛多，头发偏软较少，大阴唇未完全遮盖小阴唇。现拟"早产儿"入病房。作为病房护士，你该如何评估该女婴，该女婴存在哪些护理问题，该如何进行护理？

二、护理流程

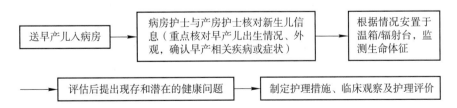

（一）接诊与评估
新生儿入病房后，病房护士与产房护士及家属（通常为父亲）核对母亲分娩及新生儿

情况，并对新生儿进行评估，评估内容有：

1. 健康史采集　病房护士详细询问产房护士及家属早产儿情况，包括分娩方式、母亲妊娠周数、婴儿性别、身长（cm）、体重（g）、出生时间、出生时情况、有无窒息（抢救过程）、Apgar 评分等。

2. 身体评估

（1）身体外观：观察早产儿体重、身长等发育状况。早产儿体重多不足 2 500 g，身长不足 47 cm，哭声弱，肌张力低下，皮肤红，胎毛多，耳壳软，指（趾）甲未达指（趾）尖，足底纹路少，男婴睾丸未完全下降，女婴大阴唇不能遮盖小阴唇。

（2）生理状态：观察该早产儿的生命体征、吸吮能力、反应能力等，并注意各种血液生化指标的特点。通常早产儿呼吸系统发育不成熟，常出现呼吸暂停现象；肺表面活性物质缺乏，易发生肺透明膜病。心率较快，血压偏低；体温调节功能差，皮下脂肪少，易散热，体温易波动。观察其一般反应。早产儿吸吮力差，吞咽反射弱，吃奶时易发生溢乳和反流。血小板数低于足月儿，造血物质储存量少，易发生出血和贫血；肾脏功能比足月儿更差，易发生低钠血症和代谢性酸中毒；早产儿胎龄越小，神经反射越差，免疫功能也越弱，容易发生各种感染。

（二）临床判断

1. 初步判断　该新生儿为早产儿。

判断依据：胎龄未足月（35^{+2} 周），体重不足 2 500 g（2 050 g），身长偏短（45 cm），哭声偏弱，皮肤红嫩，胎毛多，头发偏软较少，大阴唇未完全遮盖小阴唇，均符合早产儿外观特点。

2. 目前存在的主要护理问题

（1）体温调节无效：与体温调节功能差有关。

（2）营养失调：低于机体需要量，与吸吮、吞咽、消化功能差有关。

（3）自主呼吸障碍：与呼吸系统发育不成熟有关。

（4）有感染的危险：与免疫功能低下有关。

（三）护理措施

1. 保持体温恒定　早产儿病房温度维持 24 ~ 26℃，相对湿度 55% ~ 65%。出生体重＜ 2 000 g 者应放置于暖箱，根据日龄和出生体重动态调节暖箱温度。

2. 合理喂养　提倡母乳喂养，无法母乳喂养者可选择早产儿配方奶粉。喂养方式和乳量根据早产儿耐受力而定，每日记录出入量，测量体重，以便合理调整喂养方案，满足能量需求。

3. 维持有效呼吸　保持呼吸道通畅，有缺氧症状时对因治疗，根据疾病要求给予吸氧，做好记录。发生呼吸暂停时可给予拍打足底、摩擦背部等刺激，同时配合医生进行处理。

4. 预防感染　对早产儿实行保护性隔离，严格执行消毒隔离制度，控制医源性感染。

5. 健康教育　早产儿往往住院时间长，在隔离措施保障情况下鼓励父母进入早产儿室探视，参与照顾早产儿的活动，减轻焦虑情绪；指导家长早产儿出院后的家庭护理方法，定期随访及预防接种等注意事项，树立其照护信心。

【自测反思】

王某之子，出生后 1 周。出生体重 2 030 g，奶粉奶瓶喂养。家长主诉孩子吃奶时间长，大致需要 20~30 min 才能吃下 15~20 ml 奶量，期间会有溢奶、呕吐等情况发生，偶尔还会有呼吸暂停出现。出生后体温正常，每日体重增加量为 15~25 g。

请根据以上状况，提出该新生儿的护理问题及相应的护理措施。

（傅圆圆）

项目三 新生儿黄疸患儿的护理

【教学目标】

一、认知目标
1. 说出新生儿黄疸的主要治疗方法。
2. 理解蓝光照射降低新生儿胆红素的原理。

二、能力目标
1. 对新生儿黄疸患儿进行正确的入院评估，找出护理问题并进行正确处理。
2. 能对新生儿黄疸患儿采取正确的护理措施。

三、情感态度与思政目标
增强尊重生命的意识，树立爱护婴儿的观念。

【模拟情境练习】

一、导入案例

患儿，女，2 天，因"皮肤黄染 1 天"入院。患儿 1 天前开始出现皮肤和巩膜黄染，而后逐渐加重至躯干及四肢。患儿吸吮差、进奶欠佳，无发热，无恶心、呕吐。心肺无异常。脐部稍湿，未见脓性分泌物。腹部触诊肝肋下 1.0 cm，未触及脾。白细胞 14.0×10^9/L，中性粒细胞 0.66，血红蛋白 130 g/L，母血型为 Rh^+O 型，小儿血型为 Rh^+A 型。网织红细胞 0.10。经皮测胆红素 14 mg/dL。大便深黄、软。患儿系孕 1 产 1，足月顺产儿。门诊拟"新生儿黄疸待查？"收住入院。

二、护理流程

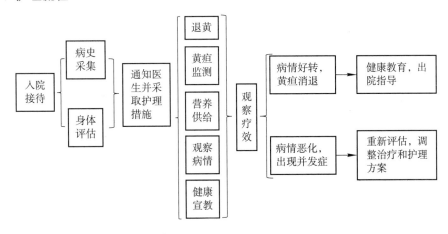

（一）接诊与评估
常规接诊。

1. 病史采集 患儿，女，2天。因"皮肤黄染1天"入院。患儿于生后第1天出现前额、巩膜黄染，并逐渐加重至躯干及四肢，患儿2天来吃母乳量渐减少，吸吮稍差，反应欠佳。患儿系孕1产1，足月顺产。母血型为 Rh$^+$O 型，小儿血型为 Rh$^+$A 型。经皮测胆红素 14 mg/dL。尿量可，大便2次，墨绿色。入院前无特殊用药。

2. 身体评估 患儿精神稍软，进奶量减少，吸吮差，反应欠佳。巩膜、面部皮肤呈深黄色，躯干呈淡黄色。心肺无异常。脐部稍湿，未见脓性分泌物。腹部触诊肝肋下1.0 cm，未触及脾。

3. 辅助检查结果 白细胞 14.0×10^9/L，中性粒细胞 0.66，血红蛋白 130 g/L，血清总胆红素 239.4 μmol/L，间接胆红素 17.2 μmol/L，母血型为 Rh$^+$O 型，小儿血型为 Rh$^+$A 型。经皮测胆红素 14 mg/dL。网织红细胞 0.10。

（二）临床判断

1. 初步判断 该患儿所患疾病是新生儿溶血性黄疸（ABO 溶血）。

判断的主要的依据：新生儿生后第一天出现黄疸，查体面部、躯干及四肢皮肤、巩膜见黄染，精神软、纳差，且患儿黄疸出现早、进展快，有轻度贫血，网织红细胞偏高，总胆红素和间接胆红素明显增高，首先考虑新生儿病理性黄疸，另患儿系足月顺产儿第一胎，母亲为 Rh$^+$O 型，小儿血型为 Rh$^+$A 型，因此该患儿考虑新生儿溶血病（ABO 溶血）。

2. 目前存在的主要护理问题

（1）黄疸：与红细胞破坏增多及间接胆红素增高有关。

（2）潜在并发症：胆红素脑病、心力衰竭。

（三）护理措施

通知医生并采取如下护理措施。

1. 消退黄疸

（1）光照疗法：是降低血清未结合胆红素简单而有效的方法。波长为 425~475 nm 的蓝光和波长 510~530 nm 的绿光效果最佳，日光灯或太阳光也有较好的疗效，该患儿未结合胆红素较高，因此给予蓝光治疗。使用时新生儿双眼用黑色眼罩保护，以免损伤视网膜，生殖器用尿布遮盖，身体其余均裸露。蓝光治疗过程中注意观察是否出现光疗并发症，注意当血清结合胆红素大于 68 μmol/L 时，皮肤会出现青铜色，即青铜症，应停止光疗。

（2）用药护理：遵医嘱给予：①肝酶诱导剂：通过诱导脲苷二磷酸葡萄糖醛酸基转移酶（UDPGT）活性，增加肝处理胆红素的能力。常用的有苯巴比妥，应用时应注意使用剂量，避免出现药物不良反应。②补充白蛋白：增加其与未结合胆红素的联结，预防胆红素脑病的发生，应用时应注意监测肾功能及观察小儿黄疸消退情况。③菌群调整：给予调肠道菌群药以促使肠道正常菌群建立，促进尿胆素和粪胆素的排出，减少肠道内胆红素的再吸收。

2. 黄疸监测 每4~6 h监测血清胆红素一次，判断其发展速度。

3. 营养供给 耐心喂养，少量多餐，保证奶量的摄入。如果无法经口喂养，行静脉内营养，防止低血糖的发生。但要注意切忌快速输入高渗性液体，以免血脑屏障暂时开放，胆红素进入脑组织。

4. 病情观察 注意观察患儿精神，若患儿精神好转、进奶量逐渐恢复正常，皮肤、黏膜、巩膜黄染消退逐渐接近正常，且血清胆红素逐渐降至正常，提示病情好转。当出现拒食、嗜睡、肌张力减退等胆红素脑病的早期表现时，应立即通知医生，做好抢救准备，并重新评估处理。注意防止并发症，观察有无电解质紊乱、心力衰竭等。

5. 健康宣教　告知家长患儿目前病情，向家长介绍患儿发生病理性黄疸的病因、临床表现、用药原则及护理方法，取得家长的配合。

【知识链接】

新生儿黄疸早期护理干预

新生儿黄疸是因胆红素在体内积聚所致。胆红素排泄能力不足是引起胆红素增高的原因之一。正常新生儿胎粪 150~200 g/d，每克胎粪含 1 mg 胆红素，胎粪中所含胆红素为新生儿体内每天生成胆红素的 5~10 倍，如胎粪延迟排除，肠内胆红素重吸收增多，可加重黄疸。因此，在新生儿黄疸早期实施干预，增加新生儿的排泄以增加胆红素的排除，可降低黄疸。

目前对新生儿黄疸的早期护理干预措施有抚触、游泳、灌肠、穴位按摩等。①抚触：通过抚触刺激迷走神经，促进胃肠道激素的释放，增加肠蠕动，促进更多的胆红素排泄，最终降低胆红素水平。②游泳：通过恒定的温度刺激以及水波的按摩作用，扩展皮肤和外周毛细血管，促进新生儿的血液循环及新陈代谢；通过在水中主、被动活动的刺激，间接刺激迷走神经，刺激胃泌素和胰岛素分泌，进一步增强新生儿的消化和吸收功能，促进肠蠕动，增加排便次数及量，从而降低体内胆红素水平。③灌肠：通过灌肠液刺激肠道蠕动，引起排便反射，从而加快胎粪和胆红素的排出。④穴位按摩：穴位按摩配穴取肝俞、脾俞、胆俞和阳陵泉穴，上述穴位具有疏肝利胆、增强胆汁排泄功能；取中脘、内关、合谷和足三里，可以增强胃肠道蠕动，促进胎粪排出，减少胆红素的肝肠循环。此外，穴位按摩还可通过刺激皮肤，兴奋脊髓排便中枢，促进胎粪排出。

【自测反思】

患儿，男，4 天。患儿 4 天前开始全身皮肤及巩膜出现黄染，精神软，吸吮差，进奶欠佳。生后 24 h 经皮测胆红素为 7.0 mg/dL，生后 48 h 经皮测胆红素 13 mg/dL，生后 72 h 经皮测胆红素 20 mg/dL。大便深黄、软。患儿系孕 1 产 1，足月顺产儿。白细胞 15.0×10^9/L，中性粒细胞 0.68，血红蛋白 120 g/L，母血型为 Rh^+O 型，小儿血型为 Rh^+B 型。门诊拟"新生儿黄疸待查？"收住入院。

请思考：

（1）在对该患儿及家长入院接待后，首先应做哪些工作？

（2）患儿可能存在的护理问题有哪些？

（杨星星）

项目四　新生儿肺透明膜病患儿的护理

【教学目标】

一、认知目标

说出新生儿肺透明膜病患儿的判断及治疗要点。

二、能力目标

能对新生儿肺透明膜病患儿实施针对性的护理，对患儿家属实施健康教育。

三、情感态度与思政目标

1. 操作过程中体现对患儿的细心和耐心。

2. 能理解患儿家属负性情绪。

【模拟情境练习】

一、导入案例

患儿，女，胎龄 33^{+4} 周，孕 2 产 2（双胎之 A），出生后 16 min。因"早产儿，低出生体重儿，肺透明膜病？"入院。

二、护理流程

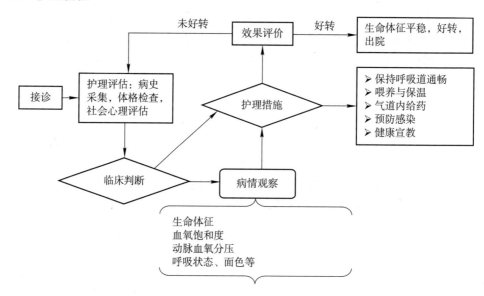

（一）接诊与评估

常规接待患儿及家长。

1. 病史采集　患儿系胎龄 33^{+4} 周，孕 2 产 2（双胎之 A），母亲"重度子痫前期，双胎妊娠，妊娠合并 IgA 肾病，妊娠合并肾病综合征，妊娠合并子宫瘢痕，胎儿 B 宫内生长受限"剖宫产娩出。患儿 A 娩出时羊水清，胎盘脐带无异常，出生体重 1710 g。患儿 A 生后 1 min、5 min Apgar 评分均 10 分，出生后 9 min 患儿出现气促呻吟，10 min Apgar 评分 9 分。

2. 身体评估　患儿入院体温 36.0 ℃，心率 155 次 / 分，呼吸 58 次 / 分，血压 50/32 mmHg，体重 1.70 kg，血糖 3.3 mmol/L。患儿反应欠佳，前囟平，未成熟貌，呼吸急促，呻吟明显，大气压下经皮氧饱和度维持在 88%～90% 之间，三凹征弱阳性。两肺呼吸音偏低，可闻及少许粗湿啰音。心律齐，心音中等，未闻及杂音，腹部平软，未触及包块，肝脾未触及肿大。肌张力偏低，生理反射引出欠佳，肢端温暖。大小便均未解。

3. 社会心理评估　家庭无宗教信仰，沟通顺利，无经济忧虑；家属焦虑，情绪不稳定。

（二）临床判断

1. 初步判断 该患儿目前初步判断为：①新生儿肺透明膜病（NRDS）；②呼吸衰竭；③早产儿；④低出生体重儿。

判断依据：患儿早产，胎龄 33⁺⁴ 周，胎肺未成熟，易发生本病；患儿出生后呼吸急促（58 次/分），心率偏快（155 次/分），呻吟明显，两肺呼吸音弱且有湿啰音，经皮氧饱和度维持在 88% ~ 90% 之间，提示患儿存在呼吸衰竭；患儿出生体重 1.70 kg，符合低体重儿标准。

2. 目前存在的主要护理问题

（1）气体交换受损：与患儿早产肺泡缺乏肺表面活性物质（PS）、肺泡萎陷及肺透明膜形成有关。

（2）自主呼吸障碍：与肺表面活性物质缺乏导致的肺不张、呼吸困难、气促呻吟有关。

（3）营养失调：低于机体需要量，与摄入不足有关。

（4）有感染的危险：与患儿早产，抵抗力不足有关。

（5）家长焦虑：与母婴分离，患儿病情危重有关。

（三）护理措施

及时通知医生并采取如下护理措施。

1. 保持呼吸道通畅 将患儿肩部垫高，使气道伸直。患儿呼吸急促，呻吟明显，肺部听诊有少许粗湿啰音，可根据肺部听诊情况及时清除呼吸道分泌物。若分泌物黏稠时可先行雾化吸入后再吸痰。

2. 吸氧护理 清除患儿呼吸道分泌物，清洁鼻腔后予以经鼻持续气道正压通气（N-CPAP）模式辅助通气，参数：FiO_2（氧浓度）21%，FLOW（流速）7 L/min，PEEP（呼气末正压）6 cmH$_2$O。氧疗期间注意观察装置各连接处是否紧密，有无漏气。每小时观察 CPAP 的压力和氧浓度。注意机械通气期间的皮肤护理，鼻部宜采用"工"形人工皮保护皮肤和鼻中隔。吸痰时取下鼻塞，检查鼻部有无皮肤受压及坏死情况，鼻中隔是否有破损等异常发生。保持机械通气过程中患儿经皮氧饱和度在 90% 以上。本案例患儿无创 CPAP 使用 3 天呼吸平稳，经皮氧饱和度监测稳定，予以撤机。停呼吸机辅助通气后应密切观察患儿呼吸情况，及时记录和汇报。

3. 肺表面活性物质（PS）的用药护理 药物应放冰箱冷藏低温保存，取出后让其恢复到适宜温度（置入暖箱 1 h 或手握加温均可），若是干粉制剂则按说明书将其完全溶解。将患儿置于仰卧位，用药前吸净患儿气管内分泌物，呼吸机予 100% 纯氧吸入 2 min。无菌注射器抽吸好预热的 PS 药液，分离针头，连接给药导管，将给药导管置入气管导管，注射器缓慢推注药液，使药液匀速滴入，在肺内均匀弥散。给药过程中严密监测患儿生命体征和经皮氧饱和度，若患儿出现呼吸暂停，氧饱和度及心率下降应暂停用药，迅速予复苏囊加压给氧，注意压力不可过大以免发生气胸。呼吸机辅助通气的患儿使用 PS 后需将呼吸机参数适当下调。用药后 6 h 内不做气道内吸引。

4. 保暖 环境温度维持在 22 ~ 24℃，肛温 36.5 ~ 37.5℃，相对湿度 55% ~ 65%。患儿进温箱保暖，病情需要时可放置于红外线辐射台保温。注意补充水分。各种治疗和护理操作尽量集中进行，以减少散热，确保患儿体温稳定。

5. 喂养 保证患儿营养供给，吞咽差或不能吸吮患儿可用鼻饲法或静脉补充营养。根据胎龄和耐受力合理摄入奶量，每 3 h 喂奶 1 次。同时可给予益生菌及母乳强化剂等增加患儿营养，及时观察患儿大小便情况。

6. 预防感染 做好患儿的口腔护理，对气管插管患儿可使用 1% 碳酸氢钠漱口水擦拭口腔，每 4 h 一次。因肺透明膜病患儿多为早产儿，各种防御屏障发育不完善，需严格执行无菌操作，预防交叉感染。

7. 并发症的护理

（1）呼吸机相关性肺炎（VAP）：是一种与呼吸机应用相关的院内感染。在使用呼吸机治疗过程中要严格执行消毒隔离制度，加强口腔护理，加强翻身、叩背、吸痰，及时清除患儿呼吸道分泌物。

（2）早产儿视网膜病变（ROP）：低出生体重、早产、氧疗均为早产儿视网膜病变的高危因素。在氧疗过程中要严格掌握氧疗指征、方式、浓度、时间，同时监测动脉血气，控制经皮氧饱和度在 90% ~ 95% 之间，氧浓度 <40%，做到合理用氧。

8. 家属的心理护理 由于本病病情较重，病死率较高，常给患儿家庭带来沉重的心理负担。护理过程中应充分理解家属的心理需要，耐心做好解释工作，消除家属疑虑，树立治疗和康复的信心。

9. 出院指导 NRDS 多发生于早产儿，免疫功能低下，出院后家庭护理注意环境卫生清洁，减少人员探视；加强皮肤护理；提倡母乳喂养，如母乳不足可采用早产儿配方奶喂养；按时复诊随访，根据身体情况接种疫苗，完成免疫程序，增强抵抗力。

【知识链接】

肺表面活性物质的应用

在 2019 版"欧洲呼吸窘迫综合征管理指南"更新中指出，CPAP 联合早期 PS 抢救是治疗 NRDS 的最佳方法。指南推荐患儿应使用动物源性 PS 进行治疗，预防性治疗可给予 100 mg/kg，抢救 NRDS 则建议给予 200 mg/kg。对具备 3 个以上 NRDS 危险因素的早产儿，应预防性使用肺表面活性物质，而其他早产儿应给予早期治疗。

NRDS 的危险因素有：①胎龄 <28 周（为预防性治疗的绝对指征）；②出生前没有使用激素或激素用量不足；③男性；④出生时窒息；⑤出生时需要气管插管；⑥剖宫产；⑦多胎；⑧母亲有糖尿病；⑨家族易感性。

目前国内对新生儿肺透明膜病的治疗多集中在通气模式和用药护理上。近五年的相关研究显示，PS 联合 NCPAP 与 PS 联合经鼻间歇正压通气（NIPPV）是目前治疗本病的两种主流通气用药方式，也是研究报道中进行随机分组对照研究最常见的治疗方法。这些研究的结果表明，PS 联合使用 NIPPV 及 NCPAP 均有助于改善 NRDS 患儿动脉血气相关指标，可迅速改善其呼吸困难症状，避免了呼吸衰竭情况的发生，并且有效降低了并发症的发生率，相比较而言，PS 联合使用 NIPPV 的临床疗效更为理想，缩减了撤机时间和总吸氧时间。

【自测反思】

患儿，男，出生后 3 h，早产儿貌，面色苍白。孕 1 产 1，胎龄 33 周分娩，出生体重 2 300 g，羊水清，脐带胎盘正常，Apgar 评分生后 1 min 5 分，5 min 7 分，10 min 9 分。拟"出生后反应差，呼吸困难"转入新生儿科。入科后血气分析：pH 7.11，PCO_2 63 mmHg，PO_2 52 mmHg，BE −13.2 mmol/L。胸片：两肺野透明度降低，毛玻璃样改变。

请思考：

（1）初步判断该患儿所患的疾病是什么？

（2）目前该患儿存在最主要的护理诊断／问题有哪些？护士应提供的护理措施有哪些？

（傅圆圆）

项目五 新生儿缺氧缺血性脑病患儿的护理

【教学目标】

一、认知目标

能说出新生儿缺氧缺血性脑病的临床判断要点。

二、能力目标

1. 能对新生儿缺氧缺血性脑病患儿进行正确的护理评估，发现并提出存在的护理问题。

2. 能针对新生儿缺氧缺血性脑病患儿提供个性化的护理。

三、情感态度与思政目标

能关爱患儿，耐心为家长进行疾病宣教和指导。

【模拟情境练习】

一、导入案例

患儿，女，3天，足月儿。因胎儿宫内窘迫行产钳助产分娩。生后 1 min Apgar 评分 4 分，5 min 评分 7 分，10 min 评分 10 分，经治疗护理后，精神反应、吃奶均可。今日因"嗜睡、拒乳、抽搐"入院。

二、护理流程

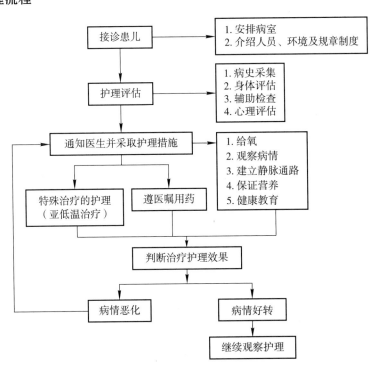

（一）接诊与评估

按常规接诊患儿及家属。

1. 病史采集　患儿，女，3 天，足月儿。因胎儿宫内窘迫行会阴侧切产钳助产分娩。生后 1 min Apgar 评分 4 分，5 min 评分 7 分，10 min 评分 10 分，给予治疗护理后，精神反应、吃奶均可，具体治疗药名及剂量不详。今日无明显诱因下出现嗜睡、反应迟钝、拒乳、抽搐。抽搐时四肢抖动，两眼上翻，头向后仰，持续数分钟后自行缓解，故来我院就诊。

2. 身体评估　体温 36.8℃，呼吸 48 次 / 分，脉搏 128 次 / 分，体重 3.3 kg。足月新生儿貌，呼吸不规则，反应差，刺激后有哭声，巩膜无黄染。前囟 1.5 cm × 1.5 cm，饱满、张力偏高，颅缝稍增宽，双侧瞳孔等大同圆，对光反射存在，口周稍发绀，颈软。心律齐，心音尚有力，未闻及杂音。双肺呼吸音清，未闻及啰音。腹软，肝肋下 1 cm，质软，脾未触及。脐带未脱，脐窝干燥。四肢肌张力减低，拥抱反射及吸吮反射减弱。

3. 辅助检查结果　血常规：白细胞 17.8×10^9/L，红细胞 5×10^{12}/L，血小板 160×10^9/L，中性粒细胞占 60%，血红蛋白 150 g/L。

4. 心理评估　患儿家长对患儿病情及预后表示担心。

（二）临床判断

1. 初步判断　新生儿缺氧缺血性脑病，新生儿窒息。

判断的主要的依据是：有胎儿宫内窘迫史，生后 1 minApgar 评分为 4 分。出生后第 3 天出现嗜睡、反应迟钝、拒乳、抽搐，四肢肌张力减低，拥抱反射及吸吮反射减弱等症状。

2. 目前存在的主要护理问题

（1）低效性呼吸形态：与缺氧缺血致呼吸中枢受损有关。

（2）有窒息的危险：与惊厥发作有关。

（3）潜在并发症：颅内压增高。

（4）有废用综合征的危险：与缺氧缺血导致的后遗症有关。

（5）焦虑（家长）：与病情危重及预后不良有关。

（三）护理措施

1. 给氧　根据患儿缺氧情况选择适当的给氧方法，可给予鼻导管或头罩吸氧，缺氧严重的患儿可进行气管插管和机械通气。

2. 密切观察病情　严密监护患儿的生命体征、血氧饱和度等；注意观察患儿有无烦躁不安、反应迟钝、嗜睡、昏迷、瞳孔、前囟张力及抽搐等变化；注意观察用药后反应。

3. 建立静脉通路　尽快建立静脉通路，遵医嘱使用苯巴比妥钠、地西泮等抗惊厥药，出现颅内压增高时使用呋塞米、甘露醇等药物降颅压，治疗脑水肿。

4. 保证营养摄入　耐心喂养，宜少量多次逐渐加量，喂奶时应注意预防呛咳和窒息，必要时给予鼻饲或胃肠外营养。

5. 配合医生做好亚低温治疗时的护理　采用循环水冷却法进行选择性头部降温，使头部温度维持在 34 ~ 35℃，肛温维持在 35.5℃左右；亚低温治疗结束后，复温宜缓慢，时间大于 5 h，体温上升速度不高于 0.5℃/h；体温恢复正常后仍需每 4 h 测量 1 次体温。治疗过程中给予持续的动态心电监护和肛温监测，注意观察患儿面色、反应及末梢循环情况，如出现心率减慢或心律失常应及时报告医生。

6. 健康教育　与家长有效沟通，耐心解释患儿病情的发生、发展及预后，介绍有关的治疗及护理以得到家长的理解、配合和缓解焦虑、恐惧等负性情绪。早期康复训练有助于脑功能的恢复，教会家长康复训练的方法，并指导家长定期随访。

【知识链接】

神经干细胞移植在新生儿缺氧缺血性脑病中的应用进展

目前，新生儿缺氧缺血性脑病所致脑损伤还没有完全有效的治疗手段。神经干细胞是中枢神经系统中具有自我更新能力和多向分化潜能的干细胞，可以诱导分化为神经元、星形胶质细胞、少突胶质细胞等，是修复神经系统损伤的种子细胞。这种潜能使神经干细胞移植成为神经保护及神经再生的新途径。

神经干细胞移植治疗新生儿缺氧缺血性脑病的作用机制可能与旁分泌因子效应、抗凋亡、促血管生成改善氧供等有关。间充质干细胞因易获取、免疫源性低且具有潜在神经再生属性，在临床应用中最有前景。间充质干细胞大多数来源于胎盘、脐带及骨髓等组织。

目前，干细胞的治疗途径包括脑室内注射、脑实质内注射、静脉内注射、鼻内注射、腹腔内注射等方式。鼻内注射具有有效、快速、微创等优势，可能成为治疗的最佳途径。

【自测反思】

患儿，男，生后 2 h，因"窒息复苏后呼吸急促、皮肤青紫"入院。病史：分娩过程中羊水Ⅲ度污染、脐带扭转。生后 Apgar 评分 1 min 为 3 分，5 min 为 6 分。入院查体：嗜睡、易激惹、前囟平软，瞳孔缩小，四肢肌张力减低，拥抱反射和吸吮反射减弱。

请思考：
（1）接诊该患儿前应做哪些准备工作？
（2）针对该患儿目前的情况该如何护理？

（汪丽琪）

项目六　新生儿颅内出血患儿的护理

【教学目标】

一、认知目标
1. 能对新生儿颅内出血患儿进行正确的护理评估。
二、能力目标
1. 运用理论知识，结合护理程序，对新生儿颅内出血患儿进行护理。
三、情感态度与思政目标
1. 热爱新生儿科工作，具有"慎独"精神，在关心患儿的同时，关注家长的心理需求。

【模拟情境练习】

一、导入案例
患儿，女，2 天。因"尖叫 1 天，抽搐 1 次"入院。患儿胎龄 30 周，因"母妊娠高血压、先兆子痫"剖宫产娩出。娩出时羊水清，胎盘无异常。Apgar 评分：1 min 5 分，

5 min 8 分，10 min 8 分，转入 NICU。入科后，出生 24 h 开始出现反复尖叫，抽搐 1 次，表现为"双眼凝视、四肢强直"，持续 1 ~ 2 min 缓解。

二、护理流程

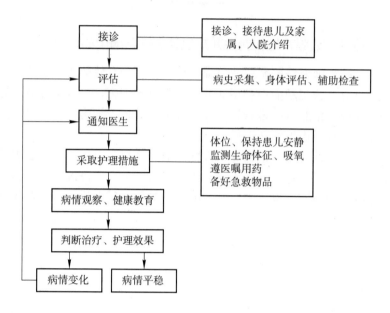

（一）接诊与评估

及时接诊，介绍医院及病房的环境、主管医生、护士、护士长；介绍医院的规章制度，告知家长新生儿病房的探视制度，呼吸道感染者不能到新生儿病房探视；探视时，注意保持病区清洁卫生、整齐、安静、有秩序，禁止在病房内喧哗、吵闹等。

1. 病史采集　患儿，女，2 天。患儿系孕 2 产 1，胎龄 30 周，因其母妊娠高血压、先兆子痫，剖宫产娩出，娩出时羊水清，胎盘无异常。Apgar 评分：1 min 5 分，5 min 8 分，10 min 8 分，转入 NICU。生后少哭、有时尖叫，吸吮不佳，少动，反应低下，易激惹。尿量少，颜色清，大便 2 ~ 3 次 / 日，黄绿色含少量黏液。出生 24 h 开始反复尖叫，抽搐 1 次，表现为"双眼凝视、四肢强直"，持续 1 ~ 2 min 缓解。

2. 身体评估及辅助检查

（1）身体评估：体温 35.8℃，呼吸 50 次 / 分，心率 140 次 / 分，律齐，无杂音，血压 50/30 mmHg，体重 950 g，身长 40 cm。未成熟儿貌，神志尚清，哭声低，反应淡漠，呼吸稍快，面色红，皮肤巩膜无黄染、无瘀点及硬肿。前囟 0.5 cm×0.5 cm，平坦，稍紧张。颈软，两肺呼吸音清，未闻及啰音。腹软，脐部干燥，肝肋下 1 cm，质软，脾未触及。四肢、脊柱无畸形，四肢活动少，肌张力减低。肛门及外生殖器无异常。神经系统检查：瞳孔等大等圆，大小约 2 mm，对光反射稍迟钝；巴宾斯基征阳性，拥抱反射、吸吮反射减弱。

（2）辅助检查

1）凝血功能：无异常。

2）颅脑 B 超：脑室管膜下尾状核头部及侧脑室前脚见强回声，脉络丛增粗，回声不均，局部突出，后角处明显，脑室扩大。

3）头颅 CT：脑室周围 – 脑室内出血。

（二）临床判断

1. 初步判断 ①新生儿颅内出血；②早产儿，超低出生体重儿，小于胎龄儿。

（1）新生儿颅内出血

主要判断依据：

1）高危因素：胎龄 30 周；Apgar 评分 1 min 5 分，5 min 8 分，10 min 8 分。

2）存在颅内出血的临床表现：出生 24 h 开始反复尖叫，抽搐 1 次；前囟 0.5 cm × 0.5 cm，平坦、稍紧张；瞳孔等大等圆，约 2 mm，对光反射稍迟钝；肌张力减低，拥抱反射、吸吮反射减弱。

3）辅助检查支持诊断：B 超结果示脑室管膜下尾状核头部及侧脑室前脚见强回声，脉络丛增粗，回声不均，局部突出，后角处明显，脑室扩大；CT 结果示脑室周围 – 脑室内出血。

（2）早产儿，超低出生体重儿，小于胎龄儿

诊断依据：胎龄 30 周，体重 950 g。

2. 目前存在的主要护理问题

（1）潜在并发症：颅内压增高。

（2）体温调节无效：与体温调节中枢发育不完善有关。

（3）低效性呼吸形态：与呼吸中枢受损有关。

（4）有窒息的危险：与呛奶、呕吐有关。

（三）护理措施

1. 体位与休息 抬高头肩部 15°~30°，头偏向一侧。保持患儿绝对安静，各项治疗和护理操作集中进行。动作轻、稳、准，尽量减少对患儿的移动与刺激，避免反复穿刺，防止加重颅内出血。

2. 合理用氧 根据缺氧程度给予吸氧。选择合适的用氧方式和浓度，足月儿维持血氧饱和度在 85%~98%，早产儿维持血氧饱和度在 88%~93%，防止因氧浓度过高或用氧时间过长而出现氧中毒症状。

3. 保持呼吸道通畅 对抽搐、分泌物多的患儿及时吸痰，保持呼吸道通畅。

4. 一般护理 室内温度保持在 24~26℃，湿度保持在 55%~65%。保持皮肤、口腔清洁。静脉输液速度宜慢，防止因快速扩容加重出血。

5. 用药护理 遵医嘱准备止血药、镇静剂（地西泮、苯巴比妥）、降颅压药、利尿药、呼吸中枢兴奋剂等。观察用药后反应并及时记录。

6. 病情观察 密切、动态观察病情，及时发现病情变化，并做好记录，及时报告医生并按医嘱给予相应处理。

（1）意识和精神状态：注意观察有无烦躁不安、反应迟钝、嗜睡或昏迷表现，患儿出血量较少或小脑幕出血为主者，早期常表现为兴奋状态，不易入睡，哭躁不安，如病情继续发展，则出现抑制状态，嗜睡、反应低下甚至昏迷。

（2）瞳孔和各种反射：瞳孔大小不等、边缘不规则表示颅内压增高；双侧瞳孔扩大，对光反应和各种反射均消失，表示病情危重。

（3）囟门：前囟饱满紧张提示颅内压增高、颅内出血量大，应及时报告医生，采取措施，以免引起脑疝。

（4）生命体征：给予心电监护，密切观察呼吸节律、频率变化，呼吸不规则、屏气、

暂停均表示病情危重；注意体温变化，如有体温不升或高热，表示病情危重。

（5）皮肤：注意有无皮肤苍白、青紫、黄染等，如颜面皮肤苍白或青紫，提示内出血量较大，病情较严重；皮肤黄染则会增加治愈的难度，早期发现可协助治疗。

（6）患儿喂养中的反应：出血早期禁止直接哺乳，以防因吸奶用力或呕吐而加重出血；因患儿常有呕吐及拒食，甚至吸吮反射、吞咽反射消失，故应观察患儿热量及液体摄入情况，以保证机体生理需要。

（7）脱水治疗时，密切观察患儿精神状态、囟门、皮肤弹性、尿量及颜色变化，以防脱水过度导致水、电解质平衡失调。

7. 健康教育　住院时向家长讲解颅内出血的严重性以及可能会出现的后遗症；给予安慰，以减轻家长不良情绪；临床一旦发现患儿有脑损伤时，应尽早指导家长进行早期功能训练和智能开发，并鼓励家长坚持长期治疗和随访，以提升患儿生存质量。

【知识链接】

新生儿颅内出血与预防接种

颅内出血是新生儿期尤其是早产儿常见的严重疾病，危害新生儿的身体健康和脑发育，严重者常有神经系统后遗症。早产儿颅内出血部位主要为脑室周围及脑室内出血，可分为四级。Ⅰ级：单纯室管膜下生发基质出血或伴极少量脑室内出血。Ⅱ级：出血进入脑室内，不伴脑室扩张。Ⅲ级：脑室出血伴脑室扩张。Ⅳ级：脑室扩张，同时伴脑实质旁白质损伤或发生出血性梗死。分娩时使用产钳及胎头吸引会增加硬膜下出血发生率。

早产儿机体免疫功能大多不成熟，并发感染后可能会导致病情进一步恶化，因此，预防接种有一定重要性。但是，对于颅内出血的患儿，其病情发展无法预料，疫苗对于患儿来说是外源性物质，增加外源性刺激可能会再次诱发颅内出血或使病情加重。因此，需要综合评判其身体状况和感染风险后，考虑是否实施疫苗接种。

接种建议：①可以接种的情况：新生儿时期Ⅰ、Ⅱ级脑室周围 – 脑室内出血和蛛网膜下腔出血以及硬膜下出血患儿，如出血控制，生命体征稳定，应及时接种乙肝疫苗和卡介苗。②暂缓接种的情况：新生儿时期Ⅲ、Ⅳ级脑室周围 – 脑室内出血患儿，有较明显的脑软化、空洞脑等异常改变，如存在进行性神经系统疾病的后遗症，应暂缓接种乙肝疫苗和卡介苗。

【自测反思】

患儿，女，3天。因"哭声呻吟，抽搐1次"入院。患儿胎龄31周，因其母胎盘早剥，剖宫产娩出。娩出时羊水清亮，生后 Apgar 评分 8～9 分，哭声呻吟，抽搐1次，转入 NICU。入科后，查 CT 提示蛛网膜下腔出血，侧脑室少量积液。经治疗，今未再抽搐，生命体征平稳，吸吮力较差。

请思考：

（1）患儿可能存在的护理问题有哪些？

（2）如何对该患儿进行护理？

（潘　艳）

第三章 患病小儿的护理

项目一 肺炎患儿的护理

【教学目标】

一、认知目标
能说出住院肺炎患儿护理的流程。
二、能力目标
1. 学会动态评估肺炎患儿的病情变化。
2. 能做好对肺炎并发症患儿抢救的配合工作。
三、情感态度与思政目标
在抢救患儿时具有沉着冷静、遇事不惊的工作作风。

【模拟情境练习】

一、导入案例
患儿，女，1.5岁，因"发热伴咳嗽4天"就诊。患儿于4天前无明显诱因出现发热，体温38℃左右，伴有咳嗽，咳嗽时轻时重，痰不多。无鼻塞、流涕，无喘息、气促，予口服药治疗稍好转。2天前咳嗽加重，体温39℃左右，至当地医院就诊，考虑"肺炎"，经抗生素治疗上述症状未见好转。入院前5 h突然出现烦躁不安、气急，口唇发绀，遂来我院就诊。

二、护理流程

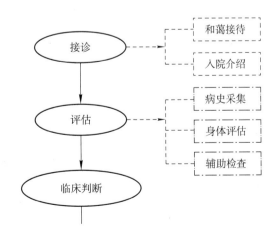

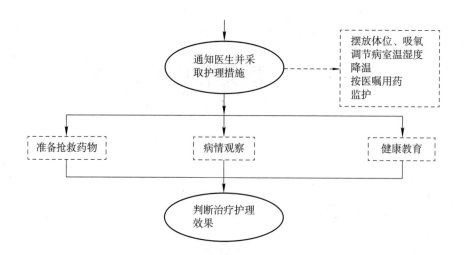

（一）接诊与评估

及时接诊，态度和蔼。介绍医院及病房的环境、主管医生、护士、护士长；介绍医院的规章制度、患儿的安全须知等。

1. 病史采集 患儿，女，1.5岁。患儿因"发热、咳嗽4天，加重2天"入院。患儿4天前无明显诱因出现发热伴有咳嗽，体温38℃左右，咳嗽不剧，无鼻塞、流涕，无喘息、气促，无咳痰，至当地医院就诊，予"口服药"治疗（具体不详），发热、咳嗽略有好转（体温不详）。2天前患儿症状加重，体温升高，最高达39.5℃，伴畏寒，无寒战、惊厥；咳嗽加剧，呈阵发性，夜间为主，偶尔咳嗽剧烈时吐白痰，至当地医院就诊，给予静脉注射抗生素、雾化吸入（药名及剂量不详），病情未见好转。体温波动在39~39.5℃之间，纳差，睡眠不安，尿量减少。入院前5 h突然出现烦躁不安、气急，口唇发绀，遂来我院就诊。

患儿既往体质一般。无既往反复"咳嗽、发热"病史，无"肝炎、结核、麻疹、水痘"等急慢性传染病病史及接触史，无心、肺、脑、肝、肾等重大脏器疾病病史及内分泌系统疾病病史，无输血及血制品史。

母孕期体健，否认特殊感染史及不恰当服药史，否认毒物、放射性物质接触史。患儿孕1产1，足月、顺产，否认产伤、窒息史，出生体重3.1 kg。出生后母乳喂养至6个月，后配方奶粉喂养，6月开始添加"米糊"等辅食，现普食，平素胃纳可，无明显挑食、偏食。生长发育无殊，2月会笑，3月会抬头，6个月能坐，1周岁会走、会叫爸妈，现生长发育基本同正常同龄儿。已按当地计划接种"乙肝疫苗、卡介苗"等。已口服"脊髓灰质炎"糖丸。

2. 身体评估 T 39.3℃（耳），R 54次/分，体重12 kg。患儿烦躁不安，面色发绀；全身未见皮疹，颈部淋巴结可触及。咽充血，扁桃体Ⅰ°~Ⅱ°肿大，未见脓性分泌物，口腔黏膜光滑。双肺叩诊正常，双肺下野可闻及中、细湿啰音。心音低钝，心率160次/分，心律齐，心前区未闻及明显杂音。腹平软；肝肋下3 cm，质软；脾未触及。神经系统无异常。

3. 辅助检查结果 入院当天门诊实验室检查结果如下：新型冠状病毒抗体IgM阴性，新型冠状病毒抗体IgG阴性。C反应蛋白（快速）19.32 mg/L，白细胞计数 12.58×10^9/L，嗜中性粒细胞比率0.89，血红蛋白117 g/L，红细胞计数 4.17×10^{12}/L，血小板计数

$410 \times 10^9/L$。

X 线：双下肺感染。

（二）临床判断

1. 初步判断　该患儿目前是肺炎并发心力衰竭。

判断的主要的依据是：发热、咳嗽，体温 39.3℃，呼吸 54 次 / 分，烦躁不安、气急、口唇发绀，双肺下可闻及中、细湿啰音，心音低钝，心率 160 次 / 分，肝肋下 3 cm。

2. 目前存在的主要护理问题

（1）心力衰竭：与重症肺炎有关。

（2）气体交换受损：与肺部炎症导致的通气障碍及呼吸膜增厚有关。

（3）清理呼吸道无效：与呼吸道分泌物增多、痰液黏稠及无力咳出有关。

（4）体温过高：与肺部感染有关。

（5）潜在的并发症：脓胸、脓气胸、肺大泡。

（三）护理措施

通知医生并采取如下护理措施。

1. 将患儿置于头高斜坡卧位（床头抬高 20 ~ 30°），以减轻呼吸困难。

2. 氧气吸入。有缺氧表现时需及时吸氧。多用鼻前庭导管给氧，氧流量为 0.5 ~ 1 L/min，氧浓度不超过 40%。用面罩吸氧时，氧流量为 2 ~ 4 L/min，氧浓度为 50% ~ 60%。本例患儿采取面罩吸氧。

3. 室内要空气流通，调节病室温度至 18 ~ 20℃，湿度 55% ~ 60%。

4. 按医嘱使用药物降温。

5. 按医嘱使用抗生素、强心剂、利尿剂、平喘药、化痰药等。给洋地黄类药物时，用药前应先查心率，当婴幼儿心率低于 90 ~ 100 次 / 分，并有恶心、呕吐、头痛、头晕、视觉改变时，应暂停使用；如出现二联率、三联率或突发性心动过速或过缓时，应立即抢救。使用利尿剂时，应注意有无恶心、呕吐、腹胀、软弱无力、嗜睡等电解质紊乱的表现。静脉应用氨茶碱时，速度不宜过快，浓度不宜过高。

6. 及时清除口、鼻分泌物。当痰液黏稠不宜咳出时，给予雾化吸入，协助拍背排痰。

7. 备好抢救药物。

8. 休息和饮食护理。各种处置集中进行。协助并指导家长避免患儿的烦躁、哭闹。给予易消化富含营养的饮食，避免刺激性及产气食品，少量多餐，控制盐的摄入。

9. 病情观察。注意观察呼吸、神志、心率变化，发现异常及时处理。

10. 健康教育。指导家长患病期间需保持小儿的安静，减少哭闹，以免加重心肺的负担。鼓励小儿进食，但避免吃不易消化及产气食品。指导家长学会观察小儿的精神状态、面色、呼吸、大小便等情况，发现异常及时与医护人员沟通。出院后，当患儿完全恢复，可带小儿多进行户外活动。平时加强营养，增强体质，及时接种各种疫苗。养成良好的卫生习惯。有营养不良、佝偻病、贫血及先天性心脏病的患儿应积极治疗，增强抵抗力，减少呼吸道感染的发生。教会家长处理呼吸道感染的方法，使患儿在疾病早期能得到及时控制。

【知识链接】

小儿肺炎康复期中医推拿辅助治疗

小儿肺炎是儿童的常见疾病，一年四季均可发生，其中冬春季发生率更高。小儿患病后，主要表现为发热、咳嗽、气急、鼻煽、痰壅、精神萎靡等症状。目前，西医对小儿肺炎的治疗主要是以抗感染为主，因病原体的耐药性常使部分患儿病情反复、迁延难愈。研究发现，与单纯西医治疗相比，中西医结合治疗优势更加明显，其中推拿疗法备受医护人员及患者的青睐。

推拿疗法具有推行气血、疏经通络、调和阴阳、祛邪扶正等功效，通过穴位推按增强机体免疫功能，改善体质，亦可弥补患儿因年龄较小服药困难的不足，多用于小儿肺炎慢性持续期的治疗。在取穴上：慢性持续期多为肺脾气虚证，常取肺经、脾经、肝经、八髎、肺俞、肾俞及足三里等穴位，再加上捏脊推拿。其中，补脾经可健脾和胃、益气活血；补肺经可宣肺止咳、补肺益气；推运内八卦可平喘止咳；分推膻中可降气宣肺、通络化痰；揉按足三里可燥化脾湿；揉肺俞、肾俞可宣肺理气、补肾壮阳；推三关可温气补血、调理肺气；捏脊可调节督脉气血，固本培元。捏脊结合穴位推拿可有效健脾理肺、调和阴阳。研究证实，小儿肺炎康复期推拿辅助治疗可有效缩短症状改善时间，提高临床疗效。

【自测反思】

患儿，女，6岁，因"发热、咳嗽4天"就诊。患儿4天前无明显诱因出现发热、咳嗽，体温39℃左右，咳嗽呈阵发性，起初咳白色痰，量不多，于当地医院诊疗后症状略有好转。昨天起痰液略呈淡黄色，量同前。今日患儿仍有发热，咳嗽有所加重，遂来院就诊。

请思考：

（1）在对该患儿及家长入院接待后，应首先做哪些工作？

（2）患儿可能存在的护理问题有哪些？

（尹志勤）

📜 项目二 腹泻患儿的护理

【教学目标】

一、认知目标
能说出腹泻患儿护理的流程。

二、能力目标
1. 学会判断腹泻患儿脱水程度。

2. 学会对腹泻患儿重度脱水时补液。

三、情感态度与思政目标
1. 培养学生"爱岗敬业"精神。

2. 能关心爱护患儿，耐心为家长进行疾病宣教和指导。

【模拟情境练习】

一、导入案例

患儿，男，11 个月，发热、呕吐、腹泻 3 天。发病后食欲差，尿少，10 h 无尿，收入院。

二、护理流程

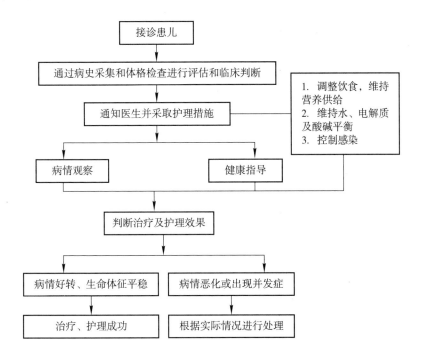

（一）接诊与评估

按常规接诊患儿及家长。

1. 病史采集 患儿，男，11 个月。患儿入院 3 天前开始发热，体温波动在 38～39℃，起病半天即开始吐、泻，每日呕吐 4～5 次，为胃内容物，非喷射性。大便每日 10 余次，为黄色稀水便，蛋花汤样，无黏液及脓血，无特殊臭味。发病后食欲差，尿少，10 h 来无尿，收入院。既往无腹泻和呕吐史。该患儿系孕 1 产 1，足月顺产。出生至今母乳喂养，并按时添加辅食，按时接种疫苗。生长发育与同龄儿相仿。

2. 身体评估 T 38.9℃，P 140 次/分，R 40 次/分，BP 80/50 mmHg，体重 8.5 kg，身长 75 cm。急症病容，面色发灰，精神萎靡，烦躁，皮肤无黄染，未见皮疹，皮肤弹性差，肢端凉，皮肤略发花，眼窝明显凹陷，哭无泪。心率 140 次/分，律齐，心音低钝，肺（－），腹稍胀，肝肋下 1 cm，肠鸣音存在。神经系统检查无异常。

（二）临床判断

1. 初步判断 该患儿所患的疾病是轮状病毒肠炎，重度脱水。判断的依据是：

（1）秋季发病，起病急，发热，呕吐，大便每日 10 余次，为黄色稀水便，蛋花汤样，无黏液及脓血，无特殊臭味。病后尿少，10 h 无尿。

（2）身体评估：T38.9℃，P140 次/分，R40 次/分，BP 80/50 mmHg。急症病容，面

色发灰，精神萎靡，烦躁，皮肤弹性差，肢端凉，皮肤略发花，眼窝明显凹陷，哭无泪，腹稍胀。

2. 目前患儿存在的主要护理问题

（1）腹泻：与感染导致肠道功能紊乱有关。

（2）体液不足：与腹泻、呕吐丢失过多和摄入量不足有关。

（3）体温过高：与肠道感染有关。

（4）有皮肤完整性受损的危险：与大便次数增多刺激臀部皮肤有关。

（三）护理措施

通知医生并采取如下措施：

1. 调整饮食　呕吐严重时暂时禁食 4~6 h，腹泻次数减少后，给予流质或半流质饮食，如粥、面条，少量多餐，随着病情好转，逐步过渡到正常饮食。由于轮状病毒肠炎多有双糖酶缺乏，不宜食用蔗糖，并应暂停乳类，改为豆制代用品或者发酵奶，以减轻腹泻，缩短病程。

2. 维持水、电解质及酸碱平衡　①建立静脉通路，保证液体按计划输入，并遵医嘱备药；②该患儿皮肤弹性差，哭无泪，肢端凉，皮肤略发花，显示为重度脱水伴周围循环衰竭，补液量为 150~180 ml/kg；③补液的步骤是先使用 2∶1 等张含钠液 20 ml/kg，30~60 min 内快速输入扩容，然后根据"三定"原则补充累积损失量、继续损失量和生理需要量；④补液原则为：先盐后糖、先浓后淡、先快后慢、见尿补钾。补钾浓度应 < 0.3%，静脉点滴补钾时间不应短于 6~8 h/d，严禁静脉推注；⑤每小时巡回记录输液量，注意调整输液速度，了解补液后第 1 次排尿时间，如排尿表示血容量已恢复；⑥正确记录 24 h 出入量。

3. 控制感染　严格执行消毒隔离制度，对感染性腹泻做好床边隔离，做好污染尿布及衣物的处理。

4. 臀部护理　选用柔软透气尿布，勤更换，每次便后用温水清洗臀部并擦干；避免使用不透气塑料布或橡皮布，防止尿布皮炎发生。

5. 严密观察病情　①监测生命体征（体温、脉搏、呼吸、血压）及神志等变化。体温升高若患儿出现不适时应遵医嘱降温，同时做好口腔护理、皮肤护理；②观察大便情况：观察并记录大便次数、颜色、性状及量，做好动态比较，为输液方案和治疗提供依据；③判断脱水程度：通过观察患儿的神志、精神状态、皮肤弹性、前囟、眼窝有无凹陷、体温及尿量等临床表现，评估患儿脱水程度，同时观察补液后脱水症状是否得到改善；④监测代谢性酸中毒表现：当患儿出现呼吸深快、精神萎靡、口唇樱红、血 pH 及二氧化碳结合力下降时，应及时报告医生，遵医嘱使用碱性药物纠正；⑤观察低血钾表现：如在输液后脱水纠正时，发现患儿全身乏力、不哭或哭声低下、吃奶无力、肌张力低下、反应迟钝、恶心、呕吐、腹胀、肠鸣音减弱或消失、心音低钝等，提示有低血钾存在，应及时补充钾盐。

6. 健康指导

（1）指导合理喂养：宣传母乳喂养的优点，避免在夏季断奶。按时逐步添加辅食，切忌几种辅食一起添加，防止过食、偏食及饮食结构突然变动。

（2）注意饮食卫生，培养良好卫生习惯：注意食物新鲜、清洁和食具消毒，避免肠道内感染。教育儿童饭前便后洗手，勤剪指甲。

（3）增强体质：加强户外锻炼，增强婴幼儿体质；发现营养不良、佝偻病时及早治疗。

（4）注意气候变化：防止受凉或过热，冬天注意保暖，夏天多喝水。

（5）避免长期使用广谱抗生素。

【知识链接】

尿布性皮炎及影响因素

尿布性皮炎是一种会阴部皮肤的急性炎症反应，是极其常见的儿科疾病，又被称为红臀、尿布疹。典型临床表现为肛周、会阴、臀部及腹股沟周围皮肤的潮红、破损、丘疹或斑丘疹，可伴有糜烂、溃疡、脓点或脓性分泌物等。尿布性皮炎分为3度，Ⅰ度：局部皮肤潮红，伴有少量皮疹，范围小；Ⅱ度：皮肤红，范围大，皮疹破溃伴有脱皮；Ⅲ度：皮肤红，范围大，伴皮疹，皮肤发生较大面积的糜烂和表皮剥脱及渗液。尿布性皮炎的影响因素包括以下几个方面：①尿液刺激：由于接触尿布上的尿液，尿布包裹的皮肤pH较高易产生尿布皮炎；②粪便刺激：儿童排泄物中含有大量的蛋白水解酶和脂肪水解酶，对皮肤刺激性强，易导致尿布皮炎；③摩擦：皮肤与尿布纤维的摩擦是导致尿布疹的重要因素，小儿排泄尿液、粪便后，皮肤水分过多，更容易因摩擦而受到损伤；④高风险人群：吸收不良（如短肠综合征）、大便频繁（如腹泻）、特异性皮炎及长期穿戴尿布的婴幼儿为高风险人群。

【自测反思】

患儿，女，10个月，昨晚突然发热、呕吐，今日早晨出现腹泻，解大便5次，稀水样，无黏液脓血。孩子烦躁不安。初步诊断为"病毒性腹泻"。

请思考：

（1）如何评估患儿脱水情况？

（2）指导家长正确进行口服补液。

（陈海燕）

📜 项目三 贫血患儿的护理

【教学目标】

一、认知目标
能说出贫血患儿入院接待及评估的程序。

二、能力目标
1. 能正确进行贫血患儿的身体评估。

2. 能照护贫血患儿并给予相应的护理。

三、情感态度与思政目标
增强尊重生命意识，树立爱护婴儿观念。

【模拟情境练习】

一、导入案例

患儿，男，13 个月。患儿近 1 个月来面色逐渐苍白，食欲减退，易疲乏、不爱活动，有时萎靡不振，有时烦躁，出汗多，夜寐欠安。该患儿为孕 1 产 1，足月顺产，孕母贫血。出生体重 2.8 kg，目前体重 8.0 kg，身高 70 cm，能独坐和站立、不能独立行走。出生后母乳喂养 3 个月，之后人工喂养至今。饮食以稀粥为主，辅以少量奶粉。现因"纳差，不喜活动，面色逐渐苍白 1 月余"到当地医院就诊。

二、护理流程

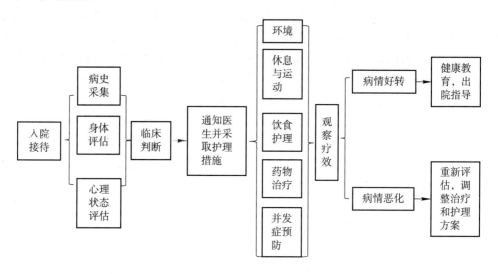

（一）接诊与评估

1. **病史采集** 患儿，男，13 个月。纳差，不喜活动，面色逐渐苍白 1 月余。患儿近一月来活动量较平时减少，食欲减退，精神软，出汗多，夜寐欠安。未给予任何治疗。患儿在胎儿期孕母贫血，孕 1 产 1，足月顺产，出生时体重 2.8 kg。生后 3 个月后因母亲外出务工，一直由祖父母抚养。平日主食为稀粥、少量奶粉。现体重 8.0 kg，身高 70 cm，能独坐和站立、不能独立行走。平素体质较差，易患上呼吸道感染。

2. **身体评估** 患儿神志清，精神软，时有烦躁，注意力不集中。毛发干枯，皮肤黏膜干燥且苍白，以口唇明显，无皮肤、巩膜黄染。心肺无异常发现。腹部触诊肝右肋下 3.0 cm，脾左肋下 2.0 cm。现能独坐和站立、不能独立行走。

3. **辅助检查结果** 网织红细胞 0.012，血红蛋白 70 g/L，红细胞平均体积 70 fl，红细胞平均血红蛋白量 24 pg，红细胞平均血红蛋白浓度 26%，血清铁蛋白 8 μg/L，血清铁 8.8 μmol/L。尿常规（−），尿隐血（−），粪常规（−），粪隐血（−）。

4. **心理状态评估** 患儿恐惧、抵触。家长有焦虑情绪。

（二）临床判断

1. **初步判断** 该患儿所患疾病是营养性缺铁性贫血。

判断的主要的依据是：患儿贫血貌，孕母贫血，发育迟缓，喂养不合理；精神软、易疲乏、不喜活动，纳差，出汗多，夜寐欠安。皮肤、口唇、睑结膜苍白，皮肤干燥，头发干枯，肝、脾略肿大。化验室检查呈小细胞低色素性贫血，网织红细胞数量减少，血清铁蛋白和血清铁均减少。

2. 目前存在的主要护理问题

（1）活动无耐力：与贫血致组织器官缺氧有关。

（2）营养失调：低于机体需要量与机体的先天储存不足，后天供应不足、吸收不良相关。

（3）有感染的危险：与机体缺铁导致免疫力低下有关。

（4）知识缺乏：家长缺乏喂养知识。

（三）护理措施

通知医生并采取如下护理措施：

1. 休息与运动　不必严格限制日常活动，但避免剧烈运动，保证患儿有足够的休息，必要时（病情重）卧床休息。

2. 环境　病房环境保持清洁、整齐、安静和舒适。室内应阳光充足，注意通风，保持空气新鲜。病房环境及用具按规定消毒。保持室内温湿度适宜。

3. 饮食护理　向患儿家属强调合理喂养的重要性以及指导如何喂养。WHO 对 0～6 个月婴儿喂养建议为：①出生 6 个月内纯母乳喂养；②母乳继续喂养至 2 岁或 2 岁以上；③从 6 个月开始添加辅食，辅食添加原则：从少到多、从稀到稠、从细到粗、从一种到多种。本例患儿已有 13 个月，故喂养方式应继续行人工喂养，以辅食为主，配方奶粉为辅，辅食种类可增加，例如软饭、厚粥、面条、碎肉、碎菜等，根据患儿目前病情可适当选择含铁高的食物，例如瘦肉、猪肝、鱼肉、蛋等食物。根据患儿病情可选择铁强化配方奶粉。

4. 药物治疗

（1）遵医嘱指导正确使用铁剂：以口服铁剂为主，选用二价铁易吸收，从小剂量开始，在两餐之间服用，以减少胃肠道的刺激，可同时服用维生素 C、氨基酸、果糖等利于吸收；避免与牛奶、茶叶、钙片等同服，以免影响其吸收。注意做好患儿的口腔护理，告知使用液体铁剂时可用吸管或滴管服之，以免出现牙齿染黑；告知服用铁剂后大便会变黑，停药后恢复，注意与消化道出血区分。部分患儿使用铁剂后会出现便秘情况，可增加软便剂或多饮水促进排便。治疗应至血红蛋白正常后 2～3 个月停药，以补充贮存铁。

（2）注射铁剂：如患儿不能口服铁剂，则可肌肉注射铁剂，每次注射应更换部位，减少对局部刺激，并注意有无药物过敏现象。

（3）观察病情：铁剂治疗如有效，患者在服用铁剂后 12～24 h 会减轻临床症状，如精神好转，食欲增加；2～3 天网织红细胞开始升高，5～7 天达高峰，2～3 周下降至正常；1～2 周后血红蛋白开始上升，一般 3～4 周后达到正常。如服药 3～4 周后患儿临床症状无改善，血红蛋白及网织红细胞增加不明显，应积极查找原因。

5. 并发症预防　注意休息，适当增加户外运动，增强体质，避免去人多的地方，以免导致交叉感染加重病情。

6. 健康教育　向家长及患儿讲解本病的有关知识和护理要点。指导合理喂养，正确用药，贫血纠正后，仍要坚持合理安排小儿膳食，培养良好饮食习惯。要重视患儿家属的心理护理，减轻家长紧张焦虑情绪。

【知识链接】

不同铁剂的疗效

铁剂是治疗缺铁性贫血的主要药物，目的在于补充贮存铁进而促使血红蛋白合成，使红细胞数量恢复正常。不同的铁剂及不同的使用方法，疗效也会有不同。

1. 硫酸亚铁 普通的糖衣片含硫酸亚铁 300 mg，元素铁含量为 20%，餐前 1 h 铁剂吸收最完全，但由于空腹服用会刺激胃肠道，故一般在餐后服用，而此时铁吸收率会降低 40%～50%。

2. 硫酸亚铁控释片 元素铁含量与硫酸亚铁相同，而控释片中的铁在整个胃肠道是缓慢释放的，因此可减轻胃肠刺激，因控释片形式中的铁会错过最高吸收的十二指肠部位，因此铁的吸收率会降低。

3. 琥珀酸亚铁 每片 200 mg，含铁元素较高，补铁效果好，不良反应少。

4. 力蜚能 胃肠反应小，金属味小，比硫酸亚铁更容易吸收，补铁 4 周后血红蛋白即可恢复正常。

5. 注射铁剂 副作用大，有局部皮肤铁沉着，可发生过敏反应，且血红蛋白上升要比口服慢。

【自测反思】

患儿，男，10 个月，身长 68 cm，体重 6 kg，颜面轻度水肿，毛发稀疏，近 1 月来患儿皮肤、面色蜡黄，反应迟钝、嗜睡、少哭不笑，食欲欠佳。患儿系孕 1 产 1，足月顺产，出生体重 2.5 kg，能独坐，会翻身，不能站立。生后母乳喂养 3 月，而后因母乳量少，遂改以羊奶为主食。今患儿突发手足抽搐，来我院急诊。查体示肝脾肿大，化验室检查：白细胞 9.0×10^9/L，N 0.66，血红蛋白 70 g/L；钙 1.9 mmol/L，磷 1.14 mmol/L，钾 3.7 mmol/L。遂拟"贫血待查？低钙血症"收住入院。

请思考：

（1）在对该患儿及家长入院接待后，首先应做哪些工作？

（2）患儿可能存在的护理问题有哪些？

（杨星星）

项目四 先天性心脏病患儿的护理

【教学目标】

一、认知目标
能说出不同类型先天性心脏病的护理要点。

二、能力目标
1. 能对先天性心脏病患儿进行正确评估，发现并提出存在的护理问题。

2. 能针对先天性心脏病患儿存在的护理问题提供个性化的护理措施。

3. 能识别缺氧发作等常见并发症并进行处理。

三、情感态度与思政目标

能关爱先天性心脏病患儿，耐心为家长进行疾病宣教和指导。

【模拟情境练习】

一、导入案例

患儿，女，4岁。患儿出生后不久体检发现心脏杂音，2年前逐渐出现青紫，且出现活动后气急，喜蹲踞。近1年来症状加重，近半年曾发生昏厥2次，遂来院就诊。

二、护理流程

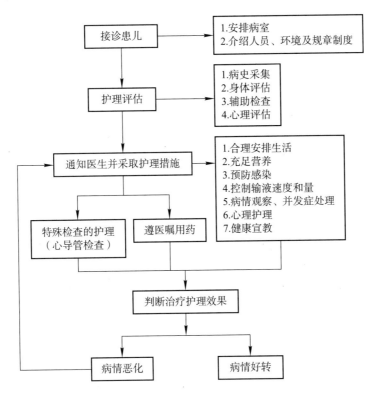

（一）接诊与评估

按常规接诊患儿及家属。

1. 病史采集　患儿，女，4岁。患儿出生后不久体检发现心脏杂音，2年前逐渐出现青紫，且出现活动后气急，喜蹲踞。近1年来症状加重，行走二三十米或登高即有气促，近半年曾在剧烈哭吵时发生昏厥2次。个人、家族史无殊。

2. 身体评估　T 36.8℃，P 96次/分，R 30次/分，BP 96/60 mmHg，体重13 kg，身高100 cm。口唇、甲床青紫，杵状指（趾），心前区明显隆起，心尖区及剑突下抬举样搏动明显，叩诊发现心界向左扩大，胸骨左缘2～4肋间可闻及喷射性收缩期杂音，P_2减弱。双肺呼吸音清，腹软，肝、脾肋下未触及，神经系统未见异常。

3. 辅助检查结果　血常规：Hb 170 g/L，红细胞$5.8×10^{12}$/L；胸部X线显示心影近似靴型。

4. 心理评估　患儿对住院环境有陌生感，表现紧张、胆怯，父母担心患儿病情和预后，存在焦虑情绪。

（二）临床判断

1. 初步判断 该患儿所患疾病是法洛四联症。

判断的主要依据：出生后不久体检发现心脏杂音，患儿有青紫，活动后气促，喜蹲踞及缺氧发作史，体检发现体重低于正常均值约 18.8%，有轻度营养不良，有杵状指，心脏检查发现胸骨左缘 2~4 肋间闻及喷射性收缩期杂音等异常。

2. 目前存在的主要护理问题

（1）活动无耐力：与体循环血量减少或氧饱和下降有关。

（2）营养失调：低于机体需要量与体循环血量减少、组织缺氧有关。

（3）有感染的危险：与肺血增多及心内通道异常易导致心内膜损伤有关。

（4）潜在并发症：心力衰竭、感染性心内膜炎、脑血栓。

（5）焦虑：与疾病的威胁有关。

（三）护理措施

通知医生并采取如下护理措施。

1. 建立合理生活制度 根据病情安排适量的活动，保证休息和睡眠以减少机体氧耗。各种治疗和护理尽量集中完成，减少刺激患儿，以免引起情绪激动和哭闹。

2. 供给充足营养 供给充足的能量、蛋白质和维生素，保证营养；对喂养困难的儿童要耐心喂养，少量多餐，必要时餐前给氧；法洛四联症患儿血红蛋白浓度高，血液黏滞度大，需少量多次饮水，防止血栓形成，在夏季或患儿发生高热、呕吐、腹泻等水分丢失较多的情况下更应注意体液的补充；心功能不全时，应根据病情采用低盐或无盐饮食。

3. 预防感染 根据气温及时增减衣物，避免受凉引起呼吸系统感染，注意保护性隔离，以免交叉感染，各种小手术均应给予抗生素预防感染。

4. 输液护理 严格控制输液速度和量。

5. 并发症的预防和处理 注意观察呼吸、心率、氧饱和度、面色等情况，发现异常及时处理。

（1）缺氧发作：防止法洛四联症患儿因活动、哭闹、便秘等原因发生缺氧发作，一旦发生，应立即通知医生并采取以下抢救措施：

卧位：将患儿置于膝胸卧位（将患儿双下肢屈曲，双膝屈于胸前），使体循环阻力增加，同时下肢屈曲，使静脉回心血量减少，右向左分流减少，从而缓解缺氧症状。

氧气吸入：高流量吸氧，可采用改良鼻导管、面罩或头罩给氧。

心电监护：给予心电、血压及血氧饱和度监测，观察呼吸情况。

保持患儿情绪稳定：情绪紧张易导致缺氧加重，护士应陪伴安慰患儿，保持其情绪稳定。

按医嘱用药：常规应用吗啡皮下注射消除呼吸急促，静脉注射普萘洛尔减慢心率，对有酸中毒的患者应用碳酸氢钠，以纠正代谢性酸中毒。忌用洋地黄类药物，因洋地黄类药物可加重右室流出道肌肉痉挛，从而加重缺氧发作的症状。先天性心脏病合并支气管哮喘的患儿，缺氧发作与支气管哮喘发作的表现相似，如按缺氧发作处理，口服普萘洛尔后缺氧症状能减轻，若患儿口服普萘洛尔后缺氧症状更加频繁发作，则应按支气管哮喘处理。

备好抢救物品，以用于患儿严重缺氧发作时发生昏厥或抽搐的抢救。

（2）心力衰竭：观察有无心率加快、呼吸困难、吐泡沫样痰、水肿、肝大等心衰的表现，出现上述表现，立即通知医生并将患儿按心衰进行护理。

（3）血栓和栓塞：应注意观察患儿有无肢体功能障碍、失语等血栓栓塞的表现。

6. 心理护理 对待患儿态度和蔼，陪伴患儿熟悉病房环境，消除其紧张情绪，给家长介绍疾病相关知识及治疗前景，取得家长的理解和配合，减轻家长的焦虑和增强治疗信心。

7. 健康教育 指导家长掌握先天性心脏病的日常护理，保持患儿情绪稳定，注意预防感染，告知家长患儿出院后应定期来院复查。

【知识链接】

心导管介入治疗先天性心脏病的护理

随着介入治疗技术的逐渐成熟和新型封堵器的不断出现，心导管介入治疗成为先天性心脏病的重要治疗手段之一，因其围手术期的护理质量对患儿的预后有重要影响，而越来越受到重视。护理重点如下：

1. 术前护理 ①术前指导与心理护理：介绍手术方式、术前准备和术后护理要点，使患儿和家长对手术有充分的心理准备，必要时可请术后恢复期患儿现身说法，增强患儿及家属对治疗的信心和配合。②术前准备：配合医生完善各项检查，做好青霉素皮试、碘过敏试验；术前一天清洁腹股沟区，青春期少年还应剃除阴毛；术前禁食 4~12 h，禁饮 4 h，必要时可静脉补液，保持血管弹性及充盈状态，也可避免青紫型先心患儿血液浓缩；对于预计失血量及用血量总量超过血容量 10% 的患儿应查血型并备血。

2. 术后护理 ①术后去枕平卧，吸氧，检查伤口有无渗血。穿刺部位加压包扎，一般动脉加压 6 h，静脉加压 4 h。股静脉穿刺术后卧床 12 h，股动脉穿刺术后卧床 24 h。②病情观察：进行心电监护，并注意观察有无胸痛、心律失常；观察尿色，有无出现茶色、酱油色或血色尿等情况，适当增加饮水量，促进造影剂排出；注意观察穿刺部位有无出血、血肿；观察足背动脉搏动情况，注意穿刺侧下肢与对侧比较是否有足背动脉搏动减弱和肢体温度改变。③应于麻醉完全清醒后再进食，以免引起呕吐。④遵医嘱使用药物，出院后定期门诊复查。

【自测反思】

患儿，男，2 岁 10 个月，法洛四联症，因"右侧肢体不能活动 2 天"入院。患儿于 1 周前出现发热、咳嗽、流涕，在社区医院治疗后好转，具体用药不详。2 天前突然出现右侧肢体不能活动。入院查体：体温 36.8℃，心率 110 次 / 分，呼吸 24 次 / 分，血压 85/55 mmHg；神志清楚，精神稍差，双侧瞳孔等大等圆，对光反射灵敏；颈软；双肺听诊呼吸音粗、未及明显干湿啰音；胸骨左缘 2~3 肋间可闻及收缩期杂音，肺动脉瓣区第二心音减弱；口唇、指（趾）青紫明显，四肢有杵状指，右侧上肢和下肢肌力均为Ⅰ级，左侧上下肢肌力正常。全身无皮疹及出血点；浅表淋巴结未及肿大；肝脾无特殊。

请思考：

（1）请分析该患儿出现右侧肢体不能活动的原因。

（2）该患儿目前主要的护理问题有哪些？该如何护理？

（汪丽琪）

📋 项目五 急性肾小球肾炎患儿的护理

【教学目标】

一、认知目标

能说出急性肾小球肾炎患儿护理的流程。

二、能力目标

1. 学会评估急性肾小球肾炎患儿的病情变化。

2. 能配合医生对高血压脑病进行正确处理。

三、情感态度与思政目标

配合医生处理并发症时具有沉着冷静的工作作风。

【模拟情境练习】

一、导入案例

患儿，男，9岁。3天前晨起出现双眼睑浮肿，洗肉水样尿，2天前出现头晕、乏力，遂来医院就诊。患儿入院2周前有咽部不适，未予治疗。初步诊断为"急性肾小球肾炎"。

二、护理流程

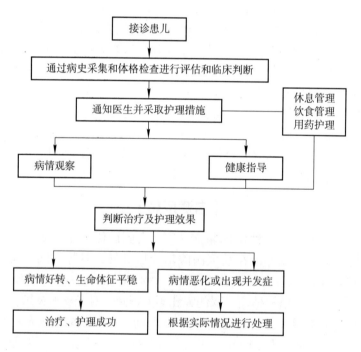

（一）接诊与评估

按常规接诊患儿及家长。

1. 病史采集　患儿，男，9岁。3天前晨起发现双眼睑浮肿，洗肉水样尿，2天前出现头晕、乏力。入院2周前有咽部不适，未治。患病以来精神、食欲稍差，大便正常，睡眠可。既往曾患"支气管肺炎、咽炎"，个人、家族史无殊。

2. 身体评估　T 36.9℃，P 90 次 / 分，R 24 次 / 分，BP 145/80 mmHg。发育正常，营养中等，精神差，眼睑浮肿，结膜稍苍白，巩膜无黄染。咽部充血，扁桃体Ⅰ度肿大，未见脓性分泌物。心肺（－），腹软，肝脾无肿大，肾区无叩击痛，尿道口无红肿，双下肢非凹陷性水肿。

3. 辅助检查　尿蛋白（＋），镜下可见大量红细胞，WBC3～5/HP；血常规示 Hb 轻度下降，补体 C_3 下降，胸片未见异常。

（二）临床判断

1. 初步判断　该患儿所患疾病是急性肾小球肾炎。

判断依据：入院 2 周前有咽部不适（前驱感染），临床表现有 3 天前晨起发现双眼睑浮肿，洗肉水样尿。查体：血压高，眼睑浮肿，双下肢非凹性水肿，咽部充血，扁桃体Ⅰ度肿大。

2. 目前存在的主要护理问题

（1）体液过多：与肾小球滤过率降低有关。

（2）活动无耐力：与水钠潴留、血压升高有关。

（3）潜在并发症：高血压脑病、严重循环充血、急性肾衰竭。

（4）知识缺乏：患儿和家长缺乏本病的护理知识。

（三）护理措施

1. 休息　起病 2 周内应卧床休息；待浮肿消退、血压正常、肉眼血尿消失，可下床轻微活动；血沉正常可上学，但避免体育活动；Addis 计数正常可恢复正常生活。

2. 饮食管理　水肿、高血压者需限制钠盐摄入，每日食盐量 60 mg/kg；有氮质血症应限制蛋白质的入量，每日 0.5 g/kg，仅供给牛奶、鸡蛋等含必需氨基酸的优质蛋白质。尿量增加、水肿消退、血压正常后，可恢复正常饮食，以保证小儿正常生长发育的需要。该患儿血压 145/80 mmHg，双下肢非凹陷性水肿，需注意限制钠盐，每日食盐量 60 mg/kg。

3. 严密观察病情　严密观察并发症如急性肾衰竭、高血压脑病及严重循环充血的发生，配合医生积极救治。①观察尿量、尿色，准确记录 24 h 出入量。若患儿尿量增加，肉眼血尿消失，提示病情好转；若尿量持续减少，出现恶心、呕吐等症状，需警惕急性肾功能衰竭的发生，若发生患儿需绝对卧床休息，同时限制水、钠、蛋白质和含钾食物的摄入。②观察血压的变化，若出现血压突然升高、剧烈头痛、呕吐、暂时性黑蒙等，提示可能发生了高血压脑病，需遵医嘱降压、镇静。③密切观察患儿的呼吸、心率、脉搏等变化，警惕严重循环充血的发生，若发生将患儿置于半卧位、吸氧、遵医嘱用药。

4. 用药护理　遵医嘱用药，观察药物的使用效果及副作用。应用降压药利血平后可有鼻塞、面红、嗜睡、体位性低血压等副作用。患儿应避免突然起立，以防体位性低血压的发生。应用利尿剂后，要注意有无大量利尿，以防脱水、电解质紊乱等。应用硝普钠时，应新鲜配制，放置 4 h 后不能再用。

5. 健康指导　①向患儿家长介绍本病为自限性疾病，预后良好。②强调限制患儿活动是控制病情进展的重要措施，尤其前 2 周最为关键。③向患儿家长说明锻炼身体、增强体质，避免或减少上呼吸道感染是预防本病的关键。一旦发生感染，应及早应用抗生素彻底治疗。④定期门诊随访。

【知识链接】

硝普钠的临床应用

硝普钠是强周围血管扩张剂，临床常用于快速降压治疗。高血压脑病为小儿急性肾炎常见的并发症之一，常发生于疾病早期，起病较急，表现为剧烈头痛、频繁恶心呕吐、继之视力障碍、眼花、复视、暂时性黑蒙，嗜睡或烦躁等，不及时治疗可发生惊厥、昏迷，少数可出现暂时偏瘫、失语，严重时发生脑疝。高血压脑病主要采用硝普钠治疗。①硝普钠的作用特点：作用迅速而维持时间短，1~2 min 内开始起效，停药 1~5 min 血压开始回升；②给药方法：采用微泵恒速静脉给药，用一次性注射器抽吸 10% 葡萄糖 20~50 ml，加入所需剂量的硝普钠，连接延伸管排气后装到微泵，计算出每小时输注的毫升数，并进行设置；③给药注意事项：硝普钠遇光易分解，注射器、延伸管、头皮针硅胶管均用黑色纸包裹遮盖，药液应在输注前临时配制；④副作用的观察：由于硝普钠降压作用强且快，使用时需密切监测血压的变化，每 30 min 测血压 1 次，在改变输注速度时更应加强血压的监测，每 15 min 测 1 次，防止发生低血压。长期用药可出现恶心、呕吐、肌肉抽搐、出汗等中毒症状。

【自测反思】

男孩，8 岁，2 周前曾患皮肤脓疱疮，现已痊愈。近 2 日出现眼睑和面部水肿，排尿呈浓茶色。今患儿母亲带患儿前来就诊。门诊拟"急性肾小球肾炎"收住入院。

请思考：

（1）住院期间，该如何指导患儿休息？

（2）如何进行病情观察？

（陈海燕）

项目六　过敏性紫癜患儿的护理

【教学目标】

一、认知目标

能陈述过敏性紫癜患儿入院接待及评估的要点。

二、能力目标

应用护理程序对过敏性紫癜患儿实施整体护理，并提供有针对性的健康指导。

三、情感态度与思政目标

护理过程中体现对患儿的细心和耐心，提升人文关怀的品质。

【模拟情境练习】

一、导入案例

患儿，男，7 岁，因"臀部和双下肢皮肤出现红色皮疹 5 天，加重伴眼睑浮肿、自觉双腿尤其膝关节周围疼痛 2 天"入院。门诊拟以"过敏性紫癜"收住入院。

二、护理流程

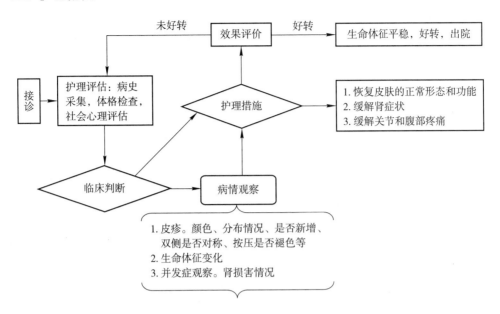

（一）接诊及评估

按常规接待患儿及家长。

1. 病史采集　患儿，男，7岁。5天前家长帮其洗澡时发现臀部皮肤和双下肢皮肤变红，不痛不痒，未予重视。近日来皮肤红色加深，范围扩大，部分呈紫色，高出皮肤表面，按压不褪色。2天前出现晨起眼睑浮肿，起床行走后自觉腿痛。患儿2周前患上呼吸道感染，症状以鼻塞、咳嗽为主，自行服药（药物不详）未予就诊，约一周后缓解。缓解后患儿曾进食螃蟹一次。既往无此类疾病病史，家属中也无此类疾病发生。

2. 身体评估　入院时 T 36.8℃，R 21 次/分，P 85 次/分，BP 102/66 mmHg。神志清楚，双下肢和臀部可见紫红色斑丘疹，高出皮肤表面，压之不褪色，双侧对称分布；浅表淋巴结无肿大，双眼睑浮肿，巩膜无黄染，双侧瞳孔等大等圆，对光反射正常；颈软无抵抗，双肺呼吸音清，未闻及干湿啰音。心音听诊有力，心律齐，未闻及杂音。腹软，无压痛，肠鸣音正常，肝脾肋下未及。四肢各关节无肿胀，双下肢中度水肿，双足凹陷性水肿明显；外生殖器无畸形，阴囊无水肿，克氏征、布氏征均（−），病理反射未引出。

3. 实验室检查　血常规：Hb 125 g/L，WBC $9.6×10^9$/L，中性粒细胞63%，淋巴细胞37%，PLT $306×10^9$/L；尿常规：蛋白（++），红细胞 10~12/HP；大便隐血（−），肝肾功能正常，出凝血时间正常，心电图正常；腹部B超示双侧肾脏轻度肿大，其余无异常。

4. 社会心理评估　家庭无宗教信仰，沟通顺利，无经济忧虑。家属对治疗比较担忧，怕并发肾脏损害影响正常生长发育和生命质量。

（二）临床判断

1. 初步判断　该患儿所患疾病是过敏性紫癜、紫癜性肾炎。

判断依据：该患儿病史、身体评估及实验室检查结果均符合过敏性紫癜的诊断标准（EULAR/PRINTO/PRES，2010年），患儿有皮肤紫癜（必要条件），无血小板减少；蛋白尿（++），有肾受累表现（2~5条之一）。

2. 目前存在的主要护理问题

（1）皮肤完整性受损：与疾病引起血管炎有关。

（2）疼痛：与双下肢肿痛，肠道炎症有关。

（3）有体液过多的危险：与疾病引起肾受累、蛋白尿、双足水肿有关。

（4）潜在并发症：消化道出血。

（三）护理措施

1. 皮肤护理　观察皮疹的变化，如形态、颜色、数量，分布位置、是否复发等，做好每日记录。皮疹可有轻度的痒感，患儿挠抓后容易破溃引起感染，因此应帮助患儿保持皮肤清洁干燥，勤剪指甲，教育患儿不要用力摩擦和挠抓皮肤。经常更换患儿衣物床单，患儿衣服要宽松、柔软。

2. 缓解肾脏症状　叮嘱患儿急性期（水肿、血尿、蛋白尿时）应卧床休息1～2周，待水肿消退、血尿及蛋白尿消失后可下床轻微活动；待尿常规、血沉正常后2～3周恢复正常活动，但应避免体育运动；尿沉渣细胞计数正常后可恢复体力活动。本例患儿已有肾脏受累表现，故应严格按照上述休息和活动要求执行，以缓解肾脏症状。

3. 缓解关节和腹部疼痛　观察患儿关节肿胀情况，特别是疾病累及较多的膝、踝、肘、腕等大关节，询问和观察关节疼痛和活动受限表现；注意患儿腹部状况，尤其是脐周及下腹部疼痛情况；可根据病情给予关节热敷，也可利用放松、娱乐等转移患儿注意力的方法缓解疼痛。遵医嘱使用肾上腺皮质激素可缓解关节疼痛，也能解除痉挛性腹痛。

4. 监测病情　观察患儿腹痛同时是否伴有恶心、呕吐、腹泻及便血等情况，评估腹部体征，发现异常及时通知医生并遵医嘱用药。注意观察尿色、尿量等肾脏受累的表现，定时取尿标本做常规检查，了解病情进展。

5. 健康教育　患儿应禁食各种可能致敏的食物。食物过敏也是引起过敏性紫癜的一个原因，许多食物中的异体蛋白可引发本病，常见的有海鱼、虾、蟹、蛋、牛奶、牛羊肉等。患儿恢复期间应增强营养，但增加食物要循序渐进，切不可操之过急以免再次诱发过敏。饮食中可注意添加高维生素C食物，其可降低毛细血管的通透性和脆性，有助于康复，如橙子、柚子、柑橘类水果和各种绿叶蔬菜等。本病绝大多数患儿预后良好，无肾脏受累者一般在2～6周恢复，紫癜性肾炎患儿出院后应定期复查血尿常规等指标了解康复情况。出院时若因病情需要继续服用激素类或免疫抑制剂类药物者，家庭用药要严格遵医嘱服用，不可擅自增减药量或停药。

【知识链接】

过敏性紫癜——出院后的延续护理

过敏性紫癜多见于学龄期儿童，并发症较多，病程较长，且容易反复发作。因此，患儿在出院后的延续护理就显得尤为重要。延续护理充分展现了"以人为本"的人文主义关怀精神，帮助患者在医院外环境下，继续保持健康、安宁的自我照顾活动和行为。有人运用质性研究的方法，通过对过敏性紫癜患儿家庭的深度访谈提出，出院患儿对延续护理需求体现在三个方面：患儿及家长对本病相关知识缺乏，家庭环境下饮食或服药需求高，电话随访和门诊就诊需求高。近年来有不少学者使用延续护理对出院后的过敏性紫癜患儿家庭进行干预，也取得了明显的效果。如组建系统化家庭管理小组，制定家庭管理方案，对过敏性紫癜患儿进行出院后的延续护理干预，促进了患儿照顾者疾病知识的掌握，有效提高了家庭管理能力，改善了患儿生存质量，降低了疾病复发率。也有学者将祖国传统中医护理加入延续护理，为患儿提供帮助，促进了患儿身心全面康复，也促进患儿和家长建立良好的遵医行为。

【自测反思】

患儿，女，6岁。双下肢红疹2天，伴下地行走疼痛1天。下肢红疹分批出现，首发于膝关节周围，逐渐蔓延至小腿及臀部，呈对称性分布，红疹大小不一。1天前出现腹痛并伴有轻微腹泻，无血尿、尿频、尿急、尿痛等表现。

体格检查：T 38.2℃，咽部充血，扁桃体Ⅱ度肿大，心肺无特殊，腹部软，肠鸣音（+），肾区无叩痛，臀部及双下肢可见对称性红色皮疹，大小不一，新旧不一，压之不褪色，略微突出皮肤表面，双下肢轻微水肿，膝关节触痛明显。

血常规：Hb 116 g/L，WBC 9.1×10^9/L，中性粒细胞61%，淋巴细胞38%，PLT 327×10^9/L；尿常规：蛋白（-），红细胞2/HP；大便隐血（-），肝肾功能正常，出凝血时间正常，心电图正常。

请思考：

（1）初步判断该患儿所患的疾病是什么？

（2）目前该患儿存在最主要的护理诊断/问题有哪些？护士应提供的护理措施有哪些？

（傅圆圆）

项目七　化脓性脑膜炎患儿的护理

【教学目标】

一、认知目标

能说出化脓性脑膜炎的主要临床特点。

二、能力目标

1. 能对化脓性脑膜炎患儿进行正确评估，发现并提出存在的护理问题。
2. 能针对化脓性脑膜炎患儿存在的护理问题提供个性化的护理措施。
3. 能识别化脓性脑膜炎患儿惊厥发作先兆等问题并进行处理。

三、情感态度与思政目标

能关爱化脓性脑膜炎患儿，耐心为家长进行疾病宣教和指导。

【模拟情境练习】

一、导入案例

患儿，女，6个月。患儿于10天前无明显诱因出现发热，伴咳嗽、呕吐，住院后按"上呼吸道感染"治疗好转出院，3天前再次发热，体温最高达39.5℃，伴哭闹，易激惹，喷射性呕吐2次，拟"发热待查"收入院。

二、护理流程

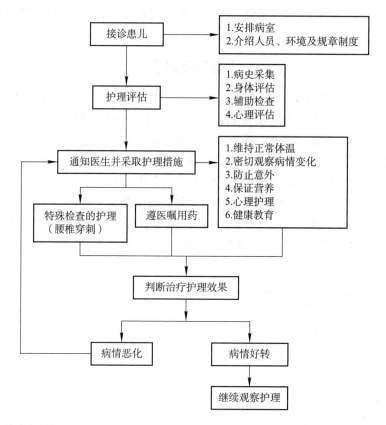

（一）接诊与评估

按常规接诊患儿及家属。

1. 病史采集　患儿，女，6 个月。患儿于 10 天前无明显原因出现发热，最高达 39℃，伴咳嗽，曾呕吐数次，呕吐物为胃内容物，在当地医院住院按"上呼吸道感染"治疗好转出院，具体治疗不详。3 天前患儿再次出现发热，体温波动于 38.5 ～ 39.5℃，伴哭闹，易激惹，喷射性呕吐 2 次，为胃内容物。发病以来，患儿精神软，吃奶稍差，睡眠不安，二便正常。患儿足月顺产，无产伤、窒息史，生后母乳喂养。

2. 身体评估　体温 38.9℃，脉搏 138 次 / 分，呼吸 43 次 / 分，血压 82/62 mmHg。神志清，精神差，易激惹，前囟 0.8 cm×0.8 cm，张力稍高，颈项稍有抵抗，克氏征、布氏征和巴宾斯基征均阳性。心肺及腹部无异常。

3. 辅助检查结果　血常规：白细胞 $20.6×10^9$/L，中性粒细胞 0.83；脑脊液检查：外观微混浊，压力高，白细胞 $1\,200×10^6$/L，中性粒细胞 0.86，蛋白 1.3 g/L，糖 2.5 mmol/L，氯化物 105 mmol/L。

4. 心理评估　患儿父母缺乏疾病相关知识，对疾病预后表示担忧。

（二）临床判断

1. 初步判断　该患儿所患疾病是化脓性脑膜炎。

判断的主要的依据是：患儿 10 天前曾患上呼吸道感染，目前有发热、喷射性呕吐、前囟饱满、颈抵抗感、克氏征（＋）、布氏征（＋）；血常规检查有白细胞和中性粒细胞增高；脑脊液微混浊，压力高，白细胞明显增多且以中性粒细胞为主，蛋白质明显增多

（1.3 g/L），糖及氯化物出现降低（糖 2.5 mmol/L，氯化物 105 mmol/L）。

2. 目前存在的主要护理问题

（1）体温过高：与细菌感染有关。

（2）潜在并发症：颅内压增高、脑疝等。

（3）有受伤的危险：与惊厥、昏迷有关。

（4）营养失调：低于机体需要量，与高热、呕吐、摄入不足、机体消耗增多有关。

（5）知识缺乏：家长缺乏化脓性脑膜炎疾病护理相关的知识。

（6）焦虑：与担心疾病预后不良有关。

（三）护理措施

通知医生并采取如下护理措施。

1. 维持正常体温　保持病室安静整洁，每日开窗通风 3 ~ 4 次，维持室内温度 18 ~ 22℃，湿度 50% ~ 60%。每 4 h 测量体温 1 次，当体温超过 38.5℃时，应及时给予物理降温或药物降温，以减少大脑氧耗，防止发生惊厥。出汗后及时更衣，注意保暖，保持床单位干燥整洁。鼓励患儿多饮水，必要时静脉补液。

2. 密切观察病情变化　密切监测生命体征、意识、面色、瞳孔、囟门等变化。若患儿出现意识障碍、囟门隆起、瞳孔改变、烦躁不安、频繁呕吐、四肢肌张力增高为惊厥发作先兆；若呼吸节律深而慢或不规则，瞳孔两侧不等大，对光反射迟钝应警惕脑疝的发生。一旦发现问题及时通知医生并做好抢救准备工作。

3. 防止意外　惊厥发作时将头偏向一侧，给予口腔保护，以防舌被咬伤。反复惊厥的患儿，拉好床档，移开床上一切硬物，必要时适当约束，及时清理口腔分泌物，保持呼吸道通畅，防止误吸。

4. 保证充足的营养　给予高热量、高蛋白、高维生素、易消化的清淡流质或半流质饮食。对频繁呕吐的患儿，少量多餐，必要时给予鼻饲或静脉输液。

5. 遵医嘱用药　遵医嘱给予退热药和抗生素等药物治疗，观察用药后的效果及副作用。

6. 腰椎穿刺的护理

（1）术前护理：对腰椎穿刺的目的、操作步骤及可能发生的不适进行解释，减轻患儿及家长对穿刺的紧张和焦虑，取得理解和配合；对年长儿指导患儿做腰椎穿刺前进行体位训练、屏气 30 s 训练、平卧位排尿训练和放松训练。

（2）术中护理：协助患儿摆好体位，头向前胸部屈曲，双手抱膝紧贴腹部，使躯干呈弓形，穿刺成功后可适当减轻固定体位的力度，对年长儿在穿刺过程中可通过指导深呼吸、听音乐、讲故事等方式分散其注意力。

（3）术后护理：穿刺结束后去枕平卧 6 h，注意观察意识、瞳孔变化、生命体征的变化及穿刺部位有无渗血渗液等情况；若患儿出现头痛、腰痛、排尿困难等不适及时进行处理。

7. 心理护理和健康教育　对患儿关心、爱护，给予家长安慰，消除焦虑、恐惧心理。根据患儿及家长对疾病的接受程度介绍病情、治疗及护理相关内容，取得患儿和家长的理解和配合，增加战胜疾病的信心。利用各种方式宣传预防化脓性脑膜炎的相关知识，对恢复期和有神经系统后遗症的患儿，指导家长参与制定患儿功能训练计划，促进康复，尽量减轻、减少后遗症的发生。

【知识链接】

小儿化脓性脑膜炎合并脑室管膜炎侧脑室引流时引流管的护理

脑室管膜炎是化脓性脑膜炎的常见并发症，侧脑室引流是常用的治疗方案之一，其引流管的护理极其重要，主要包括以下几个方面：①妥善固定引流管。②注意观察引流液的颜色、量和性质：引流液一般为无色、透明，引流液浑浊提示严重感染。术中存在损伤，因此术后可能存在少许血性引流液，一般术后 1 天即可恢复到无色透明。③保持引流通畅。正常情况下 24 h 引流液的量为 50～200 ml，若引流液的量＞200 ml，可适当调节引流瓶的高度，如因患儿哭闹导致引流增多，则应将引流管暂时夹闭，避免颅内压降低。④伤口护理。观察伤口敷料是否干燥，有无出血等异常，定时伤口换药，换药前需夹闭引流管，换药时严格遵守无菌原则，避免感染。⑤拔管护理，术后患儿病情稳定，引流量＜50 ml，夹闭引流管观察 1～2 天，若无颅内压增高等异常表现则可拔管。⑥拔管后护理：拔除引流管后，对伤口加压包扎，注意观察是否出现脑脊液漏，如出现敷料潮湿，及时通知医生。

【自测反思】

患儿，男，9 岁，因"头痛、发热 2 天，伴呕吐 3 次"入院。查体：体温 39.2℃，精神状态较差，对答尚准确，颈稍抵抗，腹壁反射、双侧膝反射减弱，布氏征和巴宾斯基征均阳性。头颅无外伤，心肺听诊无殊，肝、脾肋下未触及肿大。血常规：WBC 23.6×10^9/L，中性粒细胞 0.94；脑脊液检查：外观微浑浊，白细胞 750×10^6/L，中性粒细胞 0.82，蛋白 0.39 g/L，氯 120.3 mmol/L，糖 3.9 mmol/L，培养出大肠埃希菌。父母对患儿病情表示担心。

请思考：

（1）该患儿可能的医疗诊断是什么？

（2）该患儿目前主要的护理问题有哪些？该如何护理？

（汪丽琪）

📜 项目八　麻疹患儿的护理

【教学目标】

一、认知目标

能说出麻疹的主要临床特点。

二、能力目标

1. 能对麻疹患儿进行正确评估，发现并提出存在的护理问题。

2. 能针对麻疹患儿存在的护理问题提供个性化的护理措施和预防感染传播的宣教和指导。

3. 能识别肺炎等常见并发症并进行处理。

三、情感态度与思政目标

能关爱麻疹患儿，耐心为患儿家长进行感染传播的知识教育与预防指导。

【模拟情境练习】

一、导入案例

患儿，男，6个月余。患儿5天前无明显诱因出现发热，体温最高39.4℃，伴咳嗽、打喷嚏、流涕、流泪、眼结膜充血。1天前耳后、颈部出现皮疹，后蔓延至全身，遂来院就诊。

二、护理流程

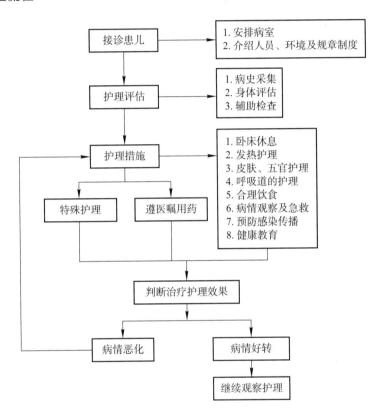

（一）接诊与评估

按常规接诊患儿及家属。

1. 病史采集 患儿，男，6个月余。患儿在5天前无明显诱因下出现发热，体温最高39.4℃，曾口服美林，体温可暂时下降（具体下降幅度不详），伴咳嗽、打喷嚏、流涕、流泪、眼结膜充血。1天前，患儿耳后、颈部出现红色斑丘疹，后蔓延至胸腹、背部及四肢，遂来院就诊。该患儿足月顺产，按时添加辅食及接种疫苗，尚未接种麻疹疫苗，因父母缺乏麻疹疾病相关知识，患儿曾与麻疹患者有接触史。

2. 身体评估 T 39℃，HR 148次/分，R 40次/分，BP 86/50 mmHg。患儿精神、食欲较差，进食量较前明显减少，耳后、颜面、躯干及四肢均可见红色斑丘疹，疹间皮肤正常，部分皮疹融合成片，口腔内黏膜充血，可见麻疹黏膜斑。听诊双肺呼吸音粗，可闻及中、细湿啰音。

3. 辅助检查结果 血常规：白细胞 $5.6 \times 10^9/L$，红细胞 $4.5 \times 10^{12}/L$，中性粒细胞 0.44；胸片显示肺纹理增粗。

（二）临床判断

1. 初步判断 该患儿所患疾病为麻疹并发支气管肺炎。

判断的主要依据：高热不退，咳嗽、流涕，耳后、颜面、躯干及四肢有红色皮疹，口腔内可见麻疹黏膜斑。听诊双肺呼吸音粗，可闻及中、细湿啰音。

2. 目前存在的主要护理问题

（1）体温过高：与病毒血症、继发感染有关。

（2）皮肤完整性受损：与麻疹病毒引起的皮疹有关。

（3）营养失调：低于机体需要量，与高热致机体消耗增加、食欲下降有关。

（4）气体交换受损：与麻疹并发肺炎有关。

（5）有感染传播的危险：与麻疹病毒可经呼吸道或直接接触传播有关。

（6）潜在并发症：喉炎、脑炎、心肌炎。

（7）知识缺乏：缺乏麻疹传播途径及预防措施相关知识，麻疹及肺炎相关护理知识。

（三）护理措施

通知医生并采取如下护理措施。

1. 卧床休息 卧床至皮疹消退，体温正常。

2. 发热护理 密切监测体温变化。高热患儿应减少盖被，可给予温水擦浴进行物理降温。处理高热应兼顾透疹，出疹期不宜用药物或物理方法强行降温，尤其禁用冷敷或酒精擦浴，以免体温骤降导致血管收缩、末梢循环障碍，使皮疹不易透发或突然隐退。当体温高于40℃时，可使用小剂量退烧药，以免高热惊厥。出汗后及时更换衣物及被褥。

3. 皮肤护理 患儿在出疹期和退疹期常有皮肤瘙痒，汗液刺激皮疹可加重瘙痒，因此，应注意保持患儿皮肤清洁干燥，皮肤瘙痒时可搽炉甘石洗剂，勤剪指甲，以防抓伤皮肤引起继发感染。腹泻患儿注意臀部清洁。退疹后皮肤干燥可用润滑油。

4. 五官护理 麻疹患儿结膜充血、畏光、分泌物多，可用生理盐水清洗双眼，再滴入抗生素滴眼液，同时保持室内光线柔和，必要时遵医嘱加服鱼肝油预防干眼症。有鼻痂时应及时清除，保持鼻腔通畅。麻疹患儿易合并各种口腔炎症，应多喂温开水，可用生理盐水或漱口液洗漱口腔。

5. 呼吸道护理 合并肺炎的患儿，取半卧位，保证休息，给予吸氧、翻身拍背、雾化吸入，痰液多时需吸痰。

6. 合理饮食 宜食用清淡易消化的流质或半流质饮食，如米汤、稀饭、面条等，少量多餐。多饮热汤、热水以利于退热、透疹。恢复期应增加高蛋白、高维生素食物摄入。

7. 病情观察 麻疹并发症多且重，需密切观察病情变化，及早发现。患儿若出现咳嗽加剧、呼吸困难及肺部湿啰音可能为并发肺炎，重症肺炎还可并发心衰。患儿若出现声音嘶哑、咳嗽加剧、吞咽困难，严重者出现吸气性呼吸困难、三凹症为急性喉炎表现。患儿出现嗜睡、惊厥、昏迷等为脑炎的表现。本例患儿出现咳嗽，听诊双肺呼吸音粗，可闻及中、细湿啰音，为并发肺炎的表现。

8. 急救护理 备好抢救药物，当患儿出现心衰等严重并发症时积极抢救。

9. 预防感染传播

（1）管理传染源：一般隔离患儿至出疹后 5 天，并发肺炎患儿延长至出疹后 10 天，接触患儿的易感儿应隔离观察 3 周。本例患儿应隔离至出疹后 10 天。

（2）切断传播途径：患儿居室需通风换气并进行空气消毒，所有用品专人专用，用后及时消毒。减少人员探视，探视时需戴口罩。医务人员接触患儿应穿隔离衣，接触前后需洗手。

（3）保护易感人群：对易感人群进行麻疹疫苗接种，接触过麻疹患儿的易感儿应及早注射免疫血清球蛋白。

10. 健康教育　向家长介绍麻疹相关知识，包括麻疹的病因、临床特点、处理及护理方法、病程、并发症及预后、流行特点、隔离时间等。无并发症患儿可在家中隔离治疗，居家隔离期间限制探视，指导家长做好消毒隔离、皮肤护理及病情观察。

【知识链接】

氧气雾化吸入在麻疹合并支气管肺炎患儿中的应用

氧气雾化吸入疗法是利用氧气高速气流将药液变成雾状颗粒，通过吸入直接作用于呼吸道病灶局部的一种治疗方法。支气管肺炎是麻疹最常见的并发症，对麻疹合并支气管肺炎的患儿采用氧气雾化吸入是临床常用的治疗方法，也有较好的治疗效果。氧气雾化吸入应用步骤如下：①遵医嘱准备药液：常用药物包括糜蛋白酶、沐舒坦等稀释痰液；地塞米松、普米克令舒等解除支气管痉挛、减轻气道黏膜水肿；庆大霉素等抗生素预防或控制感染。②健康宣教：操作前向患儿及家属宣教氧气雾化吸入治疗的目的、方法及注意事项。③体位：采取坐位或半坐位，病重患儿取侧卧位，床头抬高 30°，利于雾滴在终末细支气管沉降。④方法：连接雾化器，选择氧流量（6 ~ 8 L/min），指导患儿将嘴包紧口含嘴深吸气，用鼻呼气，如此反复，直至药液吸完为止。面罩法应使雾化面罩贴紧口鼻部，保证充分吸入气雾。雾化吸入最好选择在饭前进行，根据病情选择治疗次数，一般 2 ~ 3 次/日。雾化结束后，用温水漱口，清洁面部；给予翻身拍背协助排痰，增强雾化效果。雾化器一人一具，避免交叉感染，使用完毕后应进行消毒、清洗、晾干。⑤病情观察：治疗过程中，密切观察病人的反应，若出现胸闷、气促、呼吸困难等不适应暂停吸入治疗。分析其原因并采取对症处理，如适当调节雾量或缩短吸入时间等。⑥心理护理：陌生的环境，疾病所带来的不适及认知能力差易使婴幼儿对雾化液产生恐惧，导致患儿哭闹，不配合操作。因此在治疗过程中，应选择患儿最信赖的家长陪伴患儿，同时采用讲故事，听音乐，色彩鲜艳的玩具等来分散其注意力。

【自测反思】

患儿，男，10 个月，因"发热 5 天，皮疹 3 天"入院。患儿于 5 天前出现发热，体温最高达 40℃，伴咳嗽、流涕、流泪。3 天前耳后、颈部出现皮疹，后蔓延至躯干。入院查体：体温 39.3℃，心率 150 次/分，呼吸 48 次/分，血氧饱和度 98%，神志清，精神一般，头、颈、躯干可见斑丘疹，疹间皮肤正常，手、足心未见皮疹，眼结膜充血，可见口腔柯氏斑，双肺呼吸音粗，可闻及中小水泡音。

请思考：

（1）该患儿可能的医疗诊断是什么？

（2）入院后第二天，患儿病情持续进展，出现烦躁不安，心率加快，呼吸急促，双肺呼吸音粗，布满大小水泡音。请回答：该患儿目前主要的护理问题及护理措施是什么？

（汪丽琪）

第四章　儿科护理技术操作

项目一　更换尿布法

导入案例：月月，女，3天，足月顺产。医嘱予今日出院，出院前需进行尿布更换。如果你是护士，应如何正确给月月更换尿布？更换尿布时应注意什么？

一、目的要求

1. 识记小儿更换尿布的方法及注意事项。

2. 能准确地为小儿进行尿布更换。

3. 能正确评估小儿臀部皮肤情况。

二、操作准备

1. 环境准备：室温 26～28℃，湿度适宜，避免对流风。

2. 护士准备：工作衣、帽、鞋整齐，戴好口罩；操作前洗手，取下手表等首饰，必要时修剪指甲。

3. 物品准备：一次性尿布、护臀霜、棉签、平整的操作台，根据需要备小毛巾、温水或湿纸巾、医疗垃圾桶。

三、操作方法及时间安排

1. 学生课前完成更换尿布法内容的学习。

2. 课堂翻转：学生分组在模型上进行操作练习。

3. 教师巡视，及时纠正学生操作上的错误。

4. 学生回示，同学及老师点评，讨论练习过程中存在的问题。

5. 时间安排：20 min。

四、操作步骤

1. 室温调节至 26～28℃，避免对流风。护士操作前洗手，取下手表等首饰，必要时剪指甲。

2. 携用物至床旁，核对婴儿信息。

3. 解开包被，拉高婴儿的上衣，避免被排泄物沾染。

4. 解开尿布，一只手抓住婴儿双腿，另一只手用尿布的前半部分较洁净处从前向后擦拭婴儿的会阴部和臀部，并折叠垫于婴儿臀下。

5. 用湿纸巾从前向后擦净臀部皮肤，注意擦净皮肤的褶皱部分，检查婴儿臀部皮肤情况，如果臀部皮肤发红，用小毛巾和温水清洁。

6. 用棉签取适量护臀膏涂抹于臀部（图 2-4-1-1），注意涂抹易于接触排泄物或皮肤发红的部位。

7. 提起婴儿双腿，抽出脏尿布。

8. 将清洁的尿布的粘贴端垫于腰下，放下婴儿双腿，贴好尿布，松紧以伸入一个手指为宜。新生儿脐带未脱落时，可将尿布前端向下反折，充分暴露脐带残端（图2-4-1-2）。

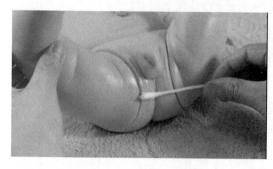

图2-4-1-1 涂抹护臀膏

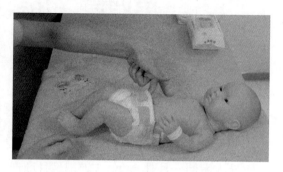

图2-4-1-2 暴露脐部，松紧适宜

9. 拉平衣服，包好包被。

10. 观察排泄物性状，或根据需要称量尿布，必要时留取尿、便标本送检。

11. 清理用物，洗手，记录观察内容。

五、注意事项

1. 避免将婴儿单独留在操作台上，如操作中离开婴儿，始终确保一只手与婴儿接触。

2. 尿布应透气性好、吸水性强，并应做到勤更换。

3. 动作轻快，注意保暖，操作中减少暴露。

4. 男婴要确保阴茎指向下方，避免尿液从尿布上方漏出。

5. 尿布包扎应松紧合适，大腿和腰部不能留有明显的缝隙造成排泄物外溢。

六、操作评分标准

1. 在实验室或儿科病房进行考核，以婴儿模型为操作对象。

2. 操作评分标准见表2-4-1-1。

表2-4-1-1 婴儿更换尿布法操作评分标准

班级 _____　　学号 _____　　姓名 _____

项目	要求	项目分值	总分	扣分
目的	保持臀部皮肤清洁、干燥、舒适，防止尿液、粪便等对皮肤长时间的刺激，预防尿布皮炎的发生或使原有的尿布皮炎逐步痊愈	5	5	
操作准备	1. 护士准备：工作衣、帽、鞋整齐，戴好口罩；操作前洗手，取下手表等首饰，必要时修剪指甲	3	9	
	2. 物品准备：尿布、湿纸巾（小毛巾、温水）、护臀膏、医疗垃圾桶	4		
	3. 环境准备：室温26~28℃，湿度适宜，避免对流风	2		
操作步骤	1. 核对婴儿床头卡、胸牌、手腕带	9	74	
	2. 解开尿布，露出臀部	2		
	3. 以原尿布洁净处轻拭会阴部及臀部，用湿纸巾从前向后擦净臀部皮肤	9		

续表

项目	要求	项目分值	总分	扣分
	4. 检查、评估婴儿臀部皮肤	8		
	5. 用棉签取适量护臀膏涂抹于臀部	8		
	6. 提起婴儿双腿，抽出脏尿布	6		
	7. 清洁的尿布有粘贴端垫于腰下	8		
	8. 松紧以伸入一个手指为宜	8		
	9. 拉平衣服，盖好被子	6		
	10. 妥善安置婴儿，整理床单位	5		
	11. 观察大便情况，用物处理恰当	5		
评价	1. 操作轻、快，防止过多暴露患儿	4		
	2. 婴儿臀部皮肤清洁、舒适，床单位整洁	4	12	
	3. 操作认真，关爱患儿	4		
	总分	100	100	

得分 _____ 　　　　　　　　　　　评分人 _____

日　期 _____

七、课堂评价

1. 学生自评

这堂课我熟练掌握了婴儿更换尿布的_____。

换尿布过程中尚不清晰、需要请教的是_____。

我对婴儿更换尿布法有以下自己的见解_____。

2. 同学互评　指出被评价同学在仪表仪态、操作顺序、更换尿布方法、注意事项、爱婴方面存在的问题，提出修正的建议。

3. 教师评价　教师总结同学操作的优缺点，讨论同学提出的新见解，指出评价同学评价的正确性，纠正不当之处；强调本次操作要点，对操作者及评价者分别给于"优、良、中、合格、不合格"的评价，详见表2-4-1-2。

表2-4-1-2　婴儿更换尿布课堂评价表

	评价等级					教师签名
操作者	□优	□良	□中	□合格	□不合格	
评价操作者的同学	□优	□良	□中	□合格	□不合格	

（潘　艳）

项目二　婴儿奶瓶喂养法

导入案例：年年，3个月，体重5.6 kg，每天喂7次，请为年年进行一次奶瓶喂养。

一、目的要求

1. 识记婴儿奶瓶喂养的方法及注意事项。

2. 能根据婴儿年龄正确计算小儿所需奶量，并正确选择配方奶粉。

3. 能准确为婴儿进行奶瓶喂养。

二、操作准备

1. 环境准备 室温 26～28℃，湿度适宜，台面清洁。

2. 护士准备 工作衣、帽、鞋整齐，戴好口罩；操作前洗手，取下手表等首饰，必要时修剪指甲。

3. 物品准备 配方奶粉、奶瓶、奶嘴、温开水、婴儿围嘴。

三、操作方法及时间安排

1. 课前预习 学生课前完成婴幼儿奶瓶喂养法操作视频的学习。

2. 课堂翻转 学生分组在模型上进行操作练习。

3. 教师巡视 及时纠正学生操作上的错误。

4. 学生回示 同学及老师点评，讨论练习过程中存在的问题。

5. 时间安排 20 min。

视频 2-4-2-1 婴儿奶瓶喂养法操作步骤

四、操作步骤

1. 护士洗手，戴口罩，清洁台面。

2. 核对婴儿信息。

3. 根据婴儿年龄选择合适配方奶粉，检查有效期，奶粉颜色及质量。开罐后需尽快使用，最佳饮用时间为开罐后 1 个月内。

4. 根据婴儿体重确定奶量。该小儿体重为 5.6 kg，每日需水量 150 ml/kg，因此，每次奶量为 150×5.6÷7=120 ml。

5. 取出已煮沸消毒的奶瓶、奶嘴，倒入 40℃左右温开水 120 ml。

6. 加入奶粉。奶粉罐内所附量匙一般分两种规格：即小量匙及大量匙。一小量匙奶粉需水量是 30 ml，一大量匙奶粉需水量是 60 ml。此处使用的为小量匙，所以 120 ml 水，需加入 4 平量匙（图 2-4-2-1）。

7. 盖上奶嘴并用手前后滚搓奶瓶，至奶粉完全溶解。

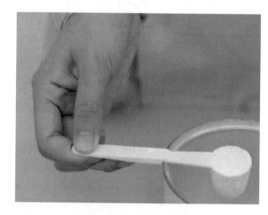

图 2-4-2-1 平量匙

8. 测温度、奶速。奶瓶倾斜，使奶嘴充满奶液，滴 1～2 滴奶液于手腕内侧，检查奶嘴孔大小是否合适，温度是否合适。

9. 斜抱婴儿，将婴儿头部枕于喂养者肘窝处，呈头高足低位。给婴儿围上围嘴。

10. 再次检查奶嘴孔的大小是否合适，滴 1～2 滴奶液于手腕内侧试温。

11. 将奶嘴送入婴儿口中，确保奶嘴始终充满奶液（图 2-4-2-2），婴儿充分含住奶嘴吸吮。

12. 喂奶完毕，给婴儿擦净嘴巴，并将婴儿抱起，头靠于喂奶者肩上，轻拍婴儿背部，驱除胃内空气。

13. 将婴儿放回床上，患儿右侧卧位并抬高床头 30°，喂奶后 30 min 内勤巡回观察。

14. 物品整理，用清水洗净奶瓶及奶嘴，并煮沸消毒。

五、注意事项

1. 奶嘴开口避免过大或过小。开口过大，容易引起呛咳、窒息；开口过小，患儿吸吮费力、能量消耗大。3～4 个月内的婴儿用的奶嘴，以奶瓶倒置时两滴奶滴出之间稍有间隔为宜。4～6 个月的婴儿宜用奶液能连续滴出的奶嘴。6 个月以上的婴儿可用奶液能较快滴出形成一直线的奶嘴。

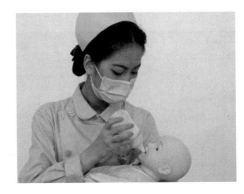

图 2-4-2-2 奶嘴充满奶液

2. 防止奶液污染患儿衣服和颈部，避免引起皮肤炎症。

3. 喂奶时注意观察患儿吸吮力、面色、呼吸状态、有无呛咳、恶心、呕吐。有咳嗽、面色改变时将奶嘴拔出，轻拍背部，休息片刻后再喂。

4. 观察喂奶后有无溢奶、呕吐、腹胀等情况，防止呕吐后引起的误吸。

六、操作评分标准

1. 在实验室或儿科病房进行考核，以婴儿模型为操作对象。

2. 操作评分标准见表 2-4-2-1。

表 2-4-2-1 婴儿奶瓶喂养操作评分标准

班级 _____ 学号 _____ 姓名 _____

项目	要求	项目分值	总分	扣分
目的	为某些原因不能母乳喂养，并且有吸吮能力的婴儿供给足够营养和液体，满足生长发育需要	3	3	
操作准备	1. 护士准备 工作衣、帽、鞋整齐，戴好口罩；操作前洗手，取下手表等首饰，必要时修剪指甲	3	9	
	2. 物品准备 配方奶粉、奶瓶、奶嘴、温开水、婴儿围嘴	4		
	3. 环境准备 室温 26～28℃，湿度适宜，台面清洁	2		
操作步骤	1. 核对婴儿床头卡、胸牌、手腕带	6	76	
	2. 根据婴儿年龄选择合适配方奶粉。6 个月以内选择 1 段配方奶粉，6～12 个月选择 2 段配方奶粉	6		
	3. 检查奶粉有效期，奶粉颜色及质量	4		
	4. 根据婴儿体重确定奶量，奶量计算正确	8		
	5. 取出均已煮沸消毒的奶瓶、奶嘴，倒入 40℃ 左右温开水。倒水时，平视刻度	6		
	6. 正确加入奶粉。一小量匙奶粉需水量是 30 ml，一大量匙奶粉需水量是 60 ml	6		
	7. 盖上奶嘴并用手前后滚搓奶瓶，至奶粉完全溶解	6		
	8. 测温度、奶速。奶瓶倾斜，使奶嘴充满奶液，滴 1～2 滴奶液于手腕内侧，检查奶嘴孔大小及奶液温度	6		

续表

项目	要求	项目分值	总分	扣分
	9. 斜抱婴儿，将婴儿头部枕于喂养者肘窝处，呈头高足低位。给婴儿围上围嘴	6		
	10. 再次检查奶嘴孔的大小及奶液温度	3		
	11. 将奶嘴送入婴儿口中，奶嘴始终充满奶液，婴儿充分含住奶嘴吸吮	5		
	12. 喂奶完毕，给婴儿擦净嘴巴，并将婴儿抱起，头靠于喂奶者肩上，轻拍婴儿背部，驱除胃内空气	6		
	13. 将婴儿放回床上，取右侧卧位并抬高床头 30°，喂奶后 30 min 内勤巡回观察	5		
	14. 物品整理，用清水洗净奶瓶及奶嘴，并煮沸消毒	3		
评价	1. 操作轻、稳，婴儿吃奶后安睡	4		
	2. 婴儿颈部、衣服清洁、舒适，没有奶液	4	12	
	3. 操作认真，爱惜患儿	4		
	总分	100	100	

得分 ＿＿＿＿＿＿＿＿＿＿

评分人 ＿＿＿＿＿＿＿＿＿＿

日　期 ＿＿＿＿＿＿＿＿＿＿

七、课堂评价

1. 学生自评

这堂课我熟练掌握了婴儿奶瓶喂养的＿＿＿＿＿＿＿＿＿＿＿＿＿＿＿＿＿＿＿＿＿＿＿＿＿＿＿。

婴儿奶瓶喂养过程中尚不清晰、需要请教的是＿＿＿＿＿＿＿＿＿＿＿＿＿＿＿＿＿＿＿＿＿。

我对婴儿奶瓶喂养有以下自己的见解＿＿＿＿＿＿＿＿＿＿＿＿＿＿＿＿＿＿＿＿＿＿＿＿。

2. 同学互评　指出被评价同学在仪表仪态、奶量计算、操作顺序、奶瓶喂养方法、注意事项、爱婴方面存在的问题，提出修正的建议。

3. 教师评价　教师总结同学操作的优缺点，讨论同学提出的新见解，指出评价同学评价的正确性，纠正不当之处；强调本次操作要点，对操作者及评价者分别给予"优、良、中、合格、不合格"的评价，详见表 2-4-2-2。

表 2-4-2-2　婴儿奶瓶喂养课堂评价表

	评价等级					教师签名
操作者	□优	□良	□中	□合格	□不合格	
评价操作者的同学	□优	□良	□中	□合格	□不合格	

（潘　艳）

📖 项目三　小儿体格测量

导入案例：一名 5 岁的男孩，体重 18 kg，身高 100 cm，头围 50 cm，胸围 54 cm，腹围 51 cm。这些体格发育的指标是怎样测量获得的？如果是婴儿，该怎样测量？

一、目的要求

1. 识记小儿体格测量方法及注意事项。

2. 能根据小儿年龄的不同，选择不同测量工具。

3. 能准确地为不同年龄的小儿进行体格测量。

二、操作前准备

1. 护士自身准备 护士衣帽整洁，洗手，戴口罩。

2. 环境准备 室内清洁，光线明亮，温度 26～28℃。

3. 用物准备 婴儿磅秤或站立式磅秤，身高计，量板，卷尺，尿布，毛毯等。

三、操作方法及时间安排

1. 由老师示教操作步骤，指出并解释操作中的重点和难点；也可以先提问学生应怎样操作，先让学生操作，之后教师进行讲解。

2. 学生进行练习，教师巡回指导，随时纠正学生操作上的错误。

3. 时间安排 30 min。

四、操作步骤

洗手，核对，解释。

1. 体重测量

视频 2-4-3-1 小儿体格测量操作步骤

（1）站立式磅秤测量：协助患儿脱下外套及鞋子，站在秤上，当磅秤指针稳定时读数。记录精确到 50～100 g。

（2）婴儿磅秤测量：适当除去婴儿衣服及尿布。磅秤放平稳并垫上一次性治疗巾，再校零；将婴儿轻轻放在磅秤上，当磅秤的指针稳定时读数；给婴儿穿衣，包尿布。记录精确到 10 g（图 2-4-3-1）。

（3）分步称量：天气寒冷、体温低或病重的婴儿，可将其衣服、尿布、毛毯放在秤盘上称量，然后给婴儿穿上衣服，垫上尿布，包好毛毯再测量，后者减去前者即得出婴儿体重。

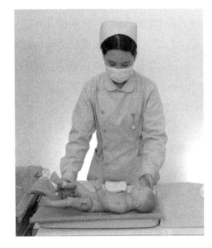

图 2-4-3-1 婴儿磅秤称体重

2. 身高测量

（1）身高计测量：协助小儿脱下衣、帽、鞋，背靠身高计立柱，抬头挺胸收腹，使脚跟、臀部及肩胛同时接触立柱，移动身高计顶板与小儿头部接触，读数。记录精确到 0.1 cm。

（2）量板测量：小儿脱下衣、帽、鞋，仰卧于量板上，助手将小儿头扶正，头顶接触头板，测量者一手按直小儿膝部，使两下肢伸直贴底板，一手移动足板使其紧贴小儿两足底并与底板垂直，读数。记录精确到 0.1 cm（图 2-4-3-2）。

3. 体围测量

（1）测量头围：以卷尺经眉弓上方、枕后结节绕头一周，记录精确到 0.1 cm（图 2-4-3-3）。

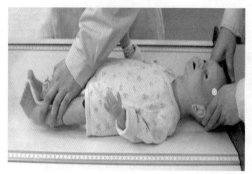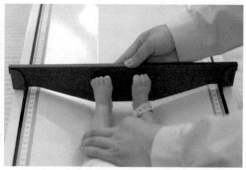

图 2-4-3-2 量板测身长

（2）测量胸围：以卷尺沿乳头下缘水平，经两侧肩胛骨下缘绕胸一周，记录精确到 0.1 cm。

（3）测量腹围：协助患儿平躺，拉起衣服至剑突处，露出腹部。用卷尺从患儿腰背部绕至脐上，测量腹部最高点。如为小婴儿，通过剑突与脐的中点绕腹一周。记录精确到 0.1 cm。

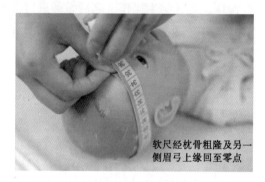

软尺经枕骨粗隆及另一侧眉弓上缘回至零点

图 2-4-3-3 头围测量

五、注意事项

1. 一般住院患儿每周称体重一次，新生儿每天称体重，肾病患儿根据医嘱称体重。

2. 若每天称体重，最好在清晨排空膀胱后称，每次穿相同的衣裤。

3. 急性脑水肿、脑积水患儿，遵医嘱每天测量头围。

4. 有腹水症状的患儿，每天测量腹围。

六、操作评分标准

1. 在实验室或儿科病房或儿保门诊进行考核，以婴、幼儿模型为操作对象。

2. 操作评分标准见表 2-4-3-1。

表 2-4-3-1　小儿体格测量评分标准

班级 _____　　　　学号 _____　　　　姓名 _____

项目	要求	项目分值	总分	扣分
目的	1. 测量患儿体重，作为治疗护理评估及用药依据	4	10	
	2. 测量头围，可作为脑积水、头颅畸形的参考	4		
	3. 评估患儿的生长发育情况	2		
操作准备	1. 护士自身准备　护士衣帽整洁，洗手	5	15	
	2. 物品准备　根据测量项目准备物品			
	（1）测体重：婴儿磅秤或站立式磅秤	4		
	（2）测身高：身高计，量板	4		
	（3）测头围、胸围、腹围：卷尺	2		

续表

项目	要求	项目分值	总分	扣分
操作步骤	3. 携用物到床边，核对、解释	5	5	
	4. 测量体重 （1）站立式磅秤：协助患儿脱下外套及鞋子，站在秤上，当磅秤指针稳定时读数；再为患儿穿衣、鞋。记录精确到 50～100 g （2）婴儿磅秤：适当除去婴儿衣服及尿布，磅秤放平稳并垫上一次性治疗巾，再校零；将婴儿轻轻放在磅秤上，当磅秤的指针稳定时读数；给婴儿穿衣，包尿布。记录精确到 10 g	6 14	20	
	5. 测量身高 （1）身高计：协助小儿脱下衣、帽、鞋，背靠身高计立柱，抬头挺胸收腹，使脚跟、臀部及肩胛同时接触立柱，移动身高计顶板与小儿头部接触，读数。记录精确到 0.1 cm （2）量板：小儿脱下衣、帽、鞋，仰卧于量板，助手将小儿头扶正，头顶接触头板，测量者一手按直小儿膝部，使两下肢伸直贴底板，一手移动足板使其紧贴小儿两足底并与底板垂直，读数。记录精确到 0.1 cm	6 6	12	
	6. 测量头围：以卷尺经眉弓上方、枕后结节绕头一周。记录精确到 0.1 cm 测量胸围：以卷尺沿乳头下缘水平，经两侧肩胛骨下缘绕胸一周。记录精确到 0.1 cm	6 6	12	
	7. 测量腹围 （1）协助患儿平躺，拉起衣服至剑突处，露出腹部 （2）用卷尺从患儿腰背部绕至脐上，测量腹部最高点。如为小婴儿，通过剑突与脐的中点绕腹一周。记录精确到 0.1 cm	5 10	15	
评价	1. 自身准备完善，物品准备齐全 2. 操作动作娴熟、流畅 3. 能体现对患儿的人文关怀 4. 了解小儿生长发育的正常值，与患儿及家长沟通良好	4 3 2 2	11	
	总分	100	100	

得分 _____　　　　　　　　　　　评分人 _____

日　期 _____

七、课堂评价

1. 学生自评

这堂课我学会了小儿体格测量的_____。

操作环节尚不清晰、需要请教的是_____。

我对如下操作有自己的见解_____。

2. 同学互评　指出被评价同学在操作顺序、具体的测量方法、注意事项方面存在的问题，提出修正的建议。

3. 教师评价　教师总结被评价同学操作及自评的优缺点；指出评价同学评价的正确性，纠正评价的不当之处；总结本次课的操作要点，对操作者及评价者分别给予"优、良、中、合格、不合格"的评价。小儿体格测量课堂评价见表 2-4-3-2。

表 2-4-3-2　小儿体格测量课堂评价表

	评价等级					教师签名
操作者	□优	□良	□中	□合格	□不合格	
评价操作者的同学	□优	□良	□中	□合格	□不合格	

（尹志勤）

项目四　婴儿沐浴法

导入案例：一黄疸患儿，男，生后 5 天，护士要为其沐浴，应如何进行操作？

一、目的要求

1. 学会新生儿沐浴的操作方法。

2. 识记新生儿沐浴的注意事项。

二、操作准备

1. 婴儿衣服、尿布、湿巾、大毛巾、小毛巾、沐浴露、婴儿油、婴儿称、一次性垫巾、75% 乙醇或碘伏、液状石蜡、棉签、沐浴装置，必要时备 2% 双氧水。

2. 笔、记录本。

三、操作方法及时间安排

1. 课前完成婴儿沐浴法操作视频的学习。

2. 课堂翻转。学生分组在模型上进行操作练习。

3. 教师巡视，及时纠正学生操作上的错误。

4. 学生回示，同学及老师点评，讨论练习过程中存在的问题。

5. 时间安排。40 min。

视频 2-4-4-1　婴儿沐浴法操作步骤

四、操作步骤

1. 室温调至 26~28℃，护士洗手、戴口罩，必要时修剪指甲，取下手表等。沐浴时间选择婴儿喂奶前或者喂奶后 1 h。

2. 核对床头卡、手腕带、胸牌信息，取下胸牌放置妥当。脱去衣服、解下尿布，用一只手抓住患儿双脚，一只手用尿布前端从上到下擦拭患儿会阴部和臀部，再用湿巾从前到后擦拭干净，检查皮肤情况（全身，尤其是脐部、臀部），检查大便情况并记录。

3. 称体重。婴儿秤铺一次性垫巾并调零，测体重并记录。

4. 调节水温 37~39℃，护士用手腕内侧试温即可（图 2-4-4-1）。将婴儿连同一次性垫巾抱至沐浴垫上。先湿润足部，使小儿慢

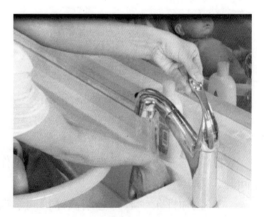

图 2-4-4-1　试水温

慢适应，然后开始沐浴。沐浴过程：

（1）淋湿头部：左手拇指和中指将婴儿双耳廓折向前遮盖外耳道口，以防水流入耳内（图2-4-4-2），右手持喷头淋湿头部。

（2）湿润全身：脐带未脱落者，左手注意遮挡脐部，右手持喷头按颈下、前胸、腋下、腹部、手臂、手、腿、脚的顺序淋湿全身，然后用手握住小儿一侧肩部及腋窝处使小儿侧卧，依次清洗后颈、背腰、臀部（图2-4-4-3）。

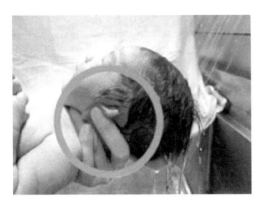 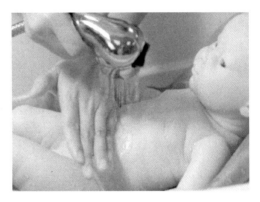

图2-4-4-2　淋湿头部　　　　　　　　图2-4-4-3　淋湿腹部

（3）涂沐浴露：用手涂沐浴露于婴儿头部、耳后、身上，再以同样的方法顺序冲洗沐浴露。

（4）擦干：将婴儿抱至沐浴台大毛巾上，用大毛巾包裹婴儿并擦干。

5. 洗脸。将小毛巾浸于温水中然后挤干，用毛巾四个角上的面将婴儿眼睛由内向外擦（每只眼睛各用一个面擦），然后依次擦洗额头、口鼻、最后翻转毛巾将脸部擦干净。

6. 皮肤护理

（1）脐部消毒：用棉签蘸75%乙醇或碘伏消毒。

（2）会阴护理：用棉签蘸液状石蜡，将女婴大小阴唇分开，自前向后擦洗。男婴将包皮后推，擦洗。

（3）臀部护理：棉签蘸护臀膏，滚动涂抹于臀部。

7. 垫尿布。将尿布有黏贴端垫于腰下，贴好尿布，松紧以插入一个手指为宜。

8. 穿好衣服，再次核对后，挂上胸牌，包好包被。

五、注意事项

1. 小儿在喂奶前或喂奶后1 h进行沐浴，以防呕吐和溢奶。

2. 脐带未脱落者避免沾湿脐部。

3. 头顶部的皮脂结痂，不可用力擦洗。可涂液体石蜡浸润，待次日予以清洗。

4. 沐浴时注意观察全身情况。

六、操作评分标准

1. 在实验室或儿科病房进行考核，以婴儿模型为操作对象。

2. 操作评分标准见表2-4-4-1。

表 2-4-4-1　婴儿沐浴法操作评分标准

班级 _____　　　　　　学号 _____　　　　　　姓名 _____

项目	要求	项目分值	总分	扣分
目的	1. 保持皮肤清洁，促进皮肤排泄，促进血液循环 2. 活动肢体，促进舒适 3. 便于观察全身情况	2 2 2	6	
操作 准备	1. 护士准备　护士洗手戴口罩，必要时修剪指甲，取下手表等 2. 物品准备　小儿的衣物、洗浴用品等 3. 婴儿准备　评估小儿的病情及一般情况，喂奶前或喂奶后 1 h 4. 环境准备　关闭门窗，调节室温在 26 ~ 28℃左右	2 2 3 3	10	
操作 步骤	1. 准备 （1）核对床头卡、手腕带、胸牌信息，取下胸牌放置妥当 （2）脱去衣服、解下尿布，用一只手抓住患儿双脚，一只手用尿布前端从上到下擦拭患儿会阴部和臀部，再用湿巾从前到后擦拭干净 （3）检查皮肤情况（全身，尤其是脐部、臀部），检查大便情况并记录	2 5 3	10	
	2. 称体重。婴儿秤铺一次性垫巾并调零，测体重并记录	5	5	
	3. 调节水温 37 ~ 39℃，护士用手腕内侧试温。 将婴儿连同一次性垫巾抱至沐浴垫上准备沐浴	2 5	7	
	4. 沐浴过程。先湿润足部，让小儿逐渐适应，然后开始沐浴，具体过程如下： （1）淋湿头部：左手拇指和中指将婴儿双耳廓折向前遮盖外耳道口，以防水流入耳内（图 2-4-4-2），右手持喷头淋湿头部 （2）湿润全身：脐带未脱落者，左手注意遮挡脐部，右手持喷头按颈下、前胸、腋下、腹部、手臂、手、腿、脚的顺序淋湿全身，然后用手握住小儿一侧肩部及腋窝处使小儿侧卧，依次清洗后颈、背腰、臀部（图 2-4-4-3） （3）涂沐浴露：用手涂沐浴露于婴儿头部、耳后、身上，再以同样的顺序冲洗沐浴露 （4）擦干：将婴儿抱至沐浴台大毛巾上，用大毛巾包裹婴儿并擦干	5 10 5 5	25	
	5. 洗脸：将小毛巾浸于温水中然后挤干，用毛巾四个角上的面将婴儿眼睛由内向外擦（每只眼睛各用一个面擦），然后依次擦洗额头、口鼻、最后翻转毛巾将脸部擦干净	8	8	
	6. 皮肤护理 （1）脐部消毒：用棉签蘸 75% 酒精或碘伏消毒 （2）会阴护理：用棉签蘸石蜡油，将女婴大小阴唇分开，自前向后擦洗。男婴将包皮后推，擦洗 （3）臀部护理：用棉签蘸护臀膏，滚动涂抹于臀部	3 3 3	9	
	7. 垫尿布。将尿布有黏贴端垫于腰下，贴好尿布，松紧以插入一个手指为宜	5	5	
	8. 穿好衣服，再次核对后，挂上胸牌，包好包被	5	5	

续表

项目	要求	项目分值	总分	扣分
评价	1. 物品准备齐全、环境准备符合要求 2. 操作熟练、敏捷 3. 操作认真，注意安全	2 3 5	10	
	总分	100	100	

得分 _____   评分人 _____

日　期 _____

七、课堂评价

1. 学生自评

这堂课我学会了婴儿沐浴法的_____。

沐浴的操作环节尚不清晰、需要请教的是_____。

我对婴儿沐浴法有自己的见解_____。

2. 同学互评　指出操作同学在婴儿沐浴顺序、方法、注意事项方面存在的问题，提出修正的建议。

3. 教师评价　教师总结操作同学的优缺点；指出评价同学评价的正确性，纠正评价的不当之处；总结婴儿沐浴的要点，对操作者及评价者分别给予"优、良、中、合格、不合格"的评价，详见表 2-4-4-2。

表 2-4-4-2　婴儿沐浴法课堂评价表

	评价等级					教师签名
操作者	□优	□良	□中	□合格	□不合格	
评价操作者的同学	□优	□良	□中	□合格	□不合格	

（陈海燕）

项目五　婴儿抚触

导入案例：陈某之子，胎龄 38^{+1} 周，顺产出生。现出生后第 3 天，护士为其沐浴后进行婴儿抚触，并为家属进行操作指导。

一、目的要求

1. 识记婴儿抚触的操作注意事项。

2. 能熟练进行婴儿抚触的操作。

3. 能为家属进行正确的健康宣教和操作指导。

二、操作准备

1. 护士准备　剪短指甲，取下手表、戒指、手镯等饰品；操作前洗手，取适量婴儿油，将手搓热。

2. 物品准备　柔软毛巾被、尿布、湿巾、衣物、婴儿油。

3. 婴儿准备　选择婴儿清醒、较安静的时候进行抚触，可安排在洗澡后或午睡后、晚上就寝前进行，不宜在婴儿太饱或太饿的时候进行抚触。

4. 环境准备 保持室温 25 ~ 28℃，放舒缓音乐。

三、操作方法及时间安排

1. 学生课前在线观看或课堂统一观看婴儿抚触操作视频。

2. 老师课堂示教操作步骤，解释操作重、难点。

3. 学生进行练习，教师巡回指导，随时纠正学生操作上的错误。

4. 学生回示，教师组织讨论，点评及总结。

5. 时间安排：1 学时。

> 视频 2-4-5-1 婴儿抚触操作步骤

四、操作步骤

1. 第一步 头面部抚触，舒缓头面部紧张（图 2-4-5-1）。

（1）双手拇指指腹从婴儿前额中心往两侧太阳穴方向滑动。

（2）双手拇指指腹从下颌中心往两侧外上方滑动，上下唇划出微笑状。

（3）双手从前额发际抚向脑后，双手中指指腹停在两侧耳后乳突部按压片刻。

2. 第二步 胸部抚触，顺畅呼吸循环（图 2-4-5-2）。

双手交替从两侧胸部外下方滑动至对侧肩部，在胸部划成一个大的交叉，注意避开婴儿乳头。

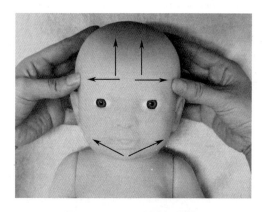

图 2-4-5-1 头面部抚触

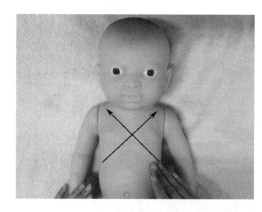

图 2-4-5-2 胸部抚触

3. 第三步 腹部抚触，顺时针方向按摩腹部，有助于肠胃活动（图 2-4-5-3）。

双手手指指腹交替从婴儿的右下腹向左下腹滑动，呈顺时针方向画半圆，或采用 ILU（I LOVE YOU）手势，注意避开脐部。

（1）I：用右手在婴儿的左腹由上往下划一个英文字母"I"。

（2）L：再从婴儿右腹由下向上并至左腹划一个倒写的"L"。

（3）U：最后由婴儿右下腹至左下腹划一个倒写的"U"。

4. 第四步 手部抚触，增加灵活反应。

（1）双手握住婴儿一侧手臂，交替从上臂到前臂至手腕轻轻挤捏。

（2）双手夹住婴儿一侧手臂，从上臂到前臂至手腕上下搓滚。

（3）双手拇指指腹交替从婴儿掌心按摩至手指，并捏拉手指各关节。

（4）对侧手臂同前。

5. 第五步　腿部抚触，增加运动协调功能。

（1）双手握住婴儿一侧腿部，交替从大腿到小腿至踝部轻轻挤捏。

（2）双手夹住婴儿一侧腿部，从大腿到小腿至踝部上下搓滚。

（3）双手拇指指腹交替从脚后跟按摩至脚趾，并捏拉脚趾各关节。

（4）对侧腿部同前。

6. 第六步　背部抚触，舒缓背部肌肉（图 2-4-5-4）。

（1）将婴儿翻身呈俯卧位，头偏向一侧，双手置于身体两侧。

（2）抚触者双手平放于婴儿背部脊柱两侧，由上向下，由中央向两侧滑动，沿着脊柱从颈部向下按摩至尾骶部。

（3）双手交替从头颈部沿脊柱向下滑动至尾骶部。

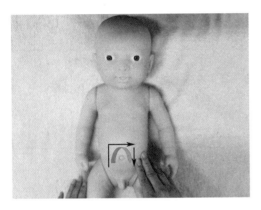

图 2-4-5-3　腹部抚触

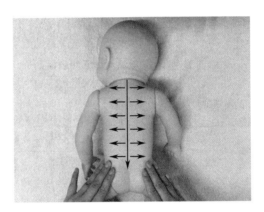

图 2-4-5-4　背部抚触

五、注意事项

1. 按摩手法开始要轻，然后逐渐加力，让宝宝慢慢适应。

2. 抚触时应与婴儿有眼神交流，说一些亲切的话语，可伴放轻柔的音乐帮助彼此放松。

3. 循序渐进，每日按摩 1～3 次，每次 10～20 min。

4. 避免婴儿的眼睛接触婴儿油。

5. 不要强迫婴儿保持固定姿势，抚触过程中婴儿出现哭闹，先设法让其安静，然后再继续。出现剧烈哭闹、烦躁或呕吐等情况应停止抚触。

六、操作评分标准

1. 在实验室或儿科病房进行考核，以婴儿模型为操作对象。

2. 操作评分标准见表 2-4-5-1。

表 2-4-5-1　婴儿抚触操作评分标准

班级 _____　　学号 _____　　姓名 _____

项目	要求	项目分值	总分	扣分
操作目的	1. 刺激淋巴系统，促进血液循环，促进生长发育，增强抵抗力	3	9	
	2. 改善消化系统功能，增加体重、缓解胀气、预防便秘	3		
	3. 促进婴儿与父母的交流，满足婴儿心理需求	3		

续表

项目	要求	项目分值	总分	扣分
操作准备	1. 用物准备 柔软毛巾被，尿片，湿巾，衣物，婴儿油	5	14	
	2. 婴儿准备 情绪稳定，不宜太饱或太饿	3		
	3. 环境准备 保持室温约 25～28℃，放舒缓音乐	3		
	4. 自身准备 洗净双手，取下首饰；取适量婴儿油，将手搓热	3		
操作步骤	按摩步骤：可以打乱抚触顺序，也可选其中几节进行抚触 第一步 头面部抚触（舒缓头面部紧张） 1. 用双手拇指指腹从前额中心往两侧太阳穴方向滑动	4	12	
	2. 用双手拇指指腹从下颌中心往两侧外上方滑动，划出微笑状	4		
	3. 从前额发际抚向脑后，两中指指腹在耳后按压片刻	4		
	第二步 胸部抚触（顺畅呼吸循环） 两手交替从两侧胸部外下方划至对侧肩部，避开婴儿乳头	8	8	
	第三步 腹部抚触（有助于肠胃活动） 顺时针方向按摩腹部，或采用 I LOVE YOU 手势，避开脐部	3	12	
	1. I：用右手在婴儿的左腹由上往下划一个英文字母"I"	3		
	2. L：再从婴儿右腹由下向上并至左腹划一个倒写的"L"	3		
	3. U：最后由婴儿右下腹至左下腹划一个倒写的"U"	3		
	第四步 手部抚触（增加灵活反应） 1. 双手握住婴儿一侧手臂，交替从上臂到前臂至手腕轻轻挤捏	4	12	
	2. 双手夹住一侧手臂，从上至下搓滚	4		
	3. 双手拇指指腹交替从手掌心按摩至手指，并捏拉手指各关节	4		
	第五步 腿部抚触（增加运动协调功能） 1. 双手握住婴儿一侧腿部，交替从大腿到小腿至踝部轻轻挤捏	4	12	
	2. 双手夹住婴儿一侧腿部，从大腿到小腿至踝部上下搓滚	4		
	3. 双手拇指指腹交替从脚后跟按摩至脚趾，并捏拉脚趾各关节	4		
	第六步 背部抚触（舒缓背部肌肉） 1. 婴儿呈俯卧位，头偏向一侧，双手置于身体两侧	4	12	
	2. 双手平放于婴儿背部脊柱两侧，由上向下，由中央向两侧滑动，沿着脊柱从颈部向下按摩至尾骶部	4		
	3. 双手交替从头颈部沿脊柱向下滑动至尾骶部	4		
评价	1. 物品准备齐全、环境准备符合要求	3	9	
	2. 操作过程轻柔、熟练	3		
	3. 操作过程中注意婴儿的情绪变化，注意与婴儿的沟通	3		
总分		100	100	

得分 _____   评分人 _____

日 期 _____

七、课堂评价

1. 学生自评

这堂课我掌握了婴儿抚触的_____。

这项操作仍需要请教的是＿＿＿＿＿＿＿＿＿＿＿＿＿＿＿＿＿＿＿＿＿＿＿＿＿。

我对此操作的建议有＿＿＿＿＿＿＿＿＿＿＿＿＿＿＿＿＿＿＿＿＿＿＿＿＿＿。

2. 同学互评　请指出被评价者在操作顺序、操作方法、沟通交流方面存在的问题，提出你的建议。

3. 教师评价　教师对被评价者操作及自评情况进行分析和评价；对评价者评价中合理和正确的部分进行肯定，纠正评价中的不足或不当之处；对本次课的操作要点进行总结，对操作者及评价者分别给予"优、良、中、合格、不合格"等评价，详见表2-4-5-2。

表 2-4-5-2　婴儿抚触课堂评价表

	评价等级					教师签名
操作者	□优	□良	□中	□合格	□不合格	
评价操作者的同学	□优	□良	□中	□合格	□不合格	

（汪丽琪）

项目六　婴幼儿口服给药

导入案例：患儿，女，1岁，入院前4天受凉后出现发热，体温最高达40℃。鼻塞，呼吸不畅，痰液黏稠不易咳出。家长自行给予"头孢克洛"口服后症状未缓解，因患儿曾有"高热惊厥"病史，门诊拟"急性上呼吸道感染"收治入院。入院后，医嘱"布洛芬混悬液"0.6 ml立即口服；"盐酸氨溴索"2.5 ml口服，每日3次。护士小李执行医嘱，请问：小李该如何操作？

一、目的要求

1. 说出婴幼儿常见的给药途径；

2. 能正确选择给药途径，熟练进行婴幼儿口服给药；

3. 正确评估给药操作中婴幼儿的反应，给予及时处理；

4. 能正确观察给药后的疗效，评估药物副作用。

二、操作准备

1. 护士自身准备　护士衣帽整洁，洗手，戴口罩。

2. 环境准备　室内清洁，光线明亮，温度22～24℃。

3. 用物准备　治疗车，医嘱单，服药卡，药杯／量杯／注射器，药匙，研钵（捣碎研磨固体药物用），温开水，小勺，奶嘴，滴管，干净小方巾。

三、操作方法及时间安排

1. 由老师示教操作步骤，指出并解释操作中的重点和难点。

2. 学生进行练习，教师巡回指导，随时纠正学生操作上的错误。

3. 也可以先提问学生应怎样操作，先让学生操作，教师后进行讲解。

4. 时间安排：1学时。

視頻 2-4-6-1　嬰幼兒口服給藥視頻 1

視頻 2-4-6-2　嬰幼兒口服給藥視頻 2

四、操作步骤

1. 给药前准备

（1）评估患儿病情及一般情况：包括患儿年龄、依从性、吞咽能力以及有无药物、食物过敏史等，神志清醒可进行口服给药。

（2）服药时间：根据药物性质选择正确的服药时间（如餐前、餐后或空腹等）；了解家属情况以取得配合。

（3）核对：双人核对医嘱单和服药卡、患儿姓名、床号。

（4）摆药：片剂药品磨成粉状，溶解于温开水中，温开水量不宜过多，以免患儿一次喝不完浪费药品；液体药品用量杯取正确药量；若药品为油剂，宜用注射器抽吸准确量。准备好的药品均放于服药盘内。对特殊药品则按照说明书方法取用。

2. 给药

（1）携用物及准备好的药品至患儿床边，再次核对患儿姓名、床号、手（脚）腕带。

（2）取得家属配合将患儿取半卧位或侧卧位，患儿配合程度低可由家属抱于胸前，保持头高足低位，患儿胸口垫小方巾，见图 2-4-6-1。

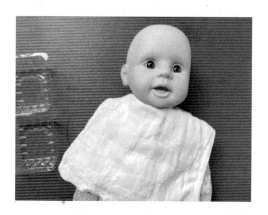

图 2-4-6-1　垫小方巾

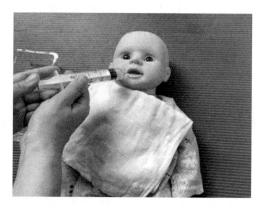

图 2-4-6-2　从嘴角推药

（3）用拇指和示指按压患儿下颌使其张口，先用小勺喂少许温开水，若患儿配合程度好，可用注射器（去针）吸取液体药品，从患儿一侧嘴角缓慢推药，见图 2-4-6-2，边推边观察患儿吞咽反应，若患儿闭口吞咽，需停止推药。等待患儿咽下一口后再继续推药直至推完。若患儿年龄小配合程度差或易呛咳，可放置奶嘴于患儿口中，引出吸吮反射，将注射器（去针）放入奶嘴内推药，见图 2-4-6-3。

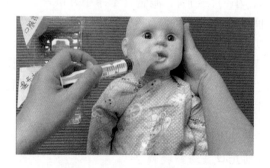

图 2-4-6-3　放入奶嘴内推药

（4）口服完毕后喂少许温开水，患儿保持侧卧位。

（5）擦净患儿口周皮肤并撤去垫巾。

（6）再次核对患儿姓名、床号、手（脚）腕带，确定服药量，并观察服药后反应。若患儿服药中出现呕吐应立即清除呕吐物并评估患儿身体状况，视情况给予立即补服或等患儿平静后再次尝试给药。若患儿因为特殊药物或因药物的副作用而导致呕吐，应通知医生，经诊治后再决定是否补服或换药。

（7）整理用物并分类处理；确认喂药量，做好签名和记录。

（8）健康教育

1）指导家长居家护理时的喂药方法，切不可强迫或捏患儿双侧鼻孔喂药，以免药物误入气道而发生窒息；患儿服药过程中出现恶心、呛咳时应暂停喂药，轻拍背部，等患儿平静后可再次尝试喂药。

2）家中应妥善保管药物，放置于患儿接触不到的地方，防止患儿误服发生意外。

五、注意事项

1. 药品准备时间、药片、药丸或胶囊用药匙取药；不能吞咽药片、药丸的婴幼儿，应将药片研成粉状，再用温开水 10 ml 溶化，拌匀。水剂应先摇匀，然后用小量杯量取或注射器抽吸。给油类药物（如鱼肝油）时，可滴在装有温水的小勺液面上同服，或用塑料滴管喂服，吞咽障碍者或新生儿应注意避免强行喂油剂，以免引起吸入性肺炎。药液不足1 ml 需用滴管吸取，按 1 ml 20 滴计算。

2. 患儿在喂药中若出现恶心，应暂停喂药，轻拍其背部或转移注意力，待好转后再喂，防止呛咳、误吸。如不能避免呕吐时，应将头转向一侧，避免吸入气管。

3. 婴儿喂药应在喂奶前或两次喂奶之间进行，以免因服药时呕吐而将奶吐出。

4. 禁食、无吞咽能力、神志不清、病情危重患儿禁用口服给药。

5. 任何药物不可混入乳汁或果汁中同时服用。

6. 注意观察患儿病情是否好转、大小便及食欲是否正常，全身皮肤有无皮疹出现等情况，了解药物疗效及副作用。

六、操作评分标准

1. 在实验室或儿科病房进行考核，以婴儿模型为操作对象。

2. 具体考核方式为操作配合语言。

3. 操作评分标准见表 2-4-6-1。

表 2-4-6-1　婴儿口服给药法操作评分标准

班级 _____　　　　学号 _____　　　　姓名 _____

项目	要求	项目分值	总分	扣分
操作目的	1. 治疗疾病或减轻症状	3	9	
	2. 协助诊断（如胃肠道造影时口服钡剂）	3		
	3. 维持正常生理功能（如补充电解质等）	3		
操作准备	1. 护士准备　了解患儿病情及一般状况，了解药物的性能、服药方法和时间，操作前洗手，戴口罩	5	17	
	2. 物品准备　治疗车，医嘱单，服药卡，药杯/量杯/注射器，药匙、研钵（捣碎研磨固体药物用），温开水，小勺，奶嘴，滴管，干净小方巾	12		

续表

项目	要求	项目分值	总分	扣分
操作步骤	1. 核对 根据服药卡从药柜中取出药品，双人核对药名、浓度、剂量、方法及用药时间	5	5	
	2. 摆药 先准备固体药，再准备水剂	6	6	
	3. 再次核对 药物准备完后应再次核对服药盘内药物，确认无误后再给药	5	5	
	4. 给药 （1）携用物至患儿处 （2）核对服药卡，患儿姓名、床号、手（脚）腕带	5 5	10	
	5. 喂药 （1）抱起患儿，抬高患儿头部，头侧位 （2）用小方巾围于患儿颈部 （3）操作者左手固定患儿前额，按压患儿下颌使其张口，先用小勺喂少许温开水，右手取注射器（去针）抽吸药液，将药液缓慢从婴儿口角处推入，边推边停，等待患儿咽下一口后再继续推药直至推完。小婴儿可采用以下方法：放置奶嘴于患儿口中，引出吸吮反射，用注射器（去针）放入奶嘴内推药 （4）顺利服药者喂服少许温开水；喂药完毕仍使患儿头侧位 （5）擦净口周、撤小方巾	3 2 10 6 4	25	
	6. 喂药后 （1）再次核对。核对床号、姓名、住院号、医嘱等 （2）观察服药反应，若患儿将药物吐出应立即处理，并根据患儿情况决定是否补服 （3）整理用物，依污物分类处理 （4）记录实际服药量，签名	5 4 3 3	15	
	7. 健康教育 （1）指导家长居家护理时给药的方法 （2）药物的保管方法	2 2	4	
评价	1. 物品准备齐全 2. 操作动作娴熟、流畅，注意节力原则 3. 注意与患儿及家长的解释和沟通 4. 了解操作相关理论知识	2 2 2 2	8	
总分		100	100	

得分 _____

评分人 _____

日 期 _____

七、课堂评价

1. 学生自评

这堂课我学会了婴幼儿口服给药的_____。

婴幼儿口服给药操作环节尚不清晰、需要请教的是_____。

我对婴幼儿口服给药这项操作有自己的见解：_____。

2. 同学互评　指出被评价同学在婴幼儿口服给药的操作流程、具体操作方法、注意事项中存在的问题，提出更正的建议；对给药流程中可增减或可改进的环节进行班级讨论，在熟练并思考的基础上尝试合理优化操作细节，提高评判性思维能力。

3. 教师评价　教师对学生自评和同学互评及讨论的给予及时评价；肯定学生练习的积极性，指出本次实验课中学生操作存在的常见误区，总结本项操作的重难点和要点，就学生对于优化操作细节的讨论给予表扬和鼓励，对操作者及评价者分别给予"优、良、中、合格、不合格"的评价，详见表2-4-6-2。

表2-4-6-2　婴幼儿口服给药法课堂评价表

	评价等级					教师签名
操作者	□优	□良	□中	□合格	□不合格	
评价操作者的同学	□优	□良	□中	□合格	□不合格	

（傅圆圆）

📖 项目七　头皮静脉穿刺

导入案例：患儿，男，6个月，由于"发热、腹泻2天"入院，需静脉补液，作为护士，请为患儿建立头皮静脉输液通道。

一、目的要求

1. 能做好头皮静脉穿刺输液的物品准备。

2. 学会选择合适的头皮静脉。

3. 学会头皮静脉穿刺输液操作。

二、操作准备

1. 护士准备

（1）了解患儿年龄、病情，家长对输液的认识及心理状态，观察穿刺部位的皮肤及血管情况。

（2）对患儿家长做好解释工作。

（3）操作前洗手、戴口罩。

🎬 视频2-4-7-1　头皮静脉穿刺操作

2. 用物准备

（1）输液器、液体及药品。

（2）治疗盘内置：酒精、碘伏、棉签、胶布、头皮针。

（3）其他物品：弯盘、剃刀、纱布，必要时备约束带。

3. 患儿准备　为患儿更换尿布。

4. 环境准备　清洁、宽敞，操作前30 min停止清扫工作。

三、操作方法及时间安排

1. 课前学生完成头皮静脉穿刺操作视频的学习。

2. 课堂翻转，学生分组在模型上进行操作练习。

3. 教师巡视，及时纠正学生操作上的错误。

4. 学生回示，同学及老师点评，讨论练习过程中存在的问题。

5. 时间安排：40 min。

四、操作步骤

1. 在治疗室内按医嘱准备好药液，插好输液器并关闭调节器。

2. 携用物至患儿床边，核对床号、姓名、住院号、医嘱单，并向患儿家长解释。将输液瓶挂在输液架上，排尽气体。

3. 两人操作穿刺过程

（1）固定患儿：将枕头放在床沿，使患儿横卧于床中央，助手固定患儿头部（图 2-4-7-1）。

（2）选择血管：穿刺者位于患儿头端，选择合适的静脉（图 2-4-7-2），必要时剃净局部头发。

（3）消毒、穿刺：操作者常规消毒皮肤后，左手绷紧皮肤，右手持头皮针，排尽气体后，沿向心方向 15°～30° 平行刺入皮肤，见回血后如无异常，继续平推入少许，用胶布固定。

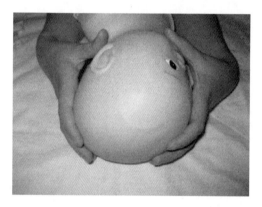

图 2-4-7-1　头皮浅静脉穿刺固定示意图

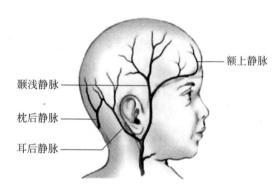

额上静脉

颞浅静脉

枕后静脉

耳后静脉

图 2-4-7-2　头皮浅静脉示意图

4. 根据年龄、病情、药物性质调节滴数，整理床单位。

5. 整理用物，洗手，记录。

6. 输液过程中观察输液情况。

五、注意事项

1. 小儿头部皮下脂肪少，静脉丰富且清晰表浅，易于固定，故婴幼儿多采用头皮静脉穿刺注射，常选用额上静脉、颞浅静脉、耳后静脉等。

2. 如果选择静脉在发际内，应先用酒精湿润毛发，然后顺头发方向剃净局部头发，以纱布擦净毛发，范围比消毒稍大。

3. 穿刺中注意观察患儿的面色和一般情况，不可只顾操作而忽视了观察病情。

4. 根据患儿的年龄、病情、药物性质等调节输液速度。

5. 输液过程中加强巡视，严格观察输液是否渗出、针头是否脱出血管外，局部皮肤有无红肿，有无输液反应，发现问题应及时处理。

六、评分标准

1. 在实验室或儿科病房或儿童输液室进行考核，以婴、幼儿模型为操作对象。

2. 操作评分标准见表 2-4-7-1。

表 2-4-7-1　头皮静脉穿刺操作评分标准

班级 _____ 　　　　学号 _____ 　　　　姓名 _____

项目	要求	项目分值	总分	扣分
目的	1. 为小儿补充营养和液体，维持患儿所需热量，纠正水、电解质及酸碱平衡紊乱	5	10	
	2. 输入药物，使药物快速进入小儿体内，达到治疗疾病的目的	5		
操作准备	1. 护士准备 （1）了解患儿年龄、病情、对输液的认识及心理状态，观察穿刺部位的皮肤及血管情况 （2）根据患儿年龄做好解释工作 （3）操作前洗手、戴口罩	2 2 2	6	
	2. 用物准备 （1）输液器、液体及药品 （2）治疗盘：内置酒精、碘伏、棉签、胶布、头皮针 （3）其他物品：弯盘、剃刀、纱布，必要时备约束带	5	5	
	3. 患儿准备　为小婴儿换尿布，协助幼儿排尿	2	2	
	4. 环境准备　清洁、宽敞，操作前 30 min 停止清扫工作	2	2	
操作步骤	1. 在治疗室内按医嘱准备好药液，插好输液器并关闭调节器	5	5	
	2. 携用物至患儿床边，使用瓶贴核对患儿并解释。将输液瓶挂在输液架上，排尽气体至输液器乳突处	5	5	
	3. 两人操作穿刺过程 （1）固定患儿：将枕头放在床沿，铺上一次性垫巾，使患儿横卧于床中央，选择合适静脉。助手位于患儿足端，固定患儿头部 （2）选择血管：穿刺者位于患儿头端，选择合适的静脉，必要时剃净局部头发（先用酒精湿润头发，顺头发方向剃毛，用纱布擦净头发，将剃刀丢入利器盒） （3）消毒、穿刺：操作者位于患儿头端，常规消毒皮肤后，左手绷紧皮肤，右手持头皮针，排尽气体后，沿向心方向以 15°~30° 刺入皮肤，见回血后再平推入少许，换手固定，打开调节器 （4）固定：如无异常，蝶形固定	5 10 15 5	35	
	4. 根据年龄、病情、药物性质调节滴数，整理床单位	10	10	
	5. 整理用物，洗手，记录	5	5	
	6. 输液过程中观察输液情况	5	5	
评价	1. 操作熟练、流畅，注意无菌原则 2. 注意与患儿及家长的解释和沟通 3. 注意输液过程中的观察和故障排除	3 4 3	10	
	总分	100	100	

得分 _____ 　　　　　　　　　　评分人 _____

日　期 _____

七、课堂评价

1. 学生自评

这堂课我学会头皮静脉穿刺的＿＿＿＿＿＿＿＿＿＿＿＿＿＿＿＿＿＿＿＿＿＿＿＿＿＿＿。

头皮静脉穿刺操作环节尚不清晰、需要请教的是＿＿＿＿＿＿＿＿＿＿＿＿＿＿＿＿＿＿＿＿＿。

我对头皮静脉穿刺有自己的见解＿＿＿＿＿＿＿＿＿＿＿＿＿＿＿＿＿＿＿＿＿＿＿＿。

2. 同学互评　指出同学在头皮静脉穿刺操作顺序、方法、注意事项方面存在的问题，提出修正的建议。

3. 教师评价　教师总结小儿头皮静脉穿刺者操作的优缺点；指出评价同学评价的正确性，纠正评价的不当之处；总结头皮静脉穿刺的操作要点，对操作者及评价者分别给予"优、良、中、合格、不合格"的评价，详见表 2-4-7-2。

表 2-4-7-2　头皮静脉穿刺课堂评价表

	评价等级					教师签名
操作者	□优	□良	□中	□合格	□不合格	
评价操作者的同学	□优	□良	□中	□合格	□不合格	

（陈海燕）

📃 项目八　股静脉穿刺

导入案例：患儿，男，2 个月。由于"发热、咳嗽 5 天"入院，作为护士，请为患儿从股静脉抽取血标本。

一、目的要求

1. 理解股静脉穿刺的目的。

2. 学会通过股静脉抽取静脉血标本。

二、操作准备

1. 护士准备

（1）了解患儿年龄、病情、心理状态，了解抽血的目的、方法、部位等；

（2）根据患儿的年龄做好解释工作；

（3）操作前洗手、带口罩。

🎬 视频 2-4-8-1　股静脉穿刺操作

2. 用物准备　治疗盘内置采血针、碘伏、棉签、干棉球、无菌手套、弯盘，根据需要准备干燥试管、抗凝试管、血培养瓶等。

3. 患儿准备　为小婴儿更换尿布。

4. 环境准备　清洁、宽敞、操作前 30 min 停止清扫工作。

三、操作方法及时间安排

1. 学生课前完成股静脉穿刺操作视频的学习。

2. 课堂翻转。学生分组在模型上进行操作练习。

3. 教师巡视，及时纠正学生操作上的错误。

4. 学生回示，同学及老师点评，讨论练习过程中存在的问题。

5. 时间安排。40 min。

四、操作步骤

1. 携用物到床边，核对并向患儿及家长作好解释说明，消除恐惧心理，以取得合作。

2. 用尿布包裹好患儿会阴部，以免排尿时污染穿刺点。

3. 助手站在患儿头端，协助患儿仰卧，于穿刺侧臀下垫一小枕，使大腿外展与身体长轴呈 45°，小腿弯曲与大腿呈 90°，充分暴露腹股沟三角区（图 2-4-8-1，图 2-4-8-2）。

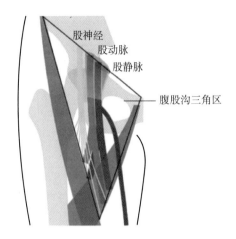

图 2-4-8-1 腹股沟三角区示意图

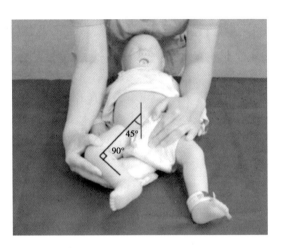

图 2-4-8-2 股静脉穿刺法固定示意图

4. 操作者站在患儿足端或穿刺侧，用碘伏消毒皮肤，戴无菌手套，然后用左手食指、中指于患儿腹股沟中、内 1/3 交界处，扪准股动脉搏动点后固定不动，右手持采血针于搏动点内侧 0.3 ~ 0.5 cm 垂直刺入，待针梗刺入 1/3 到 1/2 左右，然后逐渐提针，见暗红色血液，则提示已进入股静脉，立即停止提针，根据需要进行采血。

5. 用无菌干棉球按压针眼，拔针，按压针眼 5 min 以上至不出血即可；将血注入试管。

6. 整理，送检血液标本。

7. 穿刺过程中注意观察患儿的反应，并注意安慰患儿。

五、注意事项

1. 股静脉在股三角区，位于股鞘内，在腹股沟韧带下方紧靠股动脉内侧 0.3 ~ 0.5 cm 处，股动脉位于腹股沟中、内 1/3 交界处。

2. 有出血倾向或凝血障碍者禁用此法，以免引起内出血；穿刺处皮肤不得有糜烂或感染。

3. 充分暴露穿刺部位，局部必须严格消毒，比常规消毒的范围要大，防止感染。

4. 穿刺时，如抽出鲜红色血液，则提示穿入股动脉，应立即拔出针头，用无菌干棉球紧压穿刺处 5 ~ 10 min，直至无出血为止。

5. 若穿刺失败，不宜在同侧反复多次穿刺，以免形成血肿；抽血完毕，立即拔出针头，用消毒干棉球按压 5 min 以上，避免引起局部出血或血肿。拔针后应观察局部，有无活动性出血。

六、评分标准

1. 在实验室或儿科病房进行考核，以婴、幼儿模型为操作对象。
2. 操作评分标准见表 2-4-8-1。

表 2-4-8-1　股静脉穿刺操作评分标准

班级 _____　　　　　　学号 _____　　　　　　姓名 _____

项目	要求	项目分值	总分	扣分
目的	采取血标本	10	10	
操作准备	1. 护士准备 （1）了解患儿年龄、病情、心理状态，了解抽血的目的、方法、部位等 （2）根据患儿的年龄做好解释工作 （3）操作前洗手、戴口罩	2 2 2	6	
	2. 用物准备　治疗盘内置采血针、碘伏、棉签、干棉球，弯盘，根据需要准备干燥试管、抗凝试管、血培养瓶等	5	5	
	3. 患儿准备　为小婴儿更换尿布	2	2	
	4. 环境准备　清洁、宽敞、操作前半小时停止清扫工作	2	2	
操作步骤	1. 携用物到床边，核对并向患儿及家长作好解释说明，消除恐惧心理，以取得合作	5	5	
	2. 用尿布包裹好患儿会阴部，以免排尿时污染穿刺点	10	10	
	3. 助手协助患儿摆好体位 （1）助手站在患儿头端，铺治疗巾 （2）协助患儿仰卧，于穿刺侧臀下垫一小枕，使大腿外展与身体长轴呈 45°，小腿弯曲与大腿呈 90°，充分暴露腹股沟三角区	2 8	10	
	4. 操作者消毒、穿刺、抽血 （1）操作者站在患儿足端或穿刺侧 （2）用碘伏消毒患儿皮肤，戴手套 （3）用左手食指、中指于患儿腹股沟中、内 1/3 交界处，扪准股动脉搏动点后固定不动 （4）右手持采血针于搏动点内侧 0.3~0.5 cm 垂直刺入，待针梗刺入 1/3 到 1/2 左右，然后逐渐提针，见暗红色血液，则提示已进入股静脉，立即停止提针 （5）连接试管，根据需要进行采血	5 5 5 10 5	30	
	5. 用无菌干棉球按压针眼，拔针，按压针孔 5 min 以上至不出血即可；将血注入试管	5	5	
	6. 整理，送检血液标本	2	2	
	7. 穿刺过程中注意观察患儿的反应，并注意安慰患儿	3	3	

续表

项目	要求	项目分值	总分	扣分
评价	1. 病人准备符合要求 2. 注意与患儿及家长的解释和沟通 3. 操作熟练、敏捷、准确，注意无菌原则	2 4 4	10	
	总分	100	100	

得分 _____　　　　　　　　　　　　　评分人 _____

日　期 _____

七、课堂评价

1. 学生自评

这堂课我学会了股静脉穿刺_____。

股静脉穿刺操作环节尚不清晰、需要请教的是_____。

我对股静脉穿刺操作有自己的见解_____。

2. 同学互评　指出被评价同学在操作顺序、具体方法、注意事项方面存在的问题，提出修正的建议。

3. 教师评价　教师总结被评价同学操作及自评的优缺点；指出评价同学评价的正确性，纠正评价的不当之处；总结本次课的操作要点，对操作者及评价者分别给于"优、良、中、合格、不合格"的评价，详见表 2-4-8-2。

表 2-4-8-2　股静脉穿刺课堂评价表

	评价等级					教师签名
操作者	□优	□良	□中	□合格	□不合格	
评价操作者的同学	□优	□良	□中	□合格	□不合格	

（陈海燕）

项目九　暖箱使用法

导入案例：天天，男，出生 1 h。胎龄 32 周，因胎膜早破，臀位，剖宫产娩出。出生时体重 1.0 kg，身长 42 cm，需要入暖箱，该如何进行操作？

一、目的要求

1. 识记暖箱使用的方法、入箱条件、出箱条件及注意事项。

2. 能根据小儿体重及出生天数准确选择暖箱内温度。

3. 能独立完成小儿入暖箱前准备及暖箱内护理。

二、操作准备

1. 环境准备　室温 26～28℃，湿度适宜，避免对流风。

2. 护士准备　核对患儿，了解患儿的胎龄、出生体重、日龄、生命体征及一般情况，有无并发症等，操作前洗手。

3. 物品准备　暖箱，床单，包被。

4. 患儿准备　患儿穿单衣，裹尿布。

三、操作方法及时间安排

1. 课前学生完成暖箱使用法操作视频的学习。

2. 课堂翻转：学生分组在模型上进行操作练习。

3. 教师巡视，及时纠正学生操作上的错误。

4. 学生回示，教师及同学点评，讨论练习过程中存在的问题。

5. 时间安排：40 min。

> ▷е 视频 2-4-9-1　暖箱使用法操作步骤

四、操作步骤

1. 护士准备　操作前洗手，取下手表等首饰，必要时修剪指甲。核对患儿信息，了解患儿的胎龄、出生体重、日龄、生命体征及一般情况，有无并发症等。

入暖箱的条件：①早产儿体重在 2000 g 以下；②高危儿：如新生儿硬肿症、体温不升等。

2. 选择清洁消毒后备用的暖箱（图 2-4-9-1），检查暖箱控制键性能及门是否完好。

3. 铺好床单，用包被准备鸟巢；摇高床头 15°~30°（图 2-4-9-2）。

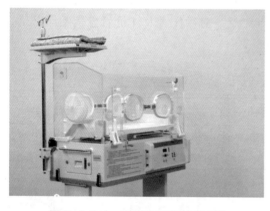 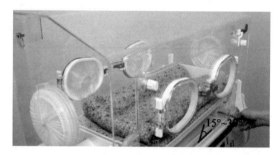

图 2-4-9-1　已清洁消毒备用暖箱　　　　　　图 2-4-9-2　暖箱准备

4. 根据患儿出生体重、日龄正确调节箱温，进行预热。①箱温：测温探头置于床垫上，箱温根据患儿体重和日龄设置，具体见表 2-4-9-1。②肤温：温度 36.5℃。测温探头置于新生儿的腹部（避开肝脏），固定牢固，以免脱落引起箱温无限制加热。本例患儿出生 1 h，出生体重 1.0 kg，因此需调节箱温至 35℃。

表 2-4-9-1　不同出生体重早产儿暖箱温度参考值

出生体重（kg）	35℃	34℃	33℃	32℃
1.0 ~	出生 10 天内	10 天	3 周后	5 周后
1.5 ~	—	出生 10 天内	10 天后	4 周后
2.0 ~	—	出生 2 天内	2 天后	3 周后
2.5 ~	—	—	出生 2 天内	2 天后

5. 患儿穿单衣，裹尿布。

6. 暖箱预热到指定温度后将患儿放入，挂床头卡。

7. 入箱后护理

（1）保持温度：定时测量体温，根据体温调节箱温，并做好记录。在患儿体温未升至正常之前应每小时监测 1 次，体温正常后 4 h 测 1 次，注意保持体温在 36.5 ~ 37.5℃之间。

（2）一切护理操作尽量在箱内进行：如喂奶、换尿布、清洁皮肤、观察病情及检查等。

（3）注意保暖：操作尽量集中，避免经常开启箱门，以免箱内温度波动，操作完毕及时关好箱门。

（4）每日暖箱清洁：清洁时按先内后外的顺序；每周更换暖箱 1 次，更换下的暖箱进行清洁消毒备用。

8. 按医嘱出箱。出箱条件为：

（1）体重达 2 kg 以上，体温正常。

（2）在室温 24 ~ 26℃时，患儿穿衣在不加热的暖箱内能维持正常体温。

（3）在暖箱内 1 个月以上，体重虽不到 2 kg，但一般情况良好。

9. 遵医嘱出暖箱后，将患儿放回婴儿车，挂回床头卡。

10. 关闭开关、电源，终末消毒暖箱。关闭暖箱开关，切断电源，按先内后外的顺序，先用消毒液擦拭，再用清水擦拭，最后进行紫外线消毒 30 min。

五、注意事项

1. 暖箱避免放置在阳光直射、有对流风或取暖设备附近，以免影响箱内温度。

2. 新生儿硬肿症、体温低于 33℃的患儿，需逐渐复温。严禁骤然提高暖箱温度，以免患儿体温突然上升造成不良后果。

3. 定时观察暖箱温度，如暖箱发出报警信号应及时查找原因，妥善处理。定期检查暖箱有无故障，及时检修，保证暖箱安全使用。

4. 做任何操作之前均要洗手，以免交叉感染。

六、操作评分标准

1. 在实验室或新生儿病房进行考核，以婴儿模型为操作对象。

2. 操作评分标准见表 2-4-9-2。

表 2-4-9-2　暖箱使用法操作评分标准

班级 _____　　　　学号 _____　　　　姓名 _____

项目	要求	项目分值	总分	扣分
目的	创造一个温、湿度适宜的环境，以保持患儿体温的恒定	10	10	
操作准备	1. 护士准备　核对患儿，了解患儿的胎龄、出生体重、日龄、生命体征及一般情况，有无并发症等，操作前洗手	6	25	
	2. 物品准备			
	（1）暖箱：检查暖箱控制键性能完好，门完好	4		
	（2）床单、包被：铺好床单，准备鸟巢	4		
	（3）摇高床头 15° ~ 30°	3		
	（4）根据患儿出生体重、日龄正确调节箱温，进行预热	5		
	3. 病人准备　患儿穿单衣，裹尿布	3		

续表

项目	要求	项目分值	总分	扣分
操作步骤	1. 入箱后护理 暖箱预热到指定温度后将患儿放入，挂床头卡	4	55	
	（1）定时测量体温：根据体温调节箱温，并做好记录。在患儿体温未升至正常之前应每小时监测 1 次，体温正常后 4 h 测 1 次，注意保持体温在 36.5 ~ 37.5℃	10		
	（2）一切护理操作尽量在箱内进行：如喂奶、换尿布、清洁皮肤、观察病情及检查等	7		
	（3）注意保暖：操作尽量集中，避免经常开启箱门，以免箱内温度波动，操作完毕及时关好箱门	8		
	（4）每日暖箱清洁：按先内后外的顺序进行清洁	5		
	2. 按医嘱出箱 出箱条件：（1）体重达 2 kg 以上，体温正常	5		
	（2）在室温 24 ~ 26℃时，患儿穿衣在不加热的暖箱内能维持正常体温	5		
	（3）在暖箱内 1 个月以上，体重虽不到 2 kg，但一般情况良好	5		
	3. 终末消毒暖箱 关闭暖箱开关，切断电源，按先内后外的顺序，先用消毒液擦拭，再用清水擦拭，最后进行紫外线消毒 30 min	6		
评价	1. 物品准备齐全、环境准备符合要求 2. 操作熟练、敏捷 3. 操作认真，注意安全	10	10	
	总分	100	100	

得分 _____   评分人 _____

日　期 _____

七、课堂评价

1. 学生自评

这堂课我熟练掌握了暖箱使用的_____。

暖箱使用过程中尚不清晰、需要请教_____。

我对暖箱使用法有以下自己的见解_____。

2. 同学互评 指出被评价同学在仪表仪态、操作顺序、箱温选择、暖箱使用方法、注意事项、爱婴方面存在的问题，提出修正的建议。

3. 教师评价 教师总结同学操作的优缺点，讨论同学提出的新见解，指出评价同学评价的正确性，纠正不当之处；强调本次操作要点，对操作者及评价者分别给于"优、良、中、合格、不合格"的评价，详见表 2-4-9-3。

表 2-4-9-3 暖箱使用法课堂评价表

	评价等级					教师签名
操作者	□优	□良	□中	□合格	□不合格	
评价操作者的同学	□优	□良	□中	□合格	□不合格	

（潘　艳）

项目十　光照疗法

导入案例：周某，男，35^{+4}周出生，出生后第三天经皮测胆红素，胆红素值为17.5 mg/dL，医生医嘱予双面光疗12h，该如何操作？

一、目的要求

1. 识记蓝光箱使用的方法及注意事项。
2. 能根据小儿胎龄准确设置箱内温度。
3. 能独立完成小儿入蓝光箱前准备及入箱后护理。

二、操作准备

1. 环境准备　室温26~28℃，湿度适宜，避免对流风。
2. 护士准备　核对患儿，了解患儿胎龄、黄疸程度及一般情况，洗手、戴口罩。
3. 物品准备　光疗箱，遮光眼罩，尿布，透明薄膜。

三、操作方法及时间安排

1. 课前学生完成光照疗法操作视频的学习。
2. 课堂翻转，学生分组在模型上进行操作练习。
3. 教师巡视，及时纠正学生操作上的错误。
4. 学生回示，同学及老师点评，讨论练习过程中存在的问题。
5. 时间安排40 min。

视频2-4-10-1　光照疗法操作步骤

四、操作步骤

1. 护士自身准备　核对患儿，了解患儿胎龄、黄疸程度及一般情况，洗手、戴口罩。
2. 选择已清洁消毒备用的蓝光箱，检查蓝光箱温度控制键性能、灯管及门是否完好（图2-4-10-1）。
3. 根据患儿胎龄准确设置箱温（图2-4-10-2），并进行预热。足月儿设置温度为30~32℃，早产儿设置温度为32~34℃。

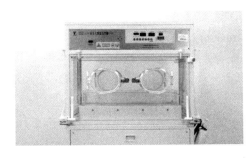

图2-4-10-1　清洁备用光疗箱

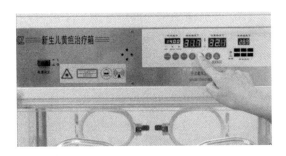

图2-4-10-2　设置箱温

4. 给患儿测体温（测温前须为患儿剪短指甲，防止抓破皮肤）；沐浴清洁皮肤（注意禁止在患儿皮肤上涂粉和油类）；除会阴、肛门用尿布遮盖，其余裸露；男婴注意保护阴囊；双足外踝处用透明薄膜保护性粘贴，防止皮肤损伤；佩戴眼罩（图2-4-10-3）。

5. 当箱内温度达到设定温度后，将患儿放入光疗箱，开启蓝光灯（图2-4-10-4），记录光疗开始时间（图 2-4-10-5）。挂床头卡。

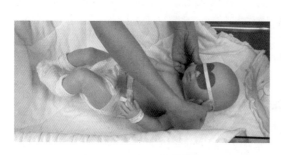

图 2-4-10-3 佩戴眼罩

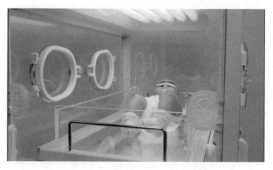

图 2-4-10-4 蓝光治疗

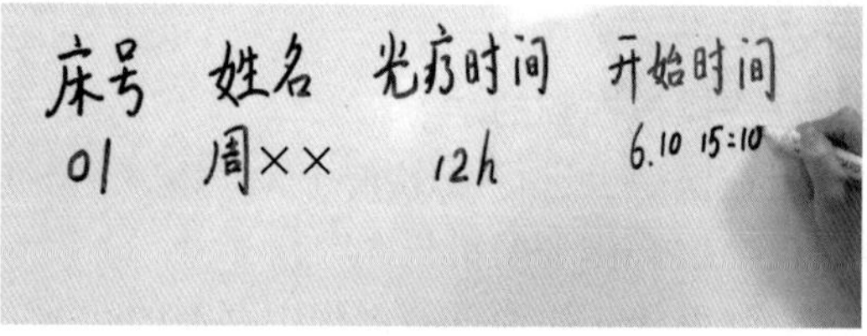

图 2-4-10-5 记录光疗时间

6. 入箱后护理

（1）定时测量体温，根据体温调节箱温，并做好记录。在患儿体温未升至正常之前应每小时监测 1 次，体温正常后 4 h 测 1 次，注意保持体温在 36.5 ~ 37.2℃之间。如体温超过 37.8℃或低于 35℃，要暂停光疗，经处理体温恢复正常后再继续治疗。

（2）光疗过程中观察患儿精神、反应、呼吸、脉搏，黄疸程度，大便的量、色、性状，皮肤状况，注意有无并发症。光疗副作用：①体温不稳定；②皮疹；③腹泻；④青铜症：结合胆红素高者或肝功能异常者，光疗后胆绿素蓄积，皮肤可呈青铜色，治疗停止约两周后自然消失；⑤呼吸暂停。

（3）及时清除患儿的呕吐物、汗水、大小便，保持光疗箱玻璃的透明度。

（4）保证输液通畅，按需喂奶，保证水分及营养供给。

（5）光疗结束后再次测量体温。

7. 出箱条件　一般光照 12 ~ 24 h 才能使血清胆红素下降，光疗总时间按医嘱执行。

8. 按医嘱出箱　出箱后去眼罩，沐浴清洁皮肤。

9. 关闭蓝光灯，切断电源，终末消毒蓝光箱。消毒蓝光箱时，按先内后外的顺序，先用消毒液擦拭，再用清水擦拭，最后进行紫外线消毒 30 min。

五、注意事项

1. 光疗箱避免放置在阳光直射、有对流风或取暖设备附近，以免影响箱内温度。

2. 光疗箱发出报警信号应及时查找原因，妥善处理。定期检查光疗箱有无故障，及时检修，保证其安全使用。

3. 患儿进行光疗时应随时观察患儿眼罩及会阴遮盖物有无脱落，患儿皮肤有无破损。

4. 蓝光灯管使用 1 000 h 后需更换。

5. 保持灯管及反射板清洁，防止灰尘影响光照效果。

6. 夏季应将光疗箱置于空调房内，以免箱温过高。

六、操作评分标准

1. 在实验室或新生儿病房进行考核，以婴儿模型为操作对象。

2. 操作评分标准见表 2-4-10-1。

表 2-4-10-1 光照疗法操作评分标准

班级 _____ 学号 _____ 姓名 _____

项目	要求	项目分值	总分	扣分
目的	通过蓝光照射，使未结合胆红素转变为水溶性的胆红素异构体，从而易于随胆汁和尿液排出体外	8	8	
操作准备	1. 护士准备 核对患儿，了解患儿胎龄、黄疸程度及一般情况，洗手、戴口罩	6	27	
	2. 物品准备：光疗箱，遮光眼罩，尿布，透明薄膜	10		
	3. 蓝光箱准备			
	（1）检查蓝光箱温度控制键性能、灯管、门是否完好	6		
	（2）根据患儿胎龄准确设置箱温，预热	5		
	4. 患儿准备		18	
	（1）测体温	3		
	（2）剪短指甲，防止抓破皮肤	3		
	（3）双足外踝处用透明薄膜保护性粘贴	3		
	（4）沐浴清洁皮肤，禁忌在患儿皮肤上涂粉和油类	3		
	（5）除会阴、肛门用尿布遮盖，其余裸露。男婴注意保护阴囊	3		
	（6）佩戴眼罩	3		
操作步骤	1. 当箱内温度达到设定温度后，将患儿入光疗箱，开启蓝光灯，记录光疗开始时间。挂床头卡	8	28	
	2. 入箱后护理			
	（1）定时测量体温，根据体温调节箱温，并做好记录。在患儿体温未升至正常之前应每小时监测 1 次，体温正常后 4 h 测 1 次，注意保持体温在 36.5～37.5℃之间	6		
	（2）光疗过程中观察患儿精神、反应、呼吸、脉搏，黄疸程度，大便的量、色、性状，皮肤状况，注意有无并发症	5		
	（3）及时清除患儿的呕吐物、汗水、大小便，保持光疗箱玻璃的透明度	3		
	（4）保证输液通畅，按需喂奶，保证水分及营养供给	3		
	（5）光疗结束后再次测量体温	3		
	3. 按医嘱出箱		9	
	（1）出箱条件：一般光照 12～24 h 才能使血清胆红素下降，光疗总时间按医嘱执行	2		
	（2）关闭蓝光灯，抱患儿出箱，出箱后去眼罩，沐浴清洁皮肤	2		
	4. 切断电源。终末消毒蓝光箱：按先内后外的顺序，先用消毒液擦拭，再用清水擦拭，最后进行紫外线消毒 30 min	5		

续表

项目	要求	项目分值	总分	扣分
评价	1. 物品准备迅速、齐全、有序、合理 2. 光疗箱清洁到位，准确检查性能，温度设置符合要求 3. 病人准备符合要求 4. 操作者了解病情、掌握光疗的目的、副作用 5. 操作熟练、敏捷、准确、安全，能掌握相关理论	10	10	
	总分	100	100	

得分 _____   评分人 _____

日　期 _____

七、课堂评价

1. 学生自评

这堂课我熟练掌握了光照疗法的_____。

光照疗法过程中尚不清晰、需要请教的是_____。

我对光照疗法有以下自己的见解_____。

2. 同学互评　指出被评价同学在仪表仪态、操作顺序、光疗箱温度的选择、光疗箱使用方法、光疗副反应观察、注意事项、爱婴方面存在的问题，提出修正的建议。

3. 教师评价　教师总结同学操作的优缺点，讨论同学提出的新见解，指出评价同学评价的正确性，纠正不当之处；强调本次操作要点，对操作者及评价者分别给予"优、良、中、合格、不合格"的评价，见表 2-4-10-2。

表 2-4-10-2　光照疗法课堂评价表

	评价等级					教师签名
操作者	□优	□良	□中	□合格	□不合格	
评价操作者的同学	□优	□良	□中	□合格	□不合格	

（潘　艳）

📖 项目十一　新生儿复苏

导入案例：患儿，女，胎龄 37 周，因脐带绕颈行剖腹产。娩出后全身青紫，肌张力低，无哭声，心率 80 次 / 分。1 min Apgar 评分 2 分，请为该新生儿进行复苏。

一、目的要求

1. 能做好新生儿复苏的准备工作。

2. 学会新生儿复苏操作方法。

二、操作准备

1. 护士准备　出生后立即用 5 s 快速评估，确定患儿是否需要复苏，如需复苏，迅速启动急救医疗服务系统。

2. 用物准备　呼吸加压皮囊、面罩、听诊器、氧气连接管、软枕、辐射床、必要时备抢救物品。

三、操作方法及时间安排

1. 课前学生完成新生儿心脏复苏操作视频的学习。

2. 课堂翻转：学生分组在模型上进行操作练习。

3. 教师巡视，及时纠正学生操作上的错误。

视频 2-4-11-1　新生儿复苏操作

4. 学生回示，同学及老师点评，讨论练习过程中存在的问题。

5. 时间安排：60 min。

四、操作步骤

1. 快速评估　出生后立即用 5 s 的时间快速评估 4 项指标，如任何一项为"否"，则进行初步复苏。

（1）足月妊娠吗?

（2）羊水清吗?

（3）有呼吸或哭声吗?

（4）肌张力好吗?

2. 初步复苏

（1）保暖：新生儿娩出后立即置于预热的开放式抢救台上进行保暖。

（2）体位：将患儿仰卧，肩部垫高 2~3 cm，使颈部轻微后仰约 15°，呈鼻吸气位（图 2-4-11-1）。

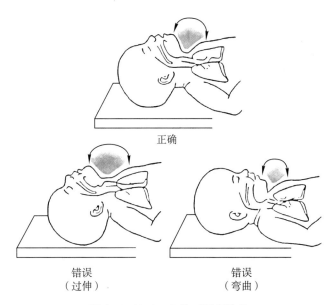

正确

错误
（过伸）

错误
（弯曲）

图 2-4-11-1　复苏时摆好体位

（3）吸引：新生儿娩出后，立即用吸痰管吸净口咽部和鼻腔的黏液。

（4）擦干：用温热干毛巾快速擦干新生儿全身皮肤以减少散热。

（5）触觉刺激：用手拍打或手指弹新生儿足底 2~3 次，或快速而有力摩擦背部 2 次以诱发自主呼吸（图 2-4-11-2）。

3. 评估　从以下 3 个指标快速评估复苏效果。

（1）呼吸：通过观察胸廓有无起伏或听呼吸音评估患儿呼吸。

（2）心率：通过心脏听诊评估患儿心率。

（3）观察皮肤颜色、氧饱和度。

如果呼吸暂停、心率＜100次/分，则进行正压人工呼吸。

4. 复苏气囊面罩正压通气　正压通气频率为40～60次/分。先正压通气20～30次，时间为30 s，其中，吸呼比为1：2。如正压通气时通气无效，应立刻矫正通气，具体步骤为，检查面罩和面部之间是否密闭，调整体位为鼻吸气位，清除分泌物，增加气道压力等，以保证有效通气。

5. 评估　如正压通气30 s后心率＜60次/分，应再行正压通气，同时进行胸外按压。

6. 胸外按压　采取双指法或拇指法，首选拇指法。按压位置为两乳头连线中点下方（图2-4-11-3），按压深度为胸廓前后径的1/3，按压频率为120次/分，放松时拇指或其他手指应不离开胸壁。

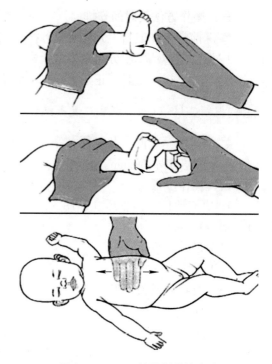

图2-4-11-2　触觉刺激的方法

（1）双指按压法：一只手的中示指按压两乳头连线中点下方，另一只手支撑背部（图2-4-11-4）。

（2）双手拇指按压法：大拇指置于两乳头连线中点下方，其余手指托住背部（图2-4-11-5）。

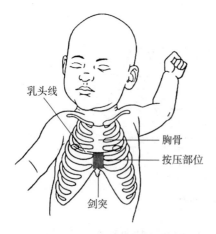

图2-4-11-3　胸外按压位置

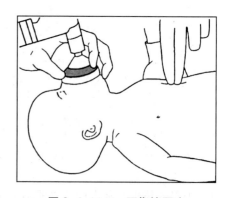

图2-4-11-4　双指按压法

7. 胸外按压与正压通气的配合　按压与通气比为3：1，3次按压1次通气耗时约2 s，即1个循环。按压与通气持续时间为60 s，需进行30个循环。

8. 使用肾上腺素　如经过正压通气配合胸外按压60 s后，心率仍＜60次/分，遵医嘱给与 1:10 000 肾上腺素，0.1～0.3 ml/kg 静脉注入，或者 0.5～1 ml/kg 气管内注入。

五、注意事项

1. 要选择合适的面罩，面罩应遮盖下巴尖端、口鼻，但不能遮盖眼睛（图 2-4-11-6）。

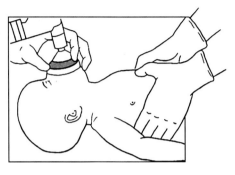

图 2-4-11-5　双手拇指按压法

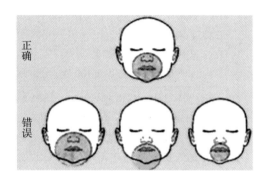

图 2-4-11-6　选择合适面罩

2. 胸外按压部位必须准确，按压力度适宜，压力过大易致肋骨骨折，过小无效。放松时操作者手不能离开原来的位置，心脏按压时必须固定头部位置，保证有效的人工呼吸。

六、评分标准

1. 在实验室或新生儿科病房或产房进行考核，以婴儿模型为操作对象。

2. 操作评分标准见表 2-4-7-1。

表 2-4-11-1　新生儿复苏评分标准

班级 _____　　　　学号 _____　　　　姓名 _____

项目	要求	项目分值	总分	扣分
目的	尽快建立和恢复病人的循环和呼吸功能，保护中枢神经系统。	5	5	
操作准备	1. 护士准备　出生后立即用 5 s 快速评估 4 项指标 （1）足月妊娠吗？ （2）羊水清吗？ （3）有呼吸或哭声吗？ （4）肌张力好吗？ 　　如任何 1 项为"否"，迅速启动急救医疗服务系统，首先进行初步复苏 2. 用物准备　呼吸加压皮囊、面罩、听诊器、氧气连接管、软枕、辐射床、必要时备抢救物品 3. 环境准备　环境安全，适合抢救。	2 2 2 2 2 5	15	
操作步骤	1. 初步复苏 （1）保暖：置复温床 （2）体位：将患儿仰卧，肩部垫高 2～3 cm，使颈部稍后仰伸 （3）吸引：清理呼吸道分泌物 （4）擦干：擦干全身皮肤 （5）触觉刺激：拍打、弹足底，快速而有力摩擦背部	2 2 2 2 2	10	

续表

项目	要求	项目分值	总分	扣分
	2. 评估 从 3 个指标快速评估复苏效果 （1）呼吸（观察胸廓活动或听呼吸音） （2）心率（心脏听诊） （3）皮肤颜色，氧饱和度 　　　如呼吸暂停、心率＜100 次/分，则进行正压人工呼吸	5	5	
	3. 复苏气囊面罩正压通气 （1）面罩放置方向为尖端向上，CE 手法，使面罩密闭遮盖下巴尖端、口鼻，但不遮盖眼睛 （2）通气频率 40～60 次/分，吸呼比为 1∶2 （3）通气时间为 30 s，即通气为 20～30 次 （4）通气有效，即胸腹部有明显起伏。如果通气无效，立即进行矫正通气	5 5 5 5	20	
	4. 评估 如充分正压通气 30 s 后心率＜60 次/分，则在正压人工呼吸同时须进行胸外按压	5	5	
	5. 胸外按压 （1）采取拇指法，按压位置：采取拇指法，按压位置为两乳头连线中点下方；按压深度：胸廓前后径的 1/3 左右；按压频率：120 次/分；放松时拇指或其他手指应不离开胸壁 （2）按压与通气的配合：按压与通气比 =3∶1，耗时约 2 s，按压与通气持续时间为 60 s，需进行 30 个循环	3 3 4 10	20	
	6. 使用肾上腺素 如经过正压通气＋胸外按压，心率仍＜60 次/分，采取通气＋按压的同时，遵医嘱给与 1∶10 000 肾上腺素，0.1～0.3 ml/kg 静脉注入，或者 0.5～1 ml/kg 气管内注入	10	10	
评价	1. 用物准备齐全 2. 操作过程熟练、准确、流畅	10	10	
	总分	100	100	

得分 ＿＿＿＿＿＿＿＿

评分人 ＿＿＿＿＿＿＿＿
日　期 ＿＿＿＿＿＿＿＿

七、课堂评价

1. 学生自评

这堂课我学会新生儿复苏的＿＿＿＿＿＿＿＿＿＿＿＿＿＿＿＿＿＿＿＿＿＿＿＿＿＿＿。

新生儿复苏操作环节尚不清晰、需要请教的是＿＿＿＿＿＿＿＿＿＿＿＿＿＿＿＿＿＿。

我对新生儿复苏有自己的见解＿＿＿＿＿＿＿＿＿＿＿＿＿＿＿＿＿＿＿＿＿＿＿＿＿。

2. 同学互评 指出新生儿复苏同学在操作顺序、方法、注意事项方面存在的问题，提出修正的建议。

3. 教师评价 教师总结新生儿复苏同学操作的优缺点；指出评价同学评价的正确性，纠正评价的不当之处；总结本次课的操作要点，对操作者及评价者分别给予"优、良、中、合格、不合格"的评价。

表 2-4-11-2　新生儿复苏课堂评价表

	评价等级					教师签名
操作者	□优	□良	□中	□合格	□不合格	
评价操作者的同学	□优	□良	□中	□合格	□不合格	

（陈海燕）

第五章 儿科病人护理综合模拟训练

项目 新生儿黄疸患儿的护理综合模拟训练

一、目的要求

1. 能对新生儿黄疸患儿进行准确评估。
2. 能全面准确地观察新生儿的病情变化。
3. 能针对患儿的病情变化采取相应的护理措施。

二、导入案例

简要病史：患儿张天天，女，8 天，因发现皮肤黄染 5 天余，加重 1 天入院。

患儿系孕 2 产 1，孕 39^{+3} 周，阴道分娩，出生体重 3 300 g。出生时无脐带绕颈，羊水清，娩出后哭声响亮，皮肤红润，无青紫，四肢肌张力正常，Apgar 评分 1 min 评分 10 分，5 min 评分 10 分。母乳喂养，生后 3 天出现颜面部皮肤黄染，昨日起皮肤黄染明显加重，反应低下，吸吮无力，无尖叫、抽搐、激惹，无呼吸暂停、呼吸增快。二便正常。母孕期定期体检，无任何疾病病史。父母均体健，母亲血型 O 型，父亲 A 型。

查体：体温 36.5℃，脉搏 140 次 / 分，呼吸 44 次 / 分。反应较差，头面部、躯干、四肢皮肤重度黄染，累及手心、脚心，未见皮疹及出血点。前囟 1.5 cm×1.5 cm，平软，巩膜中度黄染，口周无青紫，双肺呼吸音粗，未闻及干湿啰音。心音有力，心率 140 次 / 分，律齐，未闻及病理性杂音。腹软，脐带未脱落，全腹未触及包块，肝肋下 1 cm，脾肋下未触及，肠鸣音无亢进。四肢肌张力低下。

实验室检查：肝功能示总胆红素 307.8 μmol/L（18 mg/dl），直接胆红素 17.1 μmol/L（1 mg/dl）。

问题：

1. 根据患儿的病史，可推断其为新生儿病理性黄疸吗？病理性黄疸的原因是什么？
2. 患儿目前的主要护理诊断 / 问题有哪些？
3. 治疗原则是什么？
4. 光疗的适应证有哪些？
5. 如何对此患儿进行护理？

三、情景准备

1. 环境准备　新生儿重者监护病房（光线柔和，温度 22～24℃，湿度 55%～65%），内置新生儿辐射床、新生儿重症监护仪。

2. 用物准备

（1）身体评估用物：体重为 3 000 g 的新生儿模型（最好关节可以活动的），入院评估单、婴儿秤、软尺、听诊器、体温计、身高测量板、新生儿重者监护仪、氧气吸入装置等。

（2）头皮静脉穿刺用物及药品：头皮静脉穿刺模型、输液盘（内置碘伏、酒精、棉签、胶布、头皮针、5 ml、10 ml 注射器）、一次性剃刀及纱布、微泵等，20% 白蛋白 1 瓶（50 ml，含白蛋白 10 g）。

（3）光疗用物：光疗箱、蒸馏水、眼罩、胶布、小毛巾、尿布等。

（4）抢救用物：复苏加压皮囊、面罩、听诊器、氧气连接管、软枕，消毒盘、1 ml 注射器、0.1% 肾上腺素（加生理盐水稀释 10 倍即用）、给氧面罩等。

3. 模拟病人准备

（1）新生儿（新生儿模型），男性或女性，全身黄疸。

（2）家长怀抱黄疸的新生儿（新生儿模型）。

四、实训过程

（一）接诊

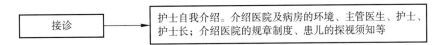

（二）入院评估及护理

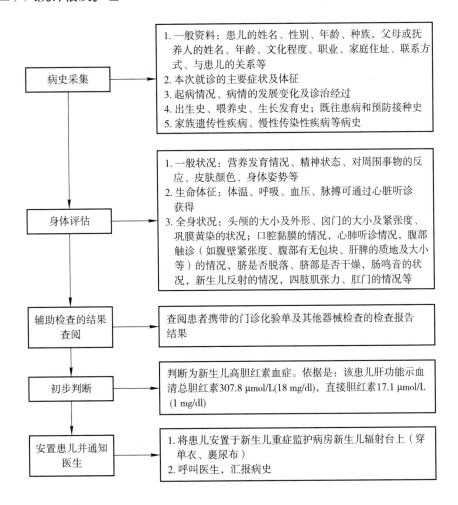

（三）病情观察及护理措施

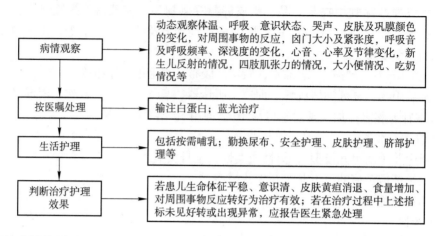

病情观察 → 动态观察体温、呼吸、意识状态、哭声、皮肤及巩膜颜色的变化，对周围事物的反应，囟门大小及紧张度，呼吸音及呼吸频率、深浅度的变化，心音、心率及节律变化，新生儿反射的情况，四肢肌张力的情况，大小便情况、吃奶情况等

按医嘱处理 → 输注白蛋白；蓝光治疗

生活护理 → 包括按需哺乳；勤换尿布、安全护理、皮肤护理、脐部护理等

判断治疗护理效果 → 若患儿生命体征平稳、意识清、皮肤黄疸消退、食量增加、对周围事物反应转好为治疗有效；若在治疗过程中上述指标未见好转或出现异常，应报告医生紧急处理

（四）出院指导

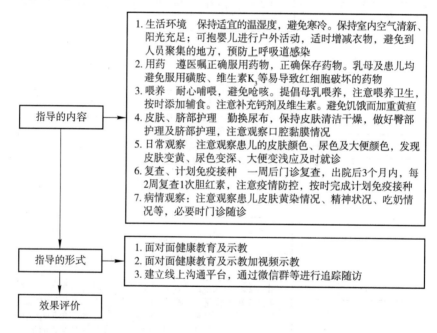

指导的内容 →
1. 生活环境　保持适宜的温湿度，避免寒冷。保持室内空气清新、阳光充足；可抱婴儿进行户外活动，适时增减衣物，避免到人员聚集的地方，预防上呼吸道感染
2. 用药　遵医嘱正确服用药物，正确保存药物。乳母及患儿均避免服用磺胺、维生素K_3等易导致红细胞破坏的药物
3. 喂养　耐心哺喂，避免呛咳。提倡母乳喂养，注意喂养卫生，按时添加辅食。注意补充钙剂及维生素。避免饥饿而加重黄疸
4. 皮肤、脐部护理　勤换尿布，保持皮肤清洁干燥，做好臀部护理及脐部护理，注意观察口腔黏膜情况
5. 日常观察　注意观察患儿的皮肤颜色、尿色及大便颜色，发现皮肤变黄、尿色变深、大便变浅应及时就诊
6. 复查、计划免疫接种　一周后门诊复查，出院后3个月内，每2周复查1次胆红素，注意疫情防控，按时完成计划免疫接种
7. 病情观察：注意观察患儿皮肤黄染情况、精神状况、吃奶情况等，必要时门诊随诊

指导的形式 →
1. 面对面健康教育及示教
2. 面对面健康教育及示教加视频示教
3. 建立线上沟通平台，通过微信群等进行追踪随访

效果评价

五、课堂模拟训练

1. 课堂模拟训练步骤及情景设计

对黄疸新生儿的课堂模拟训练步骤及情景设计详见表 2-5-1-1。

表 2-5-1-1　课堂模拟训练的步骤及情景设计

步骤	情景与对话	模拟人参数设计	任务	小组分工
情景一	患儿家长怀抱新生儿 护士：你好！请坐。孩子哪里不好？ 患儿家长：孩子反应差，哭声弱，全身皮肤包括手心、足心发黄。这是门诊的化验单（拿出化验单）	体温 36.5℃ 脉搏 140 次 / 分 呼吸 44 次 / 分 血压 70/50 mmHg 氧饱和度 100%	入院评估： 1. 采集病史 2. 身体评估 3. 查看辅助检查结果	教师扮演家长 2 人分别病史采集和身体评估

续表

步骤	情景与对话	模拟人参数设计	任务	小组分工
情景二	在为患儿输注碳酸氢钠后，医生又开来医嘱： 临时医嘱： 1. 20%白蛋白1 g/kg+等量5%葡萄糖注射液静脉滴注（泵入20 ml/h） 2. 双面光疗12 h 长期医嘱： 奶50 ml q3h po（反应差，吃奶无力）	体温36.5℃ 脉搏140次/分 呼吸44次/分 血压70/50 mmHg 氧饱和度100%	入院处置： 1. 输注白蛋白（配药、头皮静脉穿刺、微泵使用、用药观察） 2. 双面光疗	2人配药、核对及注射 2人分别进行蓝光箱准备和患儿入箱操作 1人完成光照后的处理
情景三	1. 入院3 h后，护工送配方奶50 ml 2. 喂奶10 min后护士巡视发现患儿面色发绀，无呼吸暂停	体温36.0℃ 脉搏90次/分 呼吸0次/分 氧饱和度50%	新生儿窒息的抢救	团队立刻进行新生儿复苏 1人报告医生，1人正压通气，1人胸外心脏按压，1人配药
情景四	入院第10天，生命体征平稳，总胆红素值为188.1 μmol/L（11 dl/L），家长来接患儿准备出院	体温36.8℃ 脉搏138次/分 呼吸40次/分 血压70/50 mmHg 氧饱和度100%	出院健康教育	1教师扮演家长，2人分别按出院健康教育单有选择地进行健康评估和出院健康教育

2. 任务执行的参考要点

对新生儿黄疸患儿护理任务执行时的参考要点详见表2-5-1-2。

表2-5-1-2　任务执行的参考要点

任务	任务执行时的操作参考要点
任务一 入院评估	1. 病史采集　按上述病史采集的内容收集病史资料。询问的对象为患儿家长。注意询问的技巧，如自我介绍、建立与家长间的信任关系，创造良好的交谈环境，围绕主诉提问，避免使用医学术语，避免重复提问，恰当使用过渡语言等，应获得如下信息： 患儿，女，8天。生后3天出现颜面部皮肤黄染，昨日起皮肤黄染明显加重，反应低下，吸吮无力，无尖叫、抽搐、激惹，无呼吸暂停、呼吸增快，二便正常。母亲孕期定期体检，无任何疾病病史。患儿系孕2产1，孕39⁺³周，阴道分娩，出生体重3 300 g，无脐带绕颈，羊水清，出生时哭声响亮，皮肤红润，无青紫，四肢肌张力正常，Apgar评分1 min评10分，5 min评10分。患儿生后母乳喂养，生长发育史同正常儿，已接种乙肝、卡介苗。 2. 身体评估　注意为患儿进行充分保暖（体检尽量在新生儿辐射台上进行），动作轻柔，连接新生儿监护仪，应获得如下结果： 体重3 000 g、身高50 cm、头围34 cm、体温36.5℃、呼吸44次/分、脉搏140次/分、血压70/50 mmHg、氧饱和度100% 3. 查看化验单　张天天，女，肝功能检查：总胆红素307.8 μmol/L（18 mg/dl），直接胆红素17.1 μmol/L（1 mg/dl）。母亲血型O型，父亲A型

续表

任务	任务执行时的操作参考要点
任务二 入院处置	（一）输注白蛋白 1. 配药　在治疗室内按医嘱准备好药液，插好输液器并关闭调节器。（抽药 15 ml 白蛋白 +15 ml 葡萄糖注射液） 2. 头皮静脉穿刺　①携用物至患儿床边，核对、解释。将输液瓶挂在输液架上，排尽气体。②两人操作穿刺过程。固定患儿：将枕头放在床沿，使患儿横卧于床中央，助手固定患儿头部。选择血管：穿刺者位于患儿头端，选择合适的静脉，必要时剃净局部头发。消毒、穿刺：操作者常规消毒皮肤后，左手绷紧皮肤，右手持头皮针，排尽气体后，沿向心方向 15°～30° 刺入皮肤，见回血后如无异常，用胶布固定 3. 微泵的使用　根据医嘱调节滴数（使用微泵控制），整理床单位。整理用物，洗手、记录 4. 输液过程中观察输液情况 （二）双面蓝光照射 1. 操作前准备　①护士洗手。②光疗箱的准备：接通电源、开机、检查。光疗箱需先清洁、除尘。往水槽内加入适当蒸馏水。调节箱温，进行预热。③患儿准备：核对患儿手腕带及床头卡上的姓名、床号。测体温。剪短指甲，防止抓破皮肤。沐浴清洁皮肤，禁忌在患儿皮肤上涂粉和油类。会阴、肛门用尿布遮盖，其余裸露，男婴注意保护阴囊。佩戴眼罩，用胶布固定。 2. 入箱　将患儿置于光疗箱中央，记录光疗开始时间 3. 光疗过程中病情观察　①监测体温：光疗时应每小时测体温 1 次或根据病情随时测量，使体温保持在 36.5～37.2℃。如体温超过 37℃或低于 35℃，要暂停光疗，经处理体温恢复正常后再继续治疗。②保证输液通畅，按需喂奶，保证水分及营养供给。③观察患儿精神、反应、呼吸、脉搏、黄疸程度、大便、皮肤状况，注意有无并发症 4. 光疗结束后处置　测体温，去眼罩，沐浴清洁皮肤。关闭光照灯，切断电源，光疗箱清洁消毒
任务三 新生儿窒息抢救	1. 快速评估　如无胸廓抬起，心率<100 次/分，皮肤发绀，立即呼救，通知医生抢救 2. 初步复苏 （1）保暖：置复温床； （2）体位：将患儿仰卧，肩部垫高 2～3 cm，使颈部稍后仰伸至中枕位； （3）吸引：清理呼吸道分泌物； （4）触觉刺激：拍打、弹足底，快速而有力摩擦背部 3. 快速评估　从 3 个指标快速评估复苏效果：即呼吸（观察胸廓活动或听呼吸音）、心率（心脏听诊）、皮肤颜色及血氧饱和度。如呼吸暂停、心率<100 次/分或皮肤持续发绀，则进行正压通气 4. 球囊面罩正压通气　频率 40～60 次/分，吸呼比为 1:2 5. 再次评估　如充分正压人工呼吸 30 s 后心率<60 次/分，则在正压人工呼吸同时须进行胸外按压 6. 胸外按压　采取拇指法，按压位置为两乳头连线中点下方；按压深度为胸廓前后径的 1/3 左右；按压频率为 120 次/分；按压和放松的比例为按压时间稍短于放松时间；放松时拇指或其他手指应不离开胸壁（按压与通气比 =3:1） 7. 使用肾上腺素　如正压通气+胸外按压 60 s，心率仍<60 次/分，遵医嘱给予 1:10 000 肾上腺素 0.1～0.3 ml/kg 静脉注入
任务四 出院健康教育	见出院指导部分

六、反思与讨论

（一）参与演练过程同学的反思

包括对自己所扮演角色的优缺点的总结、对今后自己理论及技能改进的思考以及对综合模拟实训课的建议等。

（二）全体上课同学的互动讨论

1. 在情景一中，小组成员是否全面系统地收集了患者的病史资料？身体评估的顺序及要点是否正确？化验单的判读是否准确？是否能准确地提出患儿存在的主要护理诊断/问题？

2. 在情景二中，小组成员是否准确地执行了医嘱？配药过程和头皮静脉穿刺过程是否符合查对制度、无菌原则、节力原则？是否体现了人文关怀？是否具备用药的相关知识？

3. 在情景二中，小组成员是否了解蓝光箱使用的操作方法、注意事项？是否能按操作流程进行光照疗法的操作？

4. 在情景三中，小组成员是否能有条不紊地进行新生儿窒息抢救？他们在抢救的过程中能否有效地合作？执行医嘱过程中的查对如何？人文关怀做得怎么样？

5. 在情景四中，小组成员健康教育的方式、方法是否得当，是否能进行有效的健康教育？

（尹志勤　陈海燕）

参 考 文 献

郑重声明

高等教育出版社依法对本书享有专有出版权。任何未经许可的复制、销售行为均违反《中华人民共和国著作权法》，其行为人将承担相应的民事责任和行政责任；构成犯罪的，将被依法追究刑事责任。为了维护市场秩序，保护读者的合法权益，避免读者误用盗版书造成不良后果，我社将配合行政执法部门和司法机关对违法犯罪的单位和个人进行严厉打击。社会各界人士如发现上述侵权行为，希望及时举报，我社将奖励举报有功人员。

反盗版举报电话　（010）58581999　58582371
反盗版举报邮箱　dd@hep.com.cn
通信地址　北京市西城区德外大街4号　高等教育出版社法律事务部
邮政编码　100120

读者意见反馈

为收集对教材的意见建议，进一步完善教材编写并做好服务工作，读者可将对本教材的意见建议通过如下渠道反馈至我社。

咨询电话　400-810-0598
反馈邮箱　gjdzfwb@pub.hep.cn
通信地址　北京市朝阳区惠新东街4号富盛大厦1座
　　　　　高等教育出版社总编辑办公室
邮政编码　100029

防伪查询说明

用户购书后刮开封底防伪涂层，使用手机微信等软件扫描二维码，会跳转至防伪查询网页，获得所购图书详细信息。

防伪客服电话　（010）58582300